Klinische Anästhesiologie und Intensivtherapie

Band 8

Herausgegeben von

F. W. Ahnefeld C. Burri W. Dick M. Halmágyi

Prophylaxe und Therapie bakterieller Infektionen

Workshop Januar 1975

Herausgegeben von

F. W. Ahnefeld C. Burri W. Dick M. Halmágyi

unter Mitarbeit von

F. W. Ahnefeld, W. Dick, P. Emmrich, L. Grün, M. Halmágyi,
E. Hampe, H. A. Hirsch, D. Höffler, R. Hubmann, E. Kanz,
J. Kilian, S. Kunze, G. Kuschinsky, W. Lang, G. Linzenmeier,
H. Lode, H. Otten, M. Plempel, E. Spilker, K. H. Spitzy, G. Stüttgen,
E. Vanek, S. Wysocki

Mit 65 Abbildungen

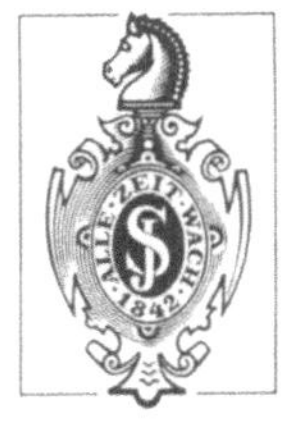

Springer-Verlag Berlin Heidelberg New York 1975

Professor Dr. Friedrich Wilhelm Ahnefeld
Department für Anästhesiologie der Universität,
7900 Ulm, Steinhövelstraße 9

Professor Dr. Caius Burri
Abteilung für Unfallchirurgie, Department für Chirurgie
der Universität, 7900 Ulm, Steinhövelstraße 9

Professor Dr. Wolfgang Dick
Department für Anästhesiologie der Universität,
7900 Ulm, Prittwitzstraße 43

Professor Dr. Miklos Halmágyi
Institut für Anästhesiologie der Universität,
6500 Mainz, Langenbeckstraße 1

ISBN-13: 978-3-540-07429-8 e-ISBN-13: 978-3-642-95274-6
DOI: 10.1007/978-3-642-95274-6

Vorwort

Wir haben für dieses Workshop wiederum ein interdisziplinär interessierendes Thema „Prophylaxe und Therapie bakterieller Infektionen" gewählt, um durch Referate und eine ausführliche Diskussion die Grundlage für eine praxisbezogene Information zu erhalten. Zur Beantwortung der Frage, wann und unter welchen Bedingungen eine antibakterielle Therapie indiziert ist, bedarf es der Vorklärung einer Reihe von Problemen. Sie betreffen den Wandel bakterieller Infektionen, die Ursachen des Hospitalismus, die organisatorischen und baulichen Maßnahmen im Rahmen der Krankenhaushygiene etc. Therapeutische Entscheidungen verlangen in gleicher Weise Kenntnisse über die unterschiedlichen Wirkungsmechanismen der Antibiotika und ihre Pharmakokinetik unter normalen und pathologischen Bedingungen. Die Technik der Materialgewinnung, die Regeln für die Zusammenarbeit der Klinik mit dem Mikrobiologen, die Aussagekraft und Bedeutung von Antibiogrammen sollen hier nur als wichtige Teilprobleme genannt werden.

Für den klinischen Bereich gibt es allgemein gültige Grundregeln, die die Indikationsstellung, die Auswahl, die Kombination und Dosierung der Antibiotika betreffen. In allen Spezialdisziplinen liegen darüber hinaus spezielle Probleme vor, die bei jeder Chemotherapie zu beachten sind. Zu diesen Fragen äußerten sich die Kliniker, unterstützt von Mikrobiologen, Hygienikern und Pharmakologen, mit dem Ziele, in Empfehlungen festzulegen, bei wem, unter welchen Bedingungen, wie und unter Einsatz welcher Mittel eine antibiotische Therapie sinnvoll erscheint, aber auch welche Risiken und Nebenwirkungen einzukalkulieren sind. Ein ganz spezielles Problem zog sich wie ein roter Faden durch alle Referate und die Diskussion: die Entstehung und Therapie bakterieller Infektionen bei Intensivtherapiepatienten.

Es dürfte den Referenten gelungen sein, das heute notwendige Basiswissen zu vermitteln und in der Diskussion die wichtigsten Fragen in ausreichender Form darzustellen.
An den Diskussionsergebnissen, die in diesen Band aufgenommen wurden, haben alle Teilnehmer des Workshop ihren Anteil. Auf eine detaillierte Wiedergabe der Einzelbeiträge wurde auch diesmal verzichtet, um die Aussagen zu straffen und einen praxisnahen Informationswert zu erreichen.

Die Herausgeber danken den Referenten für die besonders lebhafte, aber auch ganz besonders kooperative Diskussion. Diese Voraussetzungen dürften entscheidenden Anteil an den erzielten Ergebnissen haben, die, wie wir hoffen, Kliniker aller Fachdisziplinen ansprechen, auch wenn verständlicherweise eine Reihe von Fragen einfach wegen fehlender Ergebnisse unbeantwortet bleiben mußte.

Wir haben schließlich der Firma Bayer AG, Leverkusen, dafür zu danken, daß sie uns die Durchführung dieses Workshop ermöglichte. Durch das enge Zusammenwirken von Wissenschaft und Industrie und die hier gewählte Form der Wiedergabe dürften die erhofften gegenseitigen Anregungen, das Verständnis der Theoretiker für die Praxis, aber umgekehrt auch die Beachtung der in den theoretischen Bereichen ermittelten Grundlagen durch den Kliniker zu erreichen sein. Die Form der gewählten Wiedergabe soll eine möglichst umfassende Weiter- und Fortbildung in diesem hier ausgewählten Teilbereich ermöglichen.

Ulm (Donau), im Juni 1975
Mainz (Rhein)

Die Herausgeber

F. W. Ahnefeld
C. Burri
W. Dick
M. Halmágyi

Inhaltsverzeichnis

Verzeichnis der Referenten und Diskussionsteilnehmer

Prof. Dr. F. W. Ahnefeld
Department für Anästhesiologie
der Universität Ulm
7900 Ulm (Donau)
Steinhövelstraße 9

Prof. Dr. W. Dick
Department für Anästhesiologie
der Universität Ulm
7900 Ulm (Donau)
Prittwitzstraße 43

Prof. Dr. P. Emmrich
Universitätskinderklinik Mainz
6500 Mainz (Rhein)
Langenbeckstraße 1

Prof. Dr. L. Grün
Institut für Hygiene
der Universität Düsseldorf
4000 Düsseldorf 1
Gurlittstraße 53

Prof. Dr. M. Halmágyi
Institut für Anästhesiologie
der Universität Mainz
6500 Mainz (Rhein)
Langenbeckstraße 1

Prof. Dr. H. A. Hirsch
Universitäts-Frauenklinik
CH-4000 Basel
Schanzenstraße 46

Prof. Dr. D. Höffler
Direktor der Abteilung für
Nieren- und Hochdruckkranke
der Städtischen Kliniken Darmstadt
6100 Darmstadt
Grafenstraße 9

Priv.-Doz. Dr. R. Hubmann
Chefarzt der Urologischen Abteilung
Allgemeines Krankenhaus St. Georg
2000 Hamburg 1
Lohmühlenstraße 5

Prof. Dr. E. Kanz
Direktor des Instituts für
Hygienisch-Bakteriologische
Arbeitsverfahren
Fraunhofer-Gesellschaft
8000 München 80
Bad Brunnthal 3

Priv.-Doz. Dr. J. Kilian
Department für Anästhesiologie
der Universität Ulm
7900 Ulm (Donau)
Steinhövelstraße 9

Priv.-Doz. Dr. S. Kunze
Oberarzt der
Neurochirurgischen Universitätsklinik
8520 Erlangen
Krankenhausstraße 12

Prof. Dr. G. Kuschinsky
Pharmakologisches Institut
der Universität Mainz
6500 Mainz (Rhein)
Obere Zahlbacher Straße 67
(Hochhaus)

Prof. Dr. W. Lang
Institut für Infektions- und
Tropenmedizin der Medizinischen
Fakultät
8000 München 40
Leopoldstraße 5

Prof. Dr. G. Linzenmeier
Direktor des Universitäts-Instituts
für Medizinische Mikrobiologie
Gesamthochschule Essen
4300 Essen 1
Klinikum
Hufelandstraße 55

Ass. Prof. Dr. H. Lode
Medizinische Klinik und Poliklinik
Klinikum Steglitz
der Freien Universität Berlin
1000 Berlin 45
Hindenburgdamm 30

Dr. M. Plempel
Institut für med. Mikrobiologie
der Bayer AG
Pharma Forschungszentrum
5600 Wuppertal 1

Dr. E. D. Spilker
Oberarzt am Department für
Anästhesiologie der Universität Ulm
7900 Ulm (Donau)
Steinhövelstraße 9

Prof. Dr. K. H. Spitzy
Lehrkanzel für Chemotherapie
an der I. Medizinischen Universitätsklinik
A-1097 Wien
Spitalgasse 23

Prof. Dr. G. Stüttgen
Direktor der Hautklinik und -Poliklinik
der Freien Universität Berlin
im Rudolf-Virchow-Krankenhaus
1000 Berlin 65
Augustenburger Platz 1

Dr. E. Vanek
Sektion für Infektionskrankheiten des
Department für Innere Medizin
der Universität Ulm
7900 Ulm (Donau)
Steinhövelstraße 9

Prof. Dr. S. Wysocki
Chefarzt der Chirurgischen Abteilung
am Krankenhaus Salem der
Ev. Stadtmission Heidelberg e.V.
6900 Heidelberg
Bachstraße 21

Der Wandel der bakteriellen Infektionen

Von K. H. Spitzy

Ein Einleitungsreferat über den Wandel der bakteriellen Infektionen müßte eigentlich mit einer begeisterten und begeisternden Darstellung des Absinkens der Morbidität und der Mortalität der bakteriellen Infektionskrankheiten beginnen. Wohl ist die Zahl und Gefährlichkeit der Seuchen in unserem Lebensraum gewaltig zurückgegangen. Es soll uns aber deutlich werden, wie wenig die Errungenschaften der modernen Medizin bisher dazu beigetragen haben. Das Office of Health Economics in Great Britain berichtet über die Pneumonie als Todesursache in den letzten 100 Jahren. Bis 1900 steigt die Kurve an, um Ende der 30er Jahre allmählich abzusinken. Die soziologisch-ökonomischen Gründe sind deutlich: das Ansteigen durch die industrielle Revolution, die Gipfel durch die Kriege und das allmähliche Absinken durch Verbesserung der hygienischen Verhältnisse. Erst ab 1937 macht sich der Einfluß der Sulfonamide und ab 1945 des Penicillins bemerkbar. Bei der Tuberkulose ist der Einfluß der soziologisch-ökonomischen Verhältnisse noch deutlicher: Wir sehen ein allmähliches Absinken der Mortalität in Europa seit 1850. Weder die Entdeckung des Tuberkelbazillus durch Robert KOCH noch die Einführung des Streptomycins durch WAKSMAN, noch das Tuberkulin oder die BCG-Impfung vermochten an der Kontinuität der Kurve etwas zu ändern. Erst Isoniazid scheint die Tuberkulosemorbidität langsam auf einen Bruchteil der im Jahre 1850 beobachteten gebracht zu haben, aber es ist überraschend, zur Kenntnis nehmen zu müssen, daß in der Bundesrepublik Deutschland die Tuberkulose noch immer die häufigste Infektionskrankheit ist. Immer noch sterben in der BRD jährlich rund 7.500 Menschen an Tuberkulose bei einem Bestand von rund 250.000 Fällen. Der Berliner Pathologe KRÜCKEMEYER stellte bei 7.255 Sektionen 219 Tbc-Fälle fest, von denen 204 klinisch nicht diagnostiziert waren. Ein Zeichen dafür, daß die Situation unterschätzt wird, die Impfung nicht ausreichend durchgesetzt ist und wohl auch die Chemotherapie nicht konsequent genug eingesetzt wird.

Für Diphtherie, Scharlach und Tetanus gelten ähnliche Entwicklungen. Weltweit gesehen ist aber die Situation bei der Lepra fast unglaublich. Eine bakterielle Infektion durch einen gerade vor 100 Jahren von HANSEN entdeckten Erreger, mit Erfolg durch ein billiges Medikament, dem DDS, behandelbar, ist nach wie vor weltweit verbreitet. Seit Jahrzehnten berichtet die WHO über 20 Millionen Fälle, von denen derzeit 1,6 Millionen, also weniger als 10 % behandelt werden, obwohl das Medikament pro Jahr kaum 6 DM pro Fall kostet. Die Frühdiagnose ist einfach, nur wird sie nicht gestellt. Die Therapie ist noch einfacher, nur kommt sie nicht zur Anwendung. 52.000 in Europa gemeldete Fälle komplettieren den enttäuschenden Eindruck (WHO-Bericht).

So gesehen müßten wir sofort unsere Sachen packen, unser Workshop beenden und uns in die Länder verfrachten, in denen wir verhindern könnten, daß Leprakranke aus Familie und Gesellschaft ausgestoßen werden und darauf warten, bis sie nach Abfallen ihrer Extremitäten ein langsam schleichender Tod durch Sekundärinfektion, durch welche Erreger auch immer, erlöst.

Wissen wir aber von der Bedeutung des Wandels bakterieller Infektionen außerhalb des Krankenhauses genug? HÖRING (6) erklärte, daß man seit der Penicillinprophylaxe bei der Scharlachangina statt Streptokokken Staphylokokken findet. Französische Forscher berichten über Staphylokokkenrheumatismus, und es ist mehr als fraglich, ob die Eliminierung der Staphylokokken bei der chronischen Bronchitis eine Lebensverlängerung bedingt, wenn es sich nur um ein Replacement von Staphylokokken auf gramnegative Keime handelt. Die Entwicklung der Mortalität der Lungenkrankheiten von 1950 bis 1958, wie sie PROTIVINSKY (10) dargestellt hat, spricht dafür. Dem Absinken der Tuberkulose steht ein stetiges Ansteigen der übrigen Lungenaffektionen gegenüber.

Bei den Infektionen des Verdauungstraktes sind Salmonelleninfektionen nicht zuletzt durch die Industrialisierung der Eiweißnahrungsmittel zu einem Weltproblem geworden. Kriege führen zu einem Ansteigen von Typhus- und Paratyphusinfektionen und damit der Ausscheider, der friedensmäßige Welthandel mit Trockenei u. a. zur Ausbreitung von Enteritis-Salmonellen.

Shigellenepidemien haben durch die Resistenzübertragung neue, für unsere Gegenden derzeit noch nicht geltende neue Aspekte geboten. Weltweit sind die Fortschritte im Wandel bakterieller Infektionen also bescheiden.

Die Situation in den europäischen Industriestaaten mag eine Studie illustrieren, die MURDOCH in London begonnen hat (Abb. 1). Er teilte die Erreger grob in drei Gruppen ein: Streptokokken, Staphylokokken und gramnegative Stäbchen und konnte zeigen, daß zwischen 1941 und 1966 die Streptokokken auf ein Drittel zurückgingen, die Staphylokokken auf mehr als das Doppelte anstiegen und coliforme Enterobakterien gleich blieben. Unsere Vergleichszahlen ergaben ein ähnliches Absinken der Streptokokken, bei leichtem Anstieg der Enterokokken, gleichen Staphylokokkenzahlen mit mäßigem Anstieg von Staph. aureus und Verdoppelung der Coliformen mit erhöhtem Anteil an Pyocyaneus. Für die Intensivpflegestation, an der zwischen 1963 - 1966 eine Penicillindosierung unter 10 Mega E pro die verpönt war, ergab sich ein praktisches Verschwinden von Staph. aureus bei Vorherrschen einer gramnegativen Flora. Für die weiteren Jahre blieben die Einsendungen aus Krankenhäusern und Allgemeinpraxen an die Bakteriologie des Allgemeinen Krankenhauses in Wien gleich. Die Streptokokken, insbesondere die Enterokokken zeigen eine Zunahme, Staph. aureus nimmt eher zu, die Gramnegativen erreichen nach wie vor an die 60 %, wobei der Anteil an Pseudomonas eher steigt. Unser ausgewähltes Material an der Lehrkanzel selbst sieht etwas anders aus (Abb. 2). Der Anteil an Staph. aureus ist wesentlich geringer, ebenso der an Enterokokken und Pyocyaneus, doch ist die grobe Keimverteilung etwa gleich. Die Entwicklung entspricht etwa der von WYSOCKI angegebenen Verteilung auf einer allgemeinen Chirurgie. Sie spiegelt damit ungefähr die verschiedene Resistenz von Erregern gegen die heute gebräuchliche Antibiotikapalette wider.

Die deutliche Verschiebung der Keimverteilung und der Resistenzverhältnisse wird noch in den weiteren Beiträgen abgehandelt werden. Wir glauben feststellen zu können, daß die Staphylokokken, vor der Antibiotikaaera die gefährlichsten Sepsiserreger, weitgehend verschwunden sind und daß die Mitte der 50er Jahre drohende Pandemie durch resistente Staphylokokken (3) nicht zuletzt durch die Dosiserhöhung bei den Penicillinen vorerst gebannt erscheint. Die gramnegativen Keime haben relativ zugenommen. Es soll uns aber klar sein, daß dies ein weitgehend hygienisches Problem ist. Hier sind es resistente Coli-, Proteus-, Klebsiellen- und Pseudomonaskeime, die im Vordergrund stehen, doch auch Serratia, Bakteroides, Pasteurellen, Vibrio und Pilze machen uns als Replacementkeime zunehmend Schwierigkeiten (11). Ein Zeichen dafür, daß die Terrainverhältnisse verändert sind, seien sie nun von seiten der abwehrschwachen Patienten, der komplizierten Geräte und Verfahren oder auch einer unzweckmäßigen, ungezielten, meist aber unzureichenden Chemotherapie verursacht.

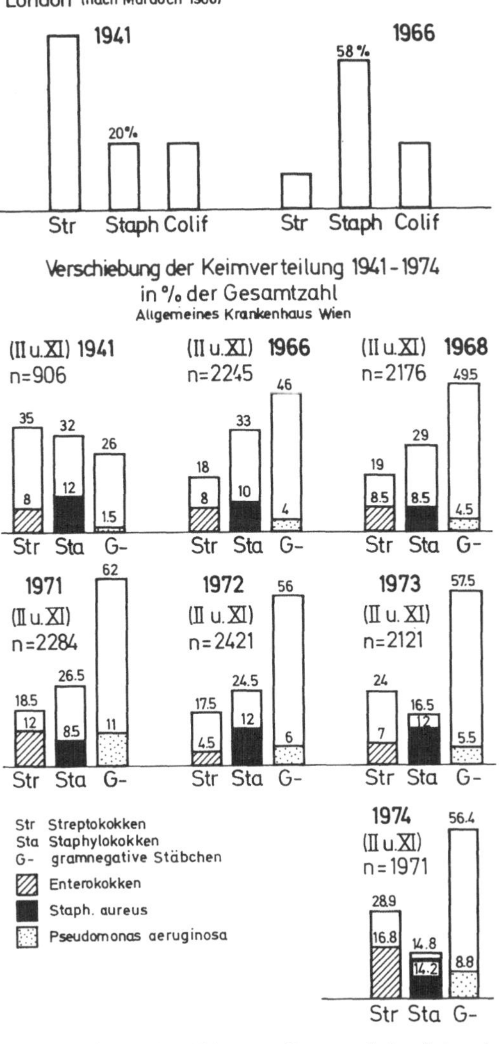

Verschiebung der Keimverteilung auf der Intensiv-Pflegestation der I. Chirurgischen Universitätsklinik Wien

1963/66 n=649 11 Str Staph Colif — IBS — 1968/71 n=798 17 Str Staph Colif

Abb. 1

HÖRING schloß schon vor 20 Jahren seine Vorträge meist mit dem Satz: "Ein Krankenhaus ist um so besser, je weniger Antibiotika verbraucht werden". Ich pflegte darauf zu antworten: "Ein Krankenhaus ist um so besser, je weniger Patienten um so mehr Antibiotika erhalten". Dies galt für die Hochdosierung und für eine sinnvolle Kombinationstherapie wie sie schon Paul EHRLICH mit den beiden Sätzen "frapper vite et frapper fort" und "getrennt marschieren und vereint schlagen" empfohlen hat. Dies schließt eine Dauertherapie "gutta cavat lapidem" nicht aus.

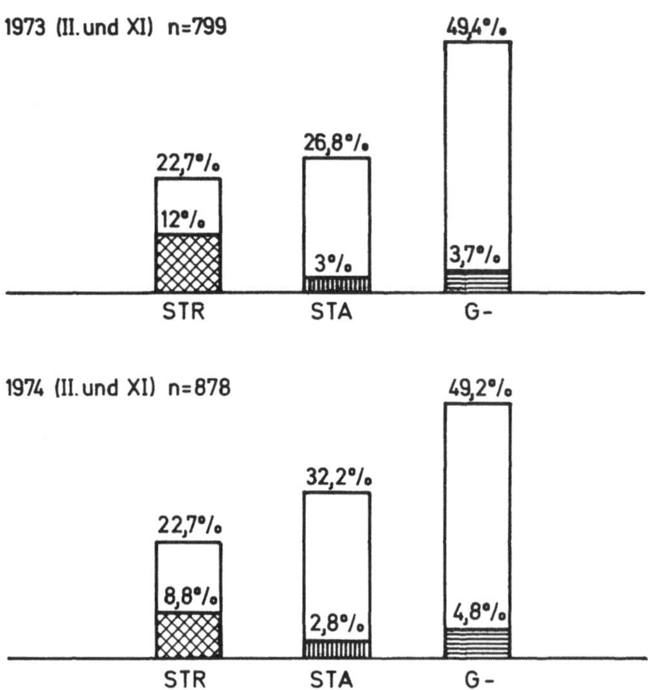

Abb. 2. Keimverteilung 1973 und 1974 (LK F. Chemotherapie) an der I. Medizinischen Universitätsklinik Wien 1973

Wie vorsichtig und kontrolliert eine antibakterielle Chemotherapie ablaufen muß, sollen folgende Beispiele zeigen:

Wir haben den Einfluß der Antibiotikatherapie bei ambulanten und bei Intensivpatienten überprüft. Wir behandeln Harnwegsinfektionen mit Kuren und Intervalltherapie und konnten dabei schon vor Jahren einen deutlichen Einfluß der Chemotherapie auf den Keimwechsel sehen (Tabelle 1).

Doxycyclin als Intervalltherapie zeigte als Keimwechsel Proteus und Sulfonamid-Trimethoprim Enterococcus. Noch deutlicher war die Verschiebung der Mikroflora bei Pneumoniepatienten der Intensivstation der II. Chirurgischen Universitätsklinik in Wien unter Antibiotikabehandlung, wie sie mein Mitarbeiter PICHLER mit Koautoren (9) festgestellt hat. Unter Antibiotika, insbesonders hohen Penicillindosen, verschob sich die Trachealflora zu 100 % gramnegativen Keimen und Enterokokken. Das Auftreten von Pneumonien war in beiden Gruppen mit und ohne Antibiotikaprophylaxe etwa gleich hoch (Tabelle 2), wobei der Keimnachweis bei Antibiotikabehandelten vorwiegend gramnegative Keime erbrachte und bei Nichtbehandelten Staph. aureus (Tabelle 3). Auch das Auftreten von Septikämien entsprach demselben Bild. Die Schwere der Krankheitsbilder entsprach der Belegung einer Intensivstation.

Tabelle 1. Auftreten von Proteus und Enterococcus als Sekundärkeim unter verschiedenen Therapiearten

	Bakterizide Kur	Doxycyclin	Trimethoprim - Sulfamethoxazol	Andere Medikamente	Ohne Medikamente	x^2	p
Proteus	1	19	3	4	8	29,41	<0,01
Enterococcus	3	3	13	8	4	12,05	<0,05

Tabelle 2. Übersicht über das Auftreten von Pneumonien bei 41 bzw. 39 Intensivpflegepatienten mit bzw. ohne Antibiotikaprophylaxe

	Anzahl Patienten n = 80	Pneumonie
mit Antibiotika	41	8 (19,5 %)
ohne Antibiotika	39	9 (23,0 %)

Tabelle 3. Übersicht über die Häufigkeit von Staphylococcus aureus bzw. gramnegativen Pneumonien bei 13 Intensivpatienten in Abhängigkeit von der Antibiotikaprophylaxe

	Staphylococcus aureus	gramnegative Flora
mit Antibiotika	1	6
ohne Antibiotika	4	2

Als weiteres typisches Beispiel für den Erregerwechsel unter Antibiotikatherapie kann die Behandlung der chronischen Pyelonephritis, wie wir sie aus unserem Material herausgesucht haben, gelten. Als normalen Verlauf bei Harnwegsinfektionen sehen wir ein rasches Verschwinden der Bakterien im Harn in etwa 24 h und eine Normalisierung der Leukozyturie in etwa einer Woche (Abb. 3). Bei Vorliegen von Pseudomonas stellten sich unter Carbenicillin Klebsiella und Citrobakter ein. Sie konnten durch Kombination mit Gentamycin eliminiert werden (Abb. 4). Unter Cephalosporin verschwand Klebsiella und erschien Pseudomonas, die zuerst nach Gentamycin abnahm, aber erst in Kombination mit Carbenicillin eliminiert wurde (Abb. 5).

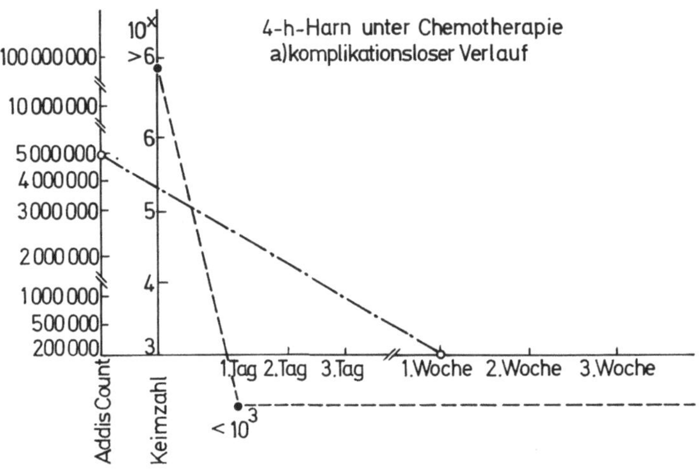

Abb. 3

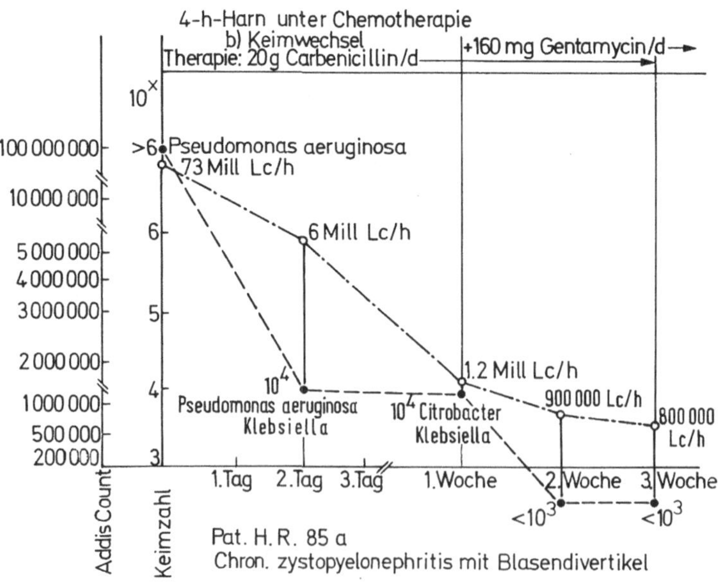

Abb. 4

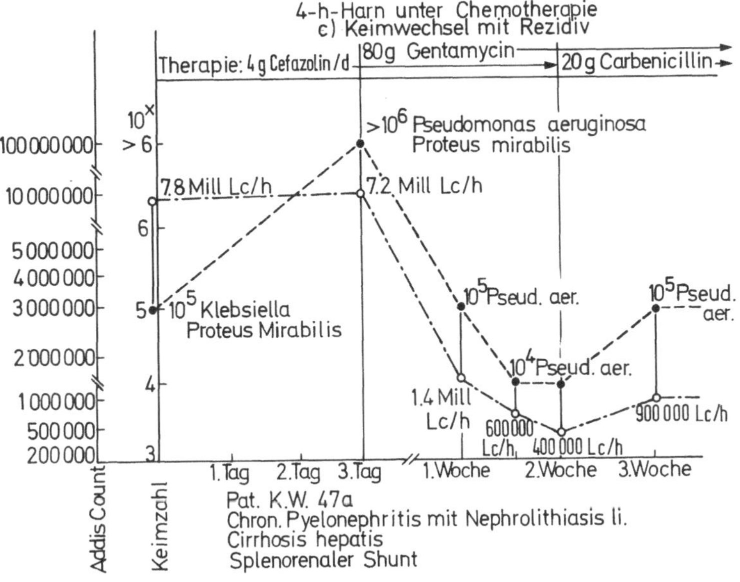

Abb. 5

Eine Klebsiellainfektion reagierte auf Cephazolin mit dem Absinken der Erreger, die Leukozyten blieben hoch. Prompt stellte sich Citrobakter ein, nach Carbenicillin wieder Klebsiella und erst nach Kombination mit Gentamycin sanken Keimzahl und Leukozytenzahl ab (Abb. 6). Eine Coliinfektion reagierte prompt auf Cephazolin, die Leukozyten blieben hoch (Abb. 7).

Diese vier Arten des Keimwechsels erscheinen uns typisch:
1. Erreger und Leukozyten nehmen ab. Ein neuer Keim ist leicht zu eliminieren.
2. Erreger und Leukozyten nehmen ab. Ein neuer Keim ist schwer zu eliminieren.
3. Erreger nimmt ab, die Leukozyten steigen, neue Keime treten auf, die erst eliminierbar sind, wenn die Leukozyten sinken.
4. Erreger verschwinden. Im sterilen Harn bleiben die Leukozyten hoch. Eine suppressive Langzeittherapie ist nötig, da sonst früher oder später eine neue Infektion auftritt.

Der chronische Harnwegsinfekt gibt uns ein deutliches Beispiel der Abhängigkeit des Keimwechsels unter der antibakteriellen Chemotherapie, solange das Terrain nicht saniert ist, und das ist bei den meisten obstruktiven Fällen der Fall. Liegt demnach eine unkomplizierte Form einer Harnwegsinfektion vor, ist die Therapie einfach. Mit jedem wirksamen Chemotherapeutikum ist in 24 h Sterilität des Harnes zu erreichen, wahrscheinlich auch mit konservativen Mitteln wie Bettruhe, Foliae uvae ursi, Hexamethylentetramin, Sulfonamiden u. a.. In einer Woche sind dann auch als Zeichen des Abklingens der Entzündung die Leukozytenwerte normal. Jede Abflußstörung aber bedingt die Gefahr der Reinfektion oder des Keimwechsels. Die Therapie ist so intensiv und so lange durchzuführen, bis nicht nur die Bakterien verschwinden, sondern auch das Terrain saniert ist. Wenn dies chirurgisch und chemotherapeutisch nicht möglich ist, muß eine Langzeit- oder Dauertherapie den Patienten schützen.

4-h-Harn unter Chemotherapie
d) Mehrfacher Keimwechsel (Rezidiv)
Therapie: 4 g Cefazolin/d
30 g Carbenicillin/d
240 mg Gentamycin/d
300 000 000
100 000 000
10 000 000
5 000 000
4 000 000
3 000 000
2 000 000
1 000 000
500 000
200 000
10x
>6
6
5
4
3
300 Mill Lc/h
>10^6 Klebsiella
83 Mill Lc/h
>10^6 Citrobacter
>10^6 Klebsiella
14 Mill Lc/h
10^4 Klebsiella
800 000 Lc/h
500 000 Lc/h
10^3 Citrobacter
<10^3
1. Tag
2. Tag
3. Tag
1. Woche
2. Woche
3. Woche
Addis Count
Keimzahl
Pat. M.R. 48 a
Chron. Pyelonephritis bei Nephrolithiasis bds.
St. P. Pyelotomie bds.

Abb. 6

4-h-Harn unter Chemotherapie
e) Leukozyten-Persistenz
Therapie: 4 g Cefazolin/d
100 000 000
10 000 000
5 000 000
4 000 000
3 000 000
2 000 000
1 000 000
500 000
200 000
10x
>6
6
5
4
3
>10^6 E. Col.
3.5 Mill Lc/h
1.8 Mill Lc/h
1.5 Mill Lc/h
900 000 Lc/h
1. Tag
2. Tag
3. Tag
1. Woche
2. Woche
3. Woche
<10^3
Addis Count
Keimzahl
Pat. F.M. 66 a

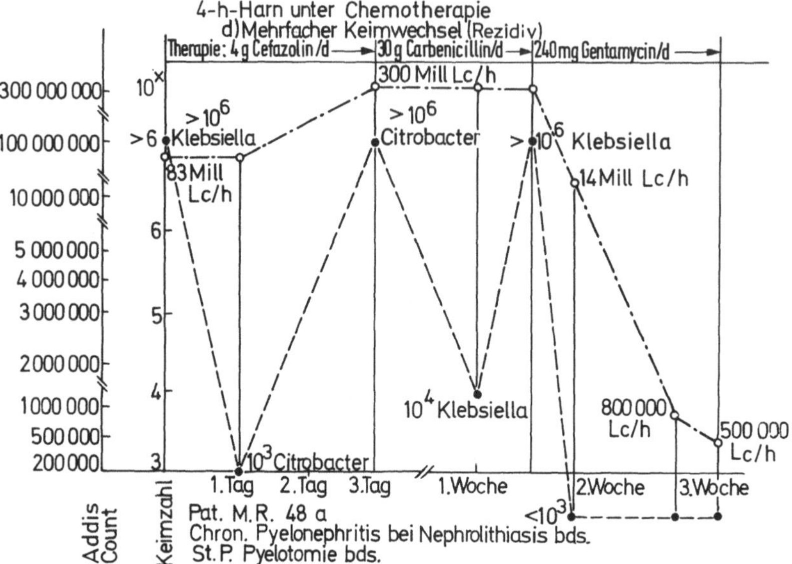

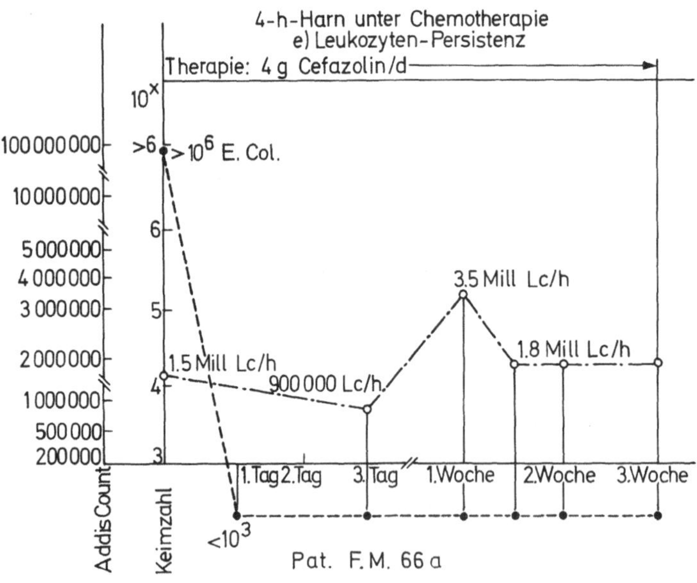

Abb. 7

Zusammenfassend kann man über den Wandel der bakteriellen Infektionen heute vielleicht folgendes sagen:
1. Weltweit und in größeren Zeiträumen gesehen ist der Einfluß der soziologisch-ökonomischen Entwicklungen immer noch am maßgebendsten. Das Beispiel der Lepra zeigt, wie zäh sich Erkenntnisse durchzusetzen vermögen.

2. Auch in fortschrittlichen Staaten zeigt das Beispiel der Tuberkulose einen noch nicht ausreichenden Einfluß durch die moderne Diagnostik und Therapie.

3. In der Allgemeinpraxis hat ein Erregerwechsel stattgefunden, der Streptokokken und Pneumokokken weitgehend verschwinden ließ. Infektionen durch Staphylokokken und gramnegative Erreger scheinen hier relativ zugenommen zu haben, wenn auch die von FINLAND in den 50er Jahren beschworene weltweite Pandemie durch resistente Staphylokokken zumindest im Krankenhausbereich überwunden erscheint. Allerdings könnte eine allzu radikale Verteufelung jeder prophylaktischen Therapie einen Rückfall ergeben.

4. Die Schwere der Zustandsbilder der Patienten auf Kliniken und Intensivpflegestationen verursacht eine Zunahme septischer Prozesse auch mit bisher als saprophytär bezeichneten Keimen.

5. Die Anwendung von Kathetern im Respirations- und Harntrakt gefährdet die Patienten ebenso wie die Venenkatheter.

6. Wir wissen wenig über den Wechsel der endogenen Mikroflora der Patienten außerhalb und innerhalb des Spitals und die Gefährdung des Patienten durch seine "eigenen" Keime.

7. Im Spitalsmilieu, das gut untersucht ist, spielen drei Faktoren die Hauptrolle: das Terrain sowohl der anfälligeren Patienten als auch der Geräte, das Angebot an Keimen und deren Selektion durch chemotherapeutische und desinfektorische Maßnahmen.

8. Chemoprophylaxe im Krankenhaus sollte es nicht geben. Sie sollte in Präparatauswahl, Dosierung und Applikationsform komplette Chemotherapie sein. Die Indikation dazu wird klinisch gestellt und resultiert aus Anamnese, Status und Verlauf. Positive und negative bakteriologische Befunde bleiben berücksichtigungswerte Hilfsbefunde und nicht die allein entscheidenden Parameter.

Alles in allem: Viel Wechsel und wenig Wandel.

Literatur

1. BARTMANN, K.: Antimikrobielle Chemotherapie. Berlin-Heidelberg-New York: Springer 1974.

2. EHRLICH, P.: Chemotherapie, Bd. III. In: Gesammelte Arbeiten (ed. F. HIMMELWEIT). Berlin-Göttingen-Heidelberg: Springer 1957.

3. FINLAND, M.: The present status of antibiotics in bacterial infections. Bull. N. Y. Acad. Med. 27, 199 (1951).

4. Health Economics in Great Britain. In: Bacterial Infections - Changes in their Causative Agents - Trends and Possible Basis (eds. M. FINLAND, W. MARGET, K. BARTMANN). Berlin-Heidelberg-New York: Springer 1971.

5. HITZENBERGER, G.: Erregerwechsel. Symposion der Paul-Ehrlich-Gesellschaft, Sektion "Antibakterielle Chemotherapie", München 1974. Infection (im Druck). München: Spatz 1975.

6. HÖRING, F. O.: Klinische Infektionslehre, 3. Auflage. Berlin-Göttingen-Heidelberg: Springer 1962.

7. KÜHN, H.: Lungenentzündungen und ihr Wandel unter der Chemotherapie. Leipzig: J. A. Barth 1972.

8. MURDOCH, J. McC.: Dangers of antibiotic therapy. In: The Therapeutic Use of Antibiotics in Hospital Practice. Proceedings of a Symposium held at St. Thomas's Hospital Medical School. Edinburgh and London: E. & L. Livingstone Ltd. 1966.

9. PICHLER, H. et al.: Septikaemie bei Intensivpatienten unter hochdosierten bakteriziden Antibiotika. Intensiv-Pflege. Darmstadt: D. Steinkopff 1975 (im Druck).

10. PROTIVINSKY, P.: Morbidität und sozialmedizinische Faktoren. "Morbidität und Mortalität der chronischen Bronchitis in verschiedenen europäischen Ländern". In: Chronische Bronchitis (eds. K. Ph. BOPP, F. H. HERTLE, A. HEYMER). Stuttgart-New York: F. K. Schattauer 1968.

11. STILLE, W.: Septikämie, Problematik, Klinik und Therapie. Beecham Pharma Mainz-Weisenau. Boppard: Rheindruck 1972.

12. The World Problem of Salmonellosis. Monographia Biologicae (eds. W. W. WEISBACH, P. VAN OYE). The Hague: W. Junk Publishers 1964.

13. WHO Expert Committee on Leprosy. Fourth Report. Geneva 1970.

Probleme des Hospitalismus: Infektionsquellen, Infektionswege und hygienische Grundmaßnahmen in der Klinik

Von E. Kanz

Wenn hier vom Hospitalismus gesprochen werden soll, dann sind damit die Krankenhausinfektionen, die auch als nosokomiale Infektionen bzw. Hospitalinfektionen bezeichnet werden, gemeint.

Eine Krankenhausinfektion ist jede durch Mikroorganismen hervorgerufene Infektion, die im kausalen Zusammenhang mit einem Krankenhausaufenthalt steht, unabhängig davon, ob Krankheitssymptome bestehen oder nicht.

Eine epidemische Krankenhausinfektion liegt dann vor, wenn eine Häufung von Hospitalinfektionen auftritt, bei denen ein einheitlicher Erregertyp vorliegt und bei denen ein zeitlicher, örtlicher und kausaler Zusammenhang mit dem Krankenhausaufenthalt gesichert ist. Es handelt sich also beim Hospitalismus letzten Endes um nichts anderes als um eine hospitalogene Keimverbreitung, die durch geeignete Maßnahmen eingeschränkt, unterbunden bzw. von vornherein unmöglich gemacht werden soll.

Entsprechende Maßnahmen, ganz gleich welcher Art sie sein mögen, sind nur dann sinnvoll bzw. von der zu fordernden Erfolgschance begleitet, wenn einerseits die Infektionsquellen als diejenigen Stellen bekannt sind, wo die Erreger wachsen und sich vermehren können, wo sie gewissermaßen laufend neu produziert und ausgeschieden werden. Auf der anderen Seite müssen aber auch die Infektionswege bekannt sein, auf denen die Keime von der Infektionsquelle aus über das Personal, über Untersuchungs- und Behandlungsgeräte, über Wäsche, aber auch über pflegerische Utensilien und sogar durch die Luft weiterverschleppt werden. Auf den Stationen spricht man von einer "cross infection" als der "Bett-zu-Bett-Infektion", während für die postoperativen Infektionen, die im OP-Saal entstehen, immer Mängel in der Aseptik, worunter die Summe aller anti- und aseptischen Maßnahmen zur Abschirmung des OP-Saales verstanden wird, verantwortlich zu machen sind.

Grundsätzlich gilt der Satz, der nach 17jähriger Erfahrung auf dem Gebiet der Hospitalismusbekämpfung nicht nur seine Gültigkeit beibehalten hat, sondern dadurch noch bekräftigt wurde, nämlich: "Die Hospitalismusbekämpfung beginnt auf Station", d. h. mit anderen Worten: "Die Maßnahmen zur Infektionsverhütung im Operationssaal beginnen bereits auf Station".

Wenn wir davon ausgehen, daß der Patient immer noch die wichtigste Infektionsquelle darstellt, so z. B. bei Wundheilungsstörungen, bei Blasendauerkathetern und schließlich bei langzeitbeatmeten Patienten - um nur die wichtigsten zu nennen -, dann müssen alle erdenklichen hygienischen Maßnahmen ergriffen werden, um ein Herausschleppen der Keime aus den entsprechenden Patientenzimmern zu unterbinden. Nur wenn es gelingt, durch solche Maßnahmen den Keimpegel bereits an der Türe des Patientenzimmers möglichst tief zu drücken, wird es auch möglich sein, durch die routinemäßigen Maßnahmen der Anti- und Asepsis auf dem Weg zum Operationssaal ein Weiterverschleppen der Keime in den OP mit größtmöglicher Sicherheit auszuschalten.

Tabelle 1 zeigt eine Übersicht über die wichtigsten Infektionsquellen:

Unter 1 sind die wichtigsten Infektionsquellen für die hier besonders interessierenden Hospitalkeime, wie pathogene Staphylokokken, Pseud. aeruginosa, Klebsiella, Proteus, Coli, Serratia, aufgeführt.

Tabelle 1. Die wichtigsten Infektionsquellen im Krankenhaus

1. für Hospitalkeime:	Staphylokokkus Pseudomonas Klebsiella	Proteus Coli Serratia
a) Patient		
b) Personal - Keimträger - Hautläsionen - Pyodermien		
c) Keimreservoire bes. für "Naßkeime"		Pseudomonas Klebsiella Proteus Coli Serratia
c) Küchen (Stations-, Zentral-)		Salmonella EEC u. a.
2. für ubiquitäre Keime:		Clostridien - Tetanus - Gasbrand aerobe Sporenbildner
a) Schmutz b) Staub		

a) Wie bereits erwähnt, stellt der Patient nicht nur hinsichtlich der Vielfalt der möglichen Erregerarten die wichtigste Infektionsquelle dar, sondern er steht auch hinsichtlich der Zahl der von hier aus verbreiteten Erreger an der Spitze. Ich darf noch einmal erinnern an die infizierte Wundheilungsstörung, besonders aber auch an die Blasendauerkatheter, die nach amerikanischen Untersuchungen (6) nach 48 h eine Infektionsrate von 78 % aufweisen, während nach 96 h die Infektionshäufigkeit bereits 98 % beträgt. Auch das Tracheostoma, das bei Dauerbeatmungspatienten spätestens nach ein bis zwei Wochen eine gramnegative Mischinfektion aufweist, gehört mit zu den aktivsten Infektionsquellen.

Die größten Keimzahlen von Wundinfektionserregern fanden wir in der Umgebung von infizierten Verbrennungen, wo es ganz offensichtlich zu einer äußerst massiven Streuung von Erregern kommt.

b) Auch das Personal kann häufig als Infektionsquelle fungieren, und zwar in erster Linie als Keimträger im Nasen-Rachen-Raum, weshalb auf das obligatorische Maskentragen im gesamten Operationsbereich für sämtliches Personal auf keinen Fall verzichtet werden kann. Vor kurzem wurde wieder eine endemische Ausbreitung von hämolysierenden Streptokokken bekannt, die, von Keimträgern unter dem Personal ausgehend, zu zahlreichen postoperativen Wundinfektionen mit zum Teil letalem Ausgang geführt haben. Eine häufigere bakteriologische Kontrolle des Nasen-Rachen-Raumes beim Personal wäre auf jeden Fall angezeigt, um rechtzeitig einer Keimausbreitung vorbeugen zu können. Besonders ist diese Untersuchung beim gesamten im OP beschäftigten Personal zu fordern. Häufig werden Hautläsionen und Pyodermien in ihrer Rolle als Infektionsquelle übersehen bzw. bagatellisiert.

c) Neben Patienten und Personal gibt es noch eine Reihe anderer Keimreservoire besonders für "Naßkeime", auch "Pfützenkeime" genannt. Hierher gehören in erster Linie Pseudomonas, aber auch Klebsiellen und Proteus wie auch Coli und manchmal auch Serratia. Um welche Keimreservoire es sich hier im einzelnen handelt, wird in einer eigenen Tabelle demonstriert werden.

d) Von Küchen, sei es im Bereich der Zentral- oder auch von Stationsküchen, kann es in seltenen Fällen auch zu einer Ausbreitung von Salmonellen oder von enteropathogenen Escherichia coli (EEC), im allgemeinen als Dyspepsie-Coli bekannt, kommen.

2. Für ubiquitäre Keime, worunter wir in erster Linie die Clostridien der Tetanus- und Gasbrandgruppe, aber auch andere Sporenbildner verstehen, sind üblicher Schmutz und Staub die wichtigsten Infektionsquellen, so daß bei einer bestmöglichen Staub- und Schmutzentfernung im Sinne einer optimalen Reinlichkeit schon eine wesentliche Vorstufe für das Ausschalten dieser Keimarten erreicht ist. Letztlich aber sind für die Vernichtung dieser Keimarten ausschließlich Sterilisationsverfahren, wie z. B. die Autoklaven- oder Heißluftsterilisation, aber auch die Sterilisation durch Äthylenoxydgas anzuwenden.

Tabelle 2. Ergänzung zu Tabelle 1 für Keimreservoire besonders für "Naßkeime"

Keimreservoire besonders für "Naßkeime": - Pseudomonas
- Klebsiella
- Proteus
- Coli
- Serratia

Befeuchter in - Narkoseapparaten	- Ionenaustauscher
- Beatmungsgeräten	- umgekehrte Osmose
- Inhalatoren	- Dialysegeräte
- Klimaanlagen	- NaCl-Flaschen (wiederh. Verw.)
- Luftbefeuchter	- Spülflüssigkeit (Blasenspülung)
- Putzutensilien	- stagnierendes Wasser in Schläuchen und Rohren
- Gully	"Totleitungen" (Wasserleitungssystem)
- Waschbecken: Abläufe	- Milchpumpen
Perlaton (Luftbeimischer)	- Gummibläser
Mischbatterien	- Fäkalspüler
- Badewannenabläufe	- Steckbeckenspülgeräte
	- Closomat

Tabelle 2 gibt eine Übersicht über die wichtigsten Keimreservoire für "Naßkeime". Prinzipiell sind hier alle die Stellen zu nennen, wo entweder bereits infizierte Wasserreste stehenbleiben oder diese einer Infektion von außen zugänglich sind, so daß sich die Keime in dem flüssigen Milieu vermehren können. Die wichtigste Keimart ist mit Abstand hier Pseudomonas aeruginosa, die die Amerikaner auch als "waterbugs" = "Wasserwanzen" bezeichnen. Aber auch Klebsiella, Proteus und Coli können hier des öfteren gefunden werden. Die Tabelle zeigt zuerst die Befeuchter bzw. Befeuchtungssysteme in Narkoseapparaten, in Beatmungsgeräten, in Inhalatoren und Inkubatoren sowie besonders aber auch in Klimaanlagen.

Umfangreiche Erfahrung über das Ausmaß der Keimstreuung, besonders auch bei Klimaanlagen hat GRÜN (2, 3) aufzuweisen, der auch die hygienische Bedeutung der Keimreservoire bestätigen kann. Auch die oft in Form von Kaltverneblern eingesetzten Geräte zur Raumluftbefeuchtung können, wenn das Wasser nicht regelmäßig entleert und die Gefäße desinfiziert werden, zu einer Keimschleuder im Raum werden. Daß Putzutensilien besonders im feuchten Zustand zu ausgiebigen Keimreservoiren werden können, wird noch an einigen Beispielen zu zeigen sein. Auch die Waschbecken- und Badewannenabläufe sind, genauso wie die Gullys, bakterienhaltige Sümpfe, aus denen allzuleicht Keime verbreitet werden können.

Auf der rechten Seite der Tabelle sind die Ionenaustauscher genannt, in denen es in relativ kurzer Zeit zu gewaltigen Keimvermehrungen kommen kann. Wir haben bei 7maligen Wiederholungsversuchen, weil das Ergebnis zunächst unglaubwürdig erschien, schon nach 2 bis 3 Tagen Benutzung einen Keimanstieg bis zu 40.000, ja sogar bis zu 60.000 pro ml gefunden, wobei etwa 7.000 - 9.000 Pseudomonas aeruginosa waren. Auch Dialysegeräte können in dem dialysatführenden System zu hohen Keimanreicherungen führen. THOFERN und BOTZENHART (7) fanden bis zu 10^9 Keime pro ml Dialyseflüssigkeit. Bei experimentellen Untersuchungen fanden sie, daß die für die Dialyse verwendeten Cuprophanfolien in 45 % einen Keimdurchtritt schon während des ersten Tages aufwiesen, wofür sie präformierte Punkturen verantwortlich machten. JONES und Mitarb. (4) konnten auch ein Durchtreten von Enterobacter aerogenes durch defekte Dichtungen feststellen. Neben dem direkten Durchtritt der Keime in das Blutsystem spielt hier auch die Tatsache eine Rolle, daß Coli und Ps. aeruginosa, die hier oft gefunden werden, starke Pyrogenbildner sind. Gefährlich sind auch NaCl-Flaschen, die für eine wiederholte Verwendung bereitstehen, ebenso wie Spülflüssigkeiten, z. B. für die Blasenspülung.

Da im Trinkwasser immer wieder Pseudomonaskeime auftreten, kann auch im stagnierenden Wasser in Schläuchen und Rohren, wie in sogenannten "Totleitungen", eine Keimanreicherung stattfinden. Schließlich können auch Milchpumpen sowie Gummibläser - die für die Schnelltransfusion bei massiven Blutungen eingesetzt werden, um möglichst schnell eine Überdrucktransfusion erreichen zu können - sehr keimhaltig sein, wie wir bei unseren Untersuchungen nachweisen konnten. Schließlich stellen auch Fäkalspüler und Steckbeckenspülgeräte ein häufig nicht gelöstes Problem dar, da der erforderliche Desinfektionseffekt oft nicht erreicht wird.

Unter Infektionswegen (Tabelle 3) sollen nur die Wege verstanden werden, auf denen die Keime weiterverschleppt bzw. weiterübertragen werden, ohne daß es dabei zu einer Keimvermehrung kommen muß. Grundsätzlich unterscheiden wir hier Kontaktwege und den Luftweg.

a) Kontaktwege: An erster Stelle steht hier eindeutig das Personal, wobei Ärzte, Pflege- und Reinigungspersonal, mitunter auch technisches Personal zusammengefaßt werden müssen. Es ist ein ganz natürlicher und an sich verständlicher Vorgang, daß der Arzt bei der Visite, beim Verbandwechsel, bei der Durchführung der verschiedenartigsten diagnostischen und therapeutischen Eingriffe vom Patienten als der wichtigsten Infektionsquelle Keime aufnimmt und - wenn er sich dessen nicht bewußt ist, und er deshalb auch nicht die entsprechenden Desinfektionsmaßnahmen anwendet - Keime auf weitere Patienten und Gegenstände verschleppen wird. Genau das gleiche gilt in noch größerem Maße für das Personal, das im Rahmen der Pflege der Patienten und deren sonstiger Versorgung unweigerlich und unvermeidbar mitunter hohe Keimzahlen aufnehmen wird, die wiederum nur durch bewußte Desinfektion von einer Weiterverschleppung ausgeschlossen werden können.

Tabelle 3. Die wichtigsten Infektionswege im Krankenhaus

a) Kontaktwege

1. Personal
2. Gerätschaften
3. Patient
4. Schleusen
5. Schädlinge

b) Luftweg

1. Primäre Luftkeime (PLK) - Klimaanlage - Zuluft
2. Sekundäre Luftkeime (SLK)

Kontaktkeime →	Staubkeime →	Luftkeime
von Menschen	von Nebenräumen	vom Gully
Gerätschaften	Aufzügen	
Boden	Außenluft	

Ebenso natürlich und selbstverständlich ist es, daß die Hand des Personals den keimreichsten Verschleppungsweg darstellen muß, daß also umgekehrt auch die hygienische Händedesinfektion auf der Station und ganz besonders auf den Intensiv- und Wachstationen mit zu den wichtigsten hygienischen Maßnahmen gehören muß.

Der nächstwichtigste Infektionsweg ist die Kleidung des Personals, in der Regel also der Ärzte- und Schwesternkittel, der unweigerlich mit dem keimhaltigen Bettzeug des Patienten und auch mit dem Patienten selbst in Berührung kommen wird und somit sehr schnell zu einem keimhaltigen Gegenstand werden kann. Die tagelange Benützung von Ärzte- und Schwesternkleidung ist auf Intensivpflege- und Wachstationen aus hygienischer Sicht undenkbar und auf normalen Stationen nur dann zu vertreten, wenn dort keine aktiven Infektionsquellen liegen. Auch die Schuhrücken der in der Regel weißen Klinik- oder Stationsschuhe werden bei Visite und Verbandwechsel laufend mit Keimen bzw. keimhaltigem Staub berieselt, so daß es gerade im Bereich des Schuhrückens oft zu hohen Zahlen pathogener Keime kommen kann.

Ein wichtiger Infektionsweg sind auch Gerätschaften, die für Diagnose, Pflege und Therapie eingesetzt werden müssen und so notgedrungen mit Keimen behaftet werden. Über Art und Grad der Verkeimung können nur entsprechende Untersuchungen Auskunft geben, deren Ergebnisse nach Möglichkeit dem Personal demonstriert werden sollen, um ihnen das Ausmaß des hier bestehenden potentiellen Infektionsrisikos zu verdeutlichen. Ich werde noch einige Beispiele von solchen Kontaktkeimuntersuchungen zeigen können.

Ein weiterer Kontaktweg kann auch der Patient selbst sein, der z. B. bei Infektionen immer eine hohe Keimzahl auf der Hand aufweisen wird, was das Problem der Begrüßung durch Handschlag bei der Visite aufwirft. So finden wir auch regelmäßig an dem Haltegriff über dem Bett hohe Keimzahlen, was beim Umrüsten eines Bettes sehr häufig übersehen wird, so daß oft frische Betten mit hohen Keimzahlen am Haltegriff angetroffen werden. Daß die Leib- und Bettwäsche des Patienten mit zu den Verbreitungswegen gehören wird, ist selbstverständlich.

Schleusen sind nur dann Infektionswege, wenn die Schleusenfunktion hier nicht erfüllt wird. Bei richtigem Ein- und Ausschleusen sowohl des Personals als auch der Patienten und schließlich auch der Gerätschaften sollen ja jegliche Arten von Infektionswegen abgeschnitten werden. Schließlich ist das der Sinn einer Schleuse, und wenn sie richtig gehandhabt wird, wird sie auch ihren Zweck erfüllen. Wenn natürlich das vorgeschriebene Umkleiden des Personals mit der erforderlichen gleichzeitigen Händedesinfektion unterlassen oder umgangen wird, dann kann man sogar eine Schleuse zu einem Infektionsweg machen.

Schädlinge können nach Literaturberichten in seltenen Fällen zu Keimverschleppern werden. Bei eigenen Untersuchungen auf dem Hospitalschiff "Helgoland" in Da Nang, wo die in diesem Zusammenhang meistens erwähnten Kakerlaken in Massen anzutreffen waren, konnten wir nie pathogene Staphylokokken, Klebsiellen oder andere Hospitalismuskeime nachweisen.

Der Luftweg stellt die andere Art Keimverbreitung dar, die hinsichtlich Art und Zahl der übertragenen Keime weit hinter den Kontaktwegen rangiert, deswegen aber keinesfalls bagatellisiert oder gar übersehen werden darf.

Wenn man Luftkeime ausschalten will, muß man in erster Linie wissen, wo diese herkommen. Wir unterscheiden deshalb primäre Luftkeime (PLK), die mit der Klimaanlage eingebracht und mit der Zuluft in den Raum transportiert werden, von den sekundären Luftkeimen (SLK), die primär als Kontaktkeime in den OP eingeschleppt, dort durch Ablösen oder Abstreifen von Händen, Kleidung, Haaren, Gerätschaften etc. zu Staubkeimen und schließlich zu Luftkeimen werden können. Für die Ausschaltung der primären Luftkeime ist der Klimaanlagenhersteller verantwortlich, weil man heute sagen kann, daß bei sorgfältiger Beachtung der DIN 1946, Blatt 4, Entwurf 1974, praktisch reine, d. h. gefahrlose Zuluft garantiert werden kann. Wir finden häufig bei neu erstellten Klimaanlagen in der Zuluft nur 0 bis 10 Keime pro m^3 Luft, während bei der gleichzeitigen Luftkeimmessung auf dem Operationstisch als dem für die Aseptik repräsentativen Bereich oft 200 bis 300 Keime pro m^3 gemessen werden. Für eine wirksame Verminderung dieses bei Anwesenheit von pathogenen Keimen durchaus riskanten Keimpegels ist die Aseptik als die Summe der anti- und aseptischen Maßnahmen im Operationssaal selbst und beim Betreten des OP's durch die genannten Schleusensysteme verantwortlich.

Beispiele zu der aufgezeigten Problematik: Im folgenden soll anhand einiger Abbildungen die hier skizzierte Problematik illustriert und jeweils einer entsprechenden hygienischen Wertung zugeordnet werden.

A. Im Operationssaal

1. Die Hand

Abb. 1 zeigt die Hand eines Operateurs nach einer Endoprothese und nach Ausziehen des Gummihandschuhs, wobei 42 pathogene Staphylokokken gefunden wurden. Hier war eine kleine infizierte Hautläsion die Ursache für diese Verkeimung unter dem Handschuh. Möglicherweise war auch die vorausgehende chirurgische Händedesinfektion nicht ausreichend.

2. Die Personalkleidung

Abb. 2 zeigt den Abklatsch vom OP-Kittel eines Anästhesisten während einer Endoprothesenoperation. Diese Keimzahl ist nicht verwunderlich, wenn man die Verhältnisse bei der Narkosevorbereitung in Betracht zieht, wobei es unvermeidlich ist, daß Hand und Kittel des Anästhesisten mit den Haaren sowie mit dem Arm des Patienten in enge Berührung kommen, weshalb wir als wesentliche Maßnahme vorschlagen, schon bei der Einschleusung des Patienten diesen mit einem Kopftuch zu versehen und den Arm des Patienten, der für Injektionen bzw. Infusionen in Frage kommt, in seiner ganzen Länge einer chirurgischen Hautdesinfektion zu unterziehen.

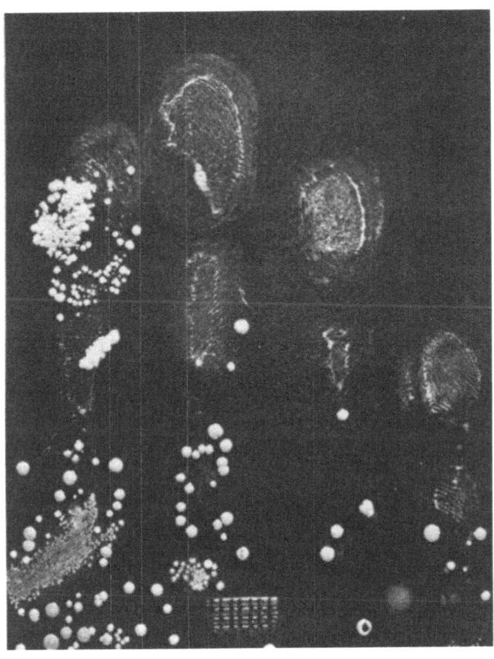

Abb. 1. Abklatsch von der Hand eines Operateurs nach einer Operation und nach Ausziehen der Gummihandschuhe. 42 pathogene Staphylokokken

Abb. 3 zeigt den Abklatsch vom Kittel einer Röntgenassistentin, die während der Operation eine Röntgenaufnahme machen mußte. Dieser immer wiederkehrende Befund zeigt, daß das Schleusenprinzip mit Umkleiden und Händedesinfektion für alle Personen zu gelten hat, auch für solche, die sich nur sporadisch und vorübergehend im Operationssaal aufhalten.

3. Staubquellen als Gefährdung des sterilen Operationsbereichs

Der Fußboden, von dem keimhaltiger Staub aufgewirbelt werden könnte, ist im Durchschnitt infolge der meist gewissenhaft durchgeführten Fußbodendesinfektion relativ keimarm. Zwei Gegenstände aber, die in ihrer Bedeutung als Staubquelle leicht übersehen werden, sind die Tupfer- oder Wäschetrommel einerseits und die OP-Lampe andererseits.

Abb. 4 zeigt den Abklatsch vom Deckel einer Tupfertrommel im Operationssaal, wobei die hier gefundene Keimzahl sehr häufig noch weit übertroffen wird. Die Besonderheit dieses Befundes kommt darin zum Ausdruck, daß bei Öffnen der Trommeln mittels Fußbedienung der Deckel nach oben schnellt und dann der daraufliegende Staub in die Luft gewirbelt wird und auf diesem Weg den Inhalt infizieren kann.

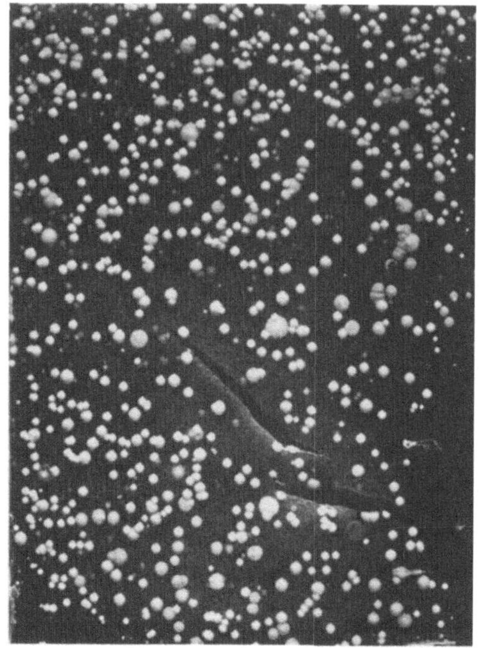

Abb. 2. OP-Kittel eines Anästhesisten während Endoprothesenoperation

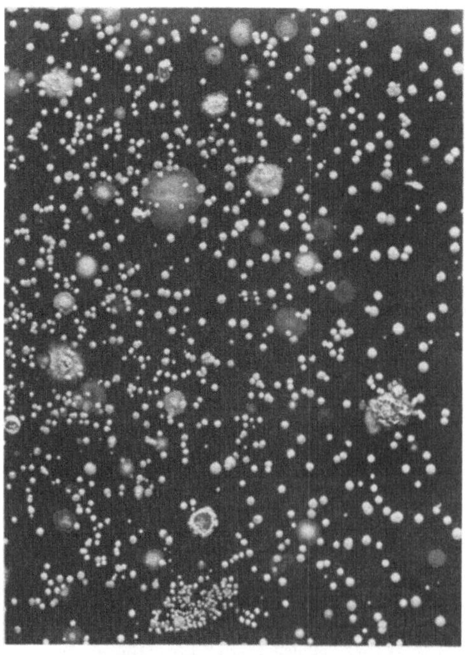

Abb. 3. Abklatsch vom Kittel einer Röntgenassistentin bei Röntgenaufnahme während Operation

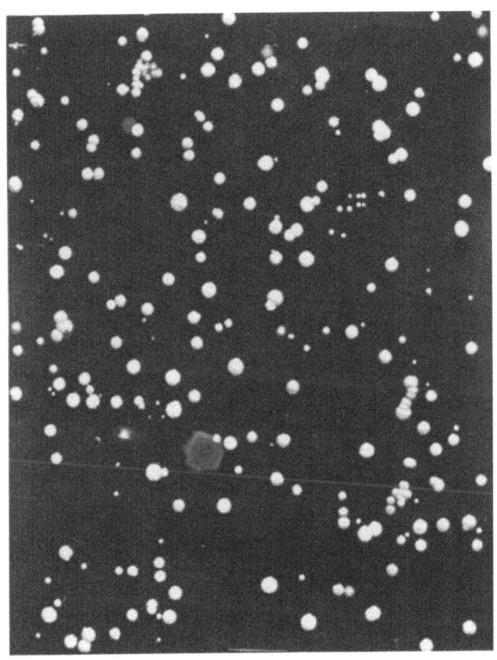

Abb. 4. Staubkeime auf dem Deckel einer Tupfertrommel im OP

Abb. 5 zeigt den auf der OP-Lampe sedimentierten keimhaltigen Staub, der bei verstärkter Luftströmung oder bei Bewegen der Lampe zumindest zum Teil das darunter befindliche sterile Operationsfeld gefährden kann.

4. Die Absaugflasche am Narkoseapparat als Infektionsquelle

Abb. 6 zeigt den Abklatsch, der vom oberen Rand der Absaugflasche am Narkoseapparat während einer Operation gemacht wurde. Bei zahlreichen gleichartigen Untersuchungen fanden wir in etwa 70 % der Fälle Pseudomonas aerug., in etwa 20 % Klebsiella als typische Vertreter der Naßkeime (5). Wenn man dazu auch sagen kann, daß es sich hier lediglich um eine Absaugflasche handelt, so ist doch die Tatsache, daß eine derartige keimhaltige Flüssigkeit im OP vorhanden ist, Grund genug zur Skepsis, zumal beim Hantieren oder gar Öffnen dieser Flasche eine Keimverbreitung unvermeidbar ist.

B. Auf Spezialpflegebereichen, insbesondere auf Intensiv- und Wachstationen

Hier sind es vor allen Dingen die modernen therapeutischen Techniken, die mit einer speziellen hygienischen Problematik behaftet sind. Daneben gibt es auch noch einige pflegerische Praktiken, die ein hygienisches Eingreifen erfordern, um unnötige Infektionsrisiken auszuschalten. Tabelle 4 zeigt die wichtigsten Bereiche, in denen therapeutische Techniken mit einer besonderen hygienischen Problematik belastet sind. Nachdem bereits eingangs auf einige der hier gezeigten Problemkreise eingegangen wurde, kann ich mich hier auf wenige Beispiele beschränken.

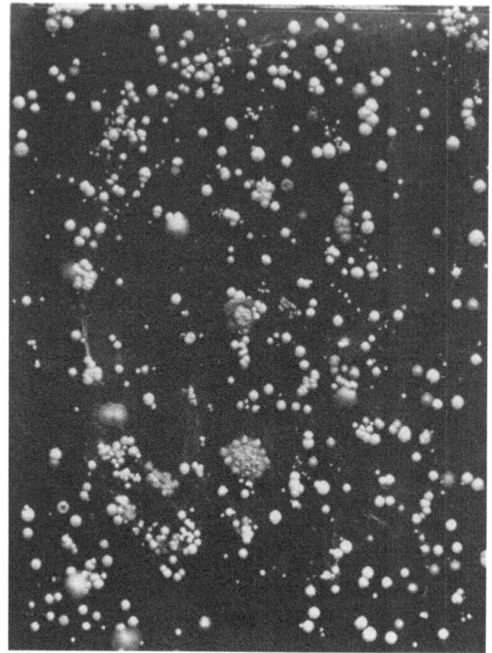

Abb. 5. Staubkeime auf einer OP-Lampe

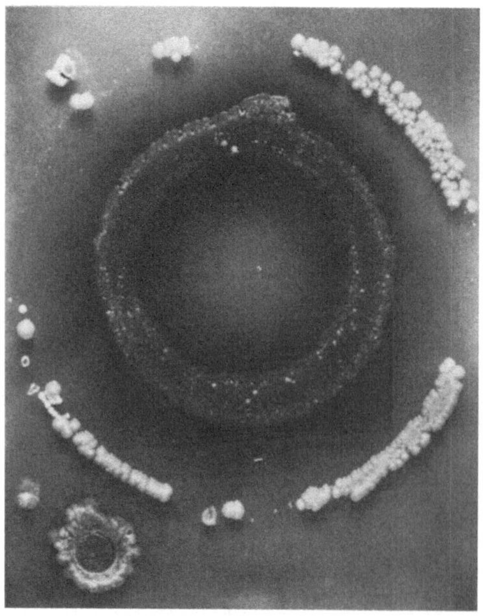

Abb. 6. Rand der Absaugflasche an einem Narkoseapparat. Pseudomonas aeruginosa-Infektion

Tabelle 4. Bereiche, in denen therapeutische Techniken eine besondere hospitalhygienische Relevanz aufweisen

I. Operationssaal

II. Intensivpflege
   1. Langzeitbeatmung: Trachealkanülen
      Beatmungsgeräte
      Beatmungszeit
   2. Kaltvernebler, Luftbefeuchter bei O_2-Therapie
   3. Nabel- und Venenkatheter
   4. Blasendauerkatheter

III. Hämodialyse

IV. Peritonealdialyse

V. Anästhesietechniken

Tabelle 5 zeigt die Größenordnung der Keimstreuung, wie sie von einem tracheotomierten Patienten ausgehen kann. Während vom Tracheostoma ausgehend die Pseudomonas aeruginosa in hoher Zahl auch auf der Hand und am Überzug zu finden waren, ließ sich die Streuung der Klebsiellen über den Deckenbezug hinaus auch auf dem Schonbezug der Matratze bis zur Anschnallmanschette nachweisen.

Tabelle 5. Massive Keimstreuung, ausgehend vom Tracheostoma eines Patienten mit Langzeitbeatmung

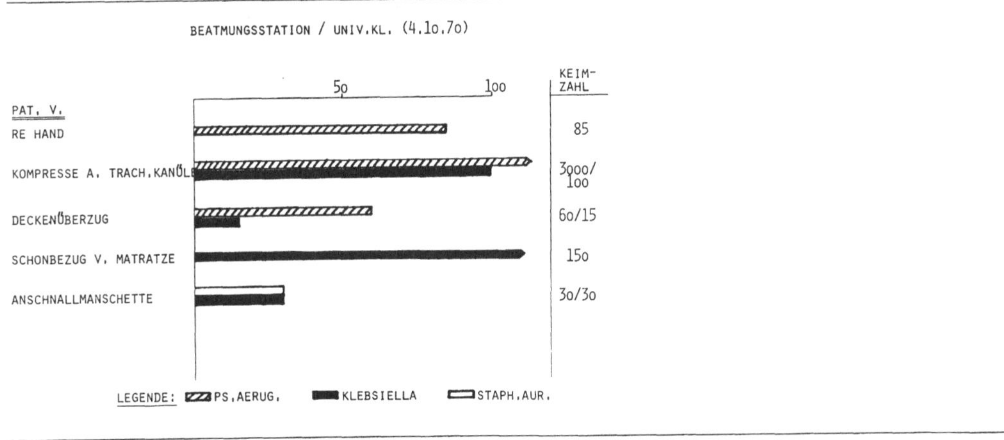

Abb. 7 zeigt das Abklatschergebnis von einem Plastikeinmalhandschuh nach einer Kanülenreinigung. Die großen schleimigen Kolonien sind alle Klebsiella. Deutlicher kann wohl die Notwendigkeit der Verwendung von Einmalhandschuhen bei derartigen Manipulationen nicht mehr gezeigt werden. Diese drei letzteren Bilder zeigen deutlich die hygienische Problematik bei Patienten mit Langzeitbeatmung, die im Bereich des Tracheostomas zu einer Infektionsquelle erster Ordnung werden.

Nicht geringer ist die Keimstreuung, die von <u>Blasendauerkathetern</u> ausgehen kann.

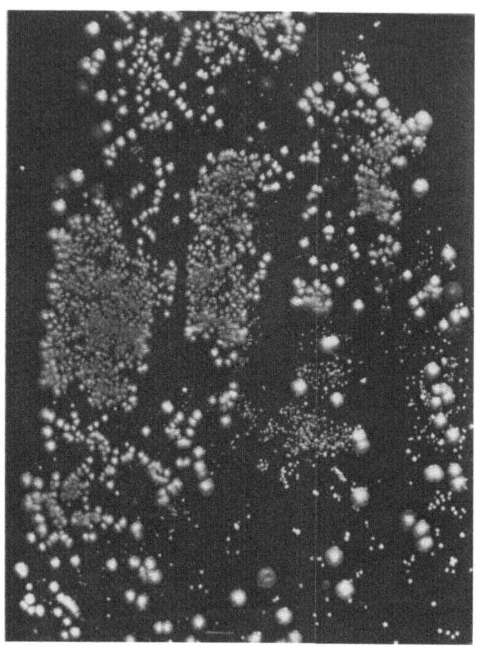

Abb. 7. Massiver Klebsiellenbefall an einem Plastikhandschuh nach Kanülenreinigung

Abb. 8 zeigt den Abklatsch von der Oberschenkelinnenseite eines solchen Patienten, wobei auf der Abklatschfläche 2.000 Klebsiella und 100 Pseudomonas aeruginosa gefunden wurden. In einem anderen Fall haben wir das 5fache dieser Klebsiellenzahl und in einem weiteren Fall etwa 1.500 pathogene Staphylokokken gefunden. Von diesen Ergebnissen läßt sich leicht die Vorstellung ableiten, wie keimhaltig die Leib- und Bettwäsche dieses Patienten sein muß und wie groß der Grad der Keimverschleppung bei pflegerischen Manipulationen an diesem Patienten sein kann.

Aus dem reinen Pflegebereich soll nur ein Beispiel herausgegriffen werden, das zeigt, daß auch hier hygienisch eingegriffen werden muß, wenn man einen Rückgang des Infektionsrisikos anstreben will.

Abb. 9 zeigt den Abklatsch von einem Patientenwaschlappen, der, am Kopfende des Bettes aufgehängt, dort in feuchtem Zustand besten Wachstumstemperaturen ausgesetzt ist, so daß hier geradezu ein idealer Nährboden vor allen Dingen für die "Naßkeime" zur Verfügung steht. Dieser Befund, der mittlerweile schon mehr als 100fach in etwa der gleichen Größenordnung bestätigt werden konnte, zeigt, daß in Form der privaten Patientenwaschlappen Infektionsquellen als Keimreservoire erhalten und gepflegt werden, deren Ausschaltung nicht nur möglich wäre, sondern auch im Rahmen der Lösung der Hospitalismusproblematik eine Notwendigkeit darstellt.

Als letztes darf noch ein Beispiel gezeigt werden, das die Bedeutung der Patientenhand als Infektionsweg zum Ausdruck bringt.

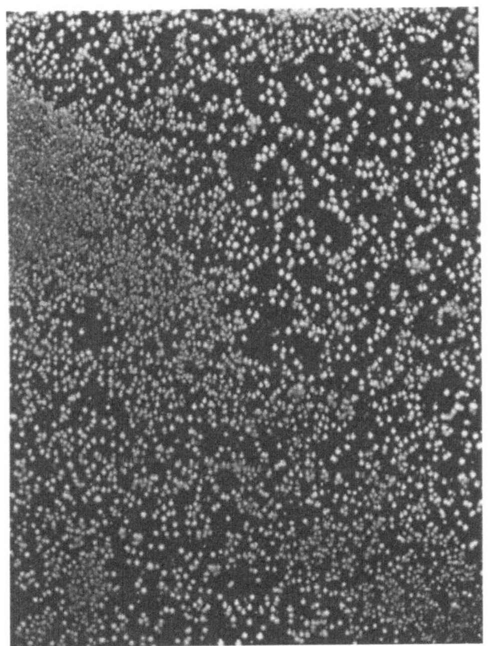

Abb. 8. Abklatsch von Oberschenkelinnenseite eines Patienten mit Blasendauerkatheter. Ca. 2.000 Klebsiella und 100 Ps. aeruginosa

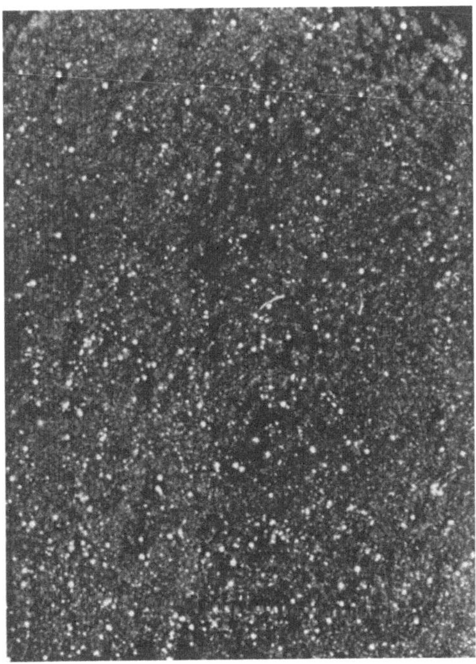

Abb. 9. Abklatsch von einem Patientenwaschlappen

Abb. 10 zeigt den Abklatsch einer Patientenhand, die eine massive Infektion aufzeigt, so daß eine zweimalige tägliche Desinfektion der Patientenhand, vor allen Dingen vor der Visite, angezeigt erscheint.

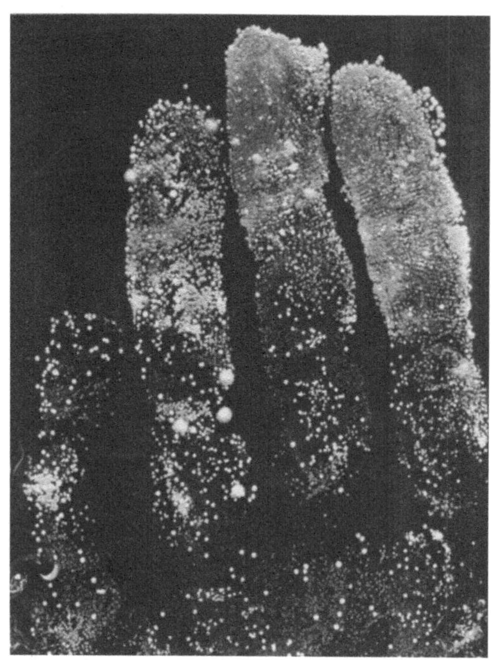

Abb. 10. Stark kontaminierte Patientenhand

Ich habe versucht, einen skizzenhaften Überblick zu verschaffen über die Infektionsquellen und Infektionswege, die für die Entstehung des Hospitalismus mit verantwortlich zu machen sind. Es wäre mir auch eine Freude und Genugtuung, wenn es gelungen sein sollte, mittels der in Abbildung gezeigten Originalergebnisse auch die Größenordnungen dieser hygienischen Problematik vermittelt zu haben.

Literatur

1. BOTZENHART, K., KÖCHLING, W.: Untersuchungen zum Durchtritt von Bakterien und bakteriellen Stoffwechselprodukten durch Hämodialysiermembranen. Arch. Hyg. Bakt. 154, 474 (1971).

2. GRÜN, L.: UV-Strahlen in Düsenkammern und Luftkanälen von Klimaanlagen in Krankenhäusern. Zbl. Bakt. Hyg. (I. Abt. Orig. B) 159, 50 (1974).

3. GRÜN, L.: Krankenhausplanung und Hospitalismus. Arch. klin. Chir. 337 (Kongreßbericht 1974).

4. JONES, D. M., TOBIN, B. M., HARLOW, G. R.: Bacteriological studies of the modified Kiil Dialyser. Brit. med. J. 3, 135 (1970).

5. KANZ, E.: Therapeutische Techniken und pflegerische Praktiken in der Sicht des Hygienikers. Prakt. Anästh. 9, 1 (1974).

6. MARYMONT, J. H., SMITH, J. P.: A program for the bacteriologic monitoring of indwelling urinary catheters. Amer. clin. Path. 52, 176 (1969).

7. THOFERN, E., BOTZENHART, K.: Hygienische Probleme der Hämodialyse. Zbl. Bakt. Hyg. (I. Abt. Ref.) 229, 314 (1972) (Sitzungsberichte).

Bauliche Voraussetzungen, Methoden und Technik von hygienischen Kontrollen

Von L. Grün

Die verschiedenen Maßnahmen zur Verhütung von Hospitalinfektionen sind einer Kette vergleichbar, deren schwächstes Glied die Stärke der Kette bestimmt. Unterstellen wir optimale chirurgische Fähigkeiten des Operateurs und seines Teams, so ist es der Grad der Asepsis, der das Infektionsrisiko für den Patienten bestimmt. Zu den bestimmenden Faktoren der Asepsis gehören außer der Kenntnis der Epidemiologie von Hospitalinfektionen, Disziplin des Personals, sachgemäßer Desinfektion und Sterilisation auch bauliche Voraussetzungen, auf die ich hier eingehen möchte.

Es ist allerdings nicht möglich, die baulichen Voraussetzungen für das gesamte Krankenhaus vom Eingang über Untersuchungs- und Behandlungsräume, Krankenstationen und Flure bis zu den Sterilbereichen der Operationsräume und Intensivpflegestation zu besprechen. Ich möchte mich auf die sogenannten "Sterilbereiche" beschränken, da sie am infektionsträchtigsten sind.

Die Anlage zentraler Operationsabteilungen kann zur Verbreitung des Hospitalismus beitragen, wenn diese aus krankenhaushygienischer Sicht in der baulichen Anlage nicht den epidemiologischen Erkenntnissen entsprechen.

Welche baulichen Anforderungen stellt der Hygieniker an einen Operationsraum? (Abb. 1)

Die Einleitung des Patienten sollte über eine Schleuse erfolgen, wo der Patient vom Bett auf eine Trage oder auf eine Operationstischplatte umgelagert wird.

Sinn dieser Maßnahme ist es einerseits, das Eindringen infektiöser Krankenhausluft in die Operationsabteilung auf ein Minimum zu reduzieren, andererseits zu vermeiden, daß der Patient mit seinem stark keimhaltigen Stationsbett in den "Sterilbereich" gebracht wird und dort beim Umlagern die Keime aus dem Bett aufgewirbelt werden. Von der Schleuse gelangt der Patient dann in den Vorbereitungsraum und schließlich in den Operationsraum.

Für das Operationspersonal ist getrennt nach Geschlechtern ein Umkleideraum vorzusehen. Die Trennung in "unrein" und "rein" besteht meist nur in Form einer Stolperschwelle oder einer Kennzeichnung auf dem Fußboden. Zwangsduschen haben sich nicht bewährt, da es durch die Aufweichung der Haut zu einer verstärkten Keimabgabe kommt. Die hygienische Bedeutung dieses Raumes bedarf unserer aller Aufmerksamkeit.

Ein echter Problemraum ist der Waschraum. Das zum Waschen benutzte Wasser entspricht zwar den Anforderungen eines Trinkwassers, d. h. es ist frei von Seuchenerregern im Sinne des BSG. Das Trinkwasser enthält jedoch Pseudomonaden und gelegentlich sogar Aerobakter/Klebsiellen. Die Keime reichern sich im Waschbecken an, und zwar hier bevorzugt an den Übergangsstellen von Keramik und Metall und im Überlauf. Bei Verwendung stark schäumender Waschmittel kommt es zur Ausspülung der Keime in das Waschbecken. Versuche einer chemischen oder thermischen Desinfektion dieser Sanitäranlage können nur zu einem temporären Erfolg führen, da jede Wasserbenutzung zur Reinfektion führt. Das Waschbecken führt nicht nur zu einer Infektion der Hände mit Pseudomonaden und Aerobakter, sondern infolge des Verspritzens des Wassers kommt es zur Kontamination des Fußbodens und über die Schuhe zur Verschleppung in die Operationsräume.

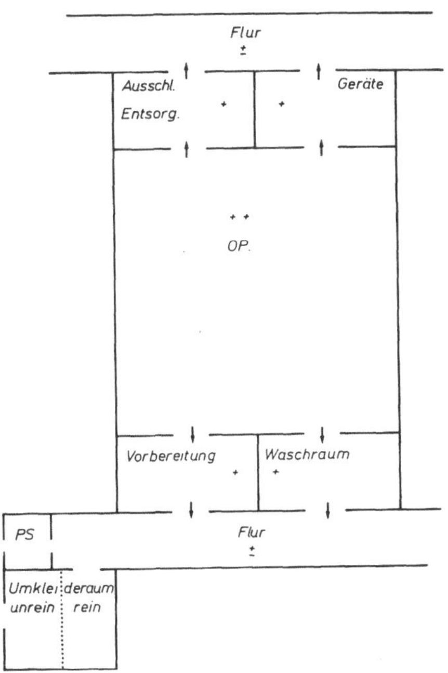

Abb. 1. OP = Operationsraum; PS = Patientenschleuse; Ausschl., Entsorg. = Patientenausschleusung - Entsorgung; ++, +, ± = Luftdruckgefälle

Eine Abhilfe kann nur dann erreicht werden, wenn die vegetativen Keime des Wassers durch Nachchlorierung oder Ozonierung abgetötet werden. Diese Maßnahme ist bei der Bauplanung vorzusehen.

Von der baulichen Seite bietet der Operationsraum eigentlich keine Besonderheiten. Die klimatechnischen Voraussetzungen sind in DIN 1946 Bl. 4 niedergelegt. Kurz zusammengefaßt besagt sie, daß die Luft über B_2-C-S-Filter von Staub und Bakterien weitestgehend befreit wird. Nach eigenen Erfahrungen enthält die Zuluft aus gut gewarteten Anlagen 1 - 4 Keime/m^3. Ein 20facher Luftwechsel sorgt für eine physikalische Ausdünnung der im Raum freigesetzten Keime. Der Operationsraum sollte unter Überdruck stehen, so daß die Luft aus den weniger reinen Räumen, wie Vorbereitung, Waschraum, Flur, nicht in die Operationsraumzone eindringen kann. Bei dem Punkt "Eindringen von Fremdluft" setzen jedoch die Schwierigkeiten ein. Der Aufbau eines Luftüberdruckes im Operationsraum setzt voraus, daß die Türen sich automatisch schließen bzw. öffnen, z. B. durch Lichtschranken, und sich gegenseitig verriegeln, so daß eine Luftverbindung Flur - Vorraum - Operationsraum nicht möglich ist. Liegt der Operationsraum an einer Fensterfront, so ist die Luftbalance ebenfalls nicht zu gewährleisten. Es gibt kein luftdicht schließendes Fenster. Liegt der Operationsraum auf der Leeseite, so strömt die Luft nach außen, der Überdruck bricht zusammen, und es kann zum Einströmen der Luft aus Vorräumen und Flur kommen. Drückt der Wind auf die Fenster des Operationsraumes, so kommt es zum Eindringen ungefilterter Außenluft. Noch schwerwiegender wird die Situation, wenn an den Fenstern Lüftungsklappen vorhanden sind. Sie wurden z. B. gelegentlich von der Aufsichtsbehörde mit der Motivierung verlangt, daß die Klimaanlagen einmal ausfallen und dann Sauerstoffmangel auftreten könne. Ich möchte mir eine Stellungnahme zu diesem Argument ersparen.

Eine Operationsraumeinheit kann nur innenliegend sein mit Trennung von prä- und postoperativen Wegen. Nur so ist eine sinnvolle Klimatisierung zu gewährleisten.

Aus angeblichen Gründen der Arbeits- und Übersichtserleichterung wird das Prinzip der abgeschotteten Operationsraumeinheit gerne von Ärzten und Architekten durchbrochen.

Ich möchte dies am Beispiel des sogenannten Anästhesiekreuzes darstellen (Abb. 2).

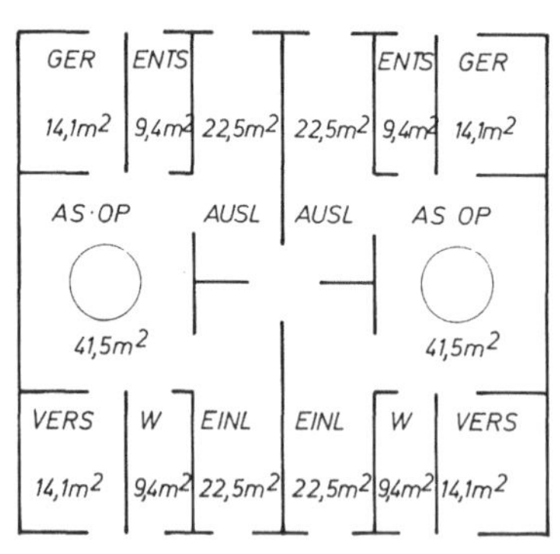

Abb. 2. AS.OP = Aseptischer Operationsraum; W = Waschraum; VERS. = Versorgung; EINL = Patienteneinleitung; ENTS = Entsorgung; GER = Geräte

Das Kreuz lädt geradezu zur unkontrollierbaren Wegeführung ein. Wenn man einmal die möglichen Wege zum Verlassen eines Operationsraumes oder zum Wechseln von einem Operationsraum zum anderen einzeichnet, entstehen verwirrende Zeichnungen. Theoretisch könnte man natürlich sagen, daß dies lediglich eine Frage der Disziplin der Operationsmannschaft sei. Praktisch müssen jedoch die menschlichen Schwächen und die Schwierigkeiten der Disziplinierung in Rechnung gestellt werden. Dieses Kreuz fördert den Einsatz sogenannter "Springer" oder "Läufer" und ist eine Einladung für den Anästhesisten zum Pendeln. Da mit der Aktivität des Personals die Keimabgabe steigt, ist die Keimarmut der Raumluft nicht zu gewährleisten. Die negativen Auswirkungen eines "Springers" lassen sich an der Erhöhung des Keimpegels messen. Es kommt sofort zu einem Peak.

Wie schon erwähnt, liegt der Luftführung im Operationsbereich das Prinzip zugrunde, daß die Luft vom "reinen" Operationsraum über die weniger reinen Bezirke der Vorräume zum Flur abfließen soll. Diese von allen Krankenhaushygienikern geforderte Luftführung ist bei dieser baulichen Konzeption nicht gewährleistet. Bei der Fülle der Türanordnungen, von denen erfahrungsgemäß immer eine undicht oder geöffnet ist, wird dem Eindringen von Fremdluft Vorschub geleistet.

Dieses Anästhesiekreuz finden Sie in verschiedenen Variationen wieder. So ist z. B. die innenliegende Zone als Geräteraum ausgewiesen. Die hygienischen Probleme bleiben jedoch stets die gleichen.

Zum Abschluß meiner Betrachtungen über bauliche Probleme des Operationsbereiches lassen Sie mich die Frage aufwerfen, die ich selbst nicht eindeutig zu beantworten weiß: Wie viele Operationsräume können wir in einem Operationstrakt zusammenfassen? Bei Neubauplänen schwankt meines Wissens die Zahl zwischen zwei bis über 40 Operationsräume plus Nebenräume. Die bauliche Zusammenfassung aller Operationsräume wird mit dem Argument der Rationalisierung begründet. Kontaktieren in den Umkleideräumen aber nicht immer mehr Menschen und erhöht sich nicht auch der Betrieb z. B. in den Fluren? Denken Sie dabei an die häufig geöffneten Türen, die jede Luftschranke zusammenbrechen lassen.

Die gleichen hygienischen Forderungen wie an die Operationsräume müssen an die Intensivpflegestation gestellt werden. Zumindest sollten die Patientenräume innenliegend sein, wobei der zum Fenster gelegene Flur zum Besucherflur werden sollte. Besucher gehören ebenso wenig in die Intensivpflegeeinheit wie Studenten. Einzige Ausnahmen sollten Notar und Pfarrer sein, die wie das Personal eingeschleust werden müssen.

Der Schleusenbereich besteht innerhalb der Raumgruppe "Intensivpflege" aus einer Personalschleuse, die bei der Pflegeintensität dieser Einheit ausreichend groß geplant sein muß, ferner einer Patienten- und einer Güterschleuse. Die Personalschleuse muß wie bei den Operationsraumeinheiten aus einer "reinen" und einer "unreinen" Seite bestehen und sollte als Zwangsführung baulich ausgelegt sein. Innerhalb der Güterschleuse werden die angelieferten Güter - gegebenenfalls unter Entfernung einer äußeren Verpackung - auf stationsinterne Wagen umgeladen. Die Patientenschleuse entspricht baulich und betrieblich der Schleuse im Operationsbereich.

In der Auslegung der Krankenzimmer sind die Ansichten der Hygieniker und Kliniker nicht immer übereinstimmend. Von der pflegerischen Seite sind Zwei- und Mehrbetträume günstiger, aus hygienischer Sicht kontraindiziert. Wer von uns kann den Zeitpunkt exakt bestimmen, wann ein Patient infektiös ist und die Luft mit Staphylokokken, Pseudomonaden oder Aerobakter/Klebsiellen verseucht und damit seinen Mitpatienten gefährdet. Trotz der pflegerischen Erschwernis plädiere ich deshalb für das Einzelzimmer.

Die Größe eines Patientenzimmers sollte mindestens 20 m^2 NF und für Räume, in denen Hämodialyse vorgenommen werden muß, mindestens 25 m^2 NF betragen.

Lassen Sie mich noch einige selbstverständliche Gemeinsamkeiten der Intensivpflege- und Operationseinheiten erwähnen:
Senken (Gully) gehören weder in den Operationsraum noch in das Krankenzimmer der Intensivpflege. Förderanlagen, wie Material- und Personalaufzüge bzw. AWT-Anlagen, gehören nicht in diese Bereiche, da sie nach dem Prinzip der Kölner Lüftung bzw. der Kolbenwirkung mikrobiell stark verschmutzte Luft in diese Bereiche führen. Sozialräume sollten ebenso selbstverständlich sein wie ein besonderer Raum für die Desinfektion von Narkose- und Beatmungsgeräten bzw. Schieber und Enten. Die notwendigen Geräteräume dürfen nicht zu Abstellräumen degradiert werden. Zur Vermeidung einer Verstaubung sollte hier nicht nur die Abluftrate hoch sein, sondern es dürfen auch keine glatten durchgehenden Ablageflächen geschaffen werden, auf denen der Staub sedimentieren kann und wieder aufgewirbelt wird. Hier sind grobmaschige Roste vorzuziehen.

Eine den derzeitigen Erkenntnissen der Krankenhaushygiene optimale Gestaltung der Operations- und Intensivpflegebereiche ist nur dann zu realisieren, wenn sofort bei der Planung eines Krankenhauses ein erfahrener Krankenhaushygieniker eingeschaltet wird.

Was machen wir aber bei den bestehenden Häusern? Hier kann ich nur lakonisch sagen: die Kunst des Möglichen unter der Güterabwägung: Gefährdung des Patienten und Sanierungsmöglichkeit der bestehenden Abteilung. Diese Frage kann nur unter Berücksichtigung des zu erwartenden Krankengutes nach einer sorgfältigen Ortsbesichtigung in einem Gespräch zwischen Ärzten, Technikern, Architekten, Verwaltung und dem Krankenhaushygieniker beantwortet werden. Die Kunst des Möglichen hat allerdings dort ihre Grenzen, wo hygienisch untragbare Verhältnisse nicht zu sanieren sind. Das sollte dann auch mit Hinblick auf die medizinischen und juristischen Folgen klar fixiert werden.

Entsprechend meiner Thematik soll ich noch über Methoden und Technik der hygienischen Kontrollen sprechen. Ich kann mich hier kurz fassen, da ich unterstelle, daß niemand an Art der bakteriologischen Nährböden, Bebrütungsdauer und Temperatur besonders interessiert ist. Aufgrund meiner Erfahrungen möchte ich vor der "do it yourself-Methode" ebenso warnen wie vor dem reinen Mikrobiologen. Es ist nicht damit getan, die gezüchteten Kolonien zu differenzieren und zu notieren. Wiederholt wurde ich von Kollegen oder der Verwaltung alarmiert, weil bei Untersuchungen, z. T. durch die Industrie, Staphylokokken oder Pseudomonaden gefunden wurden, ohne daß diese Befunde von Bedeutung waren. Es ist nicht schwierig, solche Keimarten im Krankenhaus zu finden.

Untersuchungen im Rahmen der Bekämpfung von Hospitalinfektionen gehören in die Hand des erfahrenen Hygienikers, der selbstverständlich auch Mikrobiologe sein muß. Nur aus der genauen Kenntnis der örtlichen Situation, den epidemiologischen und sonstigen spezifischen Eigenheiten der Klinik bzw. Abteilung können die notwendigen Proben entnommen und die bakteriologischen Befunde richtig interpretiert und sinnvolle Maßnahmen getroffen werden.

Krankenhaushygiene ist zeit- und personalaufwendig und teuer, aber nicht so teuer wie ein einziges Menschenleben.

Zusammenfassung der Diskussion zum Thema: „Probleme des Hospitalismus"

FRAGE:
Ist das Problem des modernen Hospitalismus überall gleich gelagert, oder gibt es örtliche oder fachspezifische Unterschiede?

ANTWORT:
Das Problem des modernen Hospitalismus ist weltweit. Nach dem Staphylokokken-Hospitalismus in den 60er Jahren stehen nun durch gramnegative Erreger hervorgerufene Krankenhausinfektionen ganz im Vordergrund. Es gibt fachspezifische Eigenheiten, wie z. B. Coli-Dyspepsie in der Pädiatrie, die Harnwegsinfektionen in der Urologie oder den apparativen Hospitalismus auf Intensivtherapieeinheiten.

FRAGE:
Welche Faktoren sind für den Wandel des Hospitalismus verantwortlich?

ANTWORT:
Drei wesentliche Gründe sind für die hohe Rate gramnegativer Krankenhausinfektionen zu nennen.

1. Das Patientengut. Fortschritte in der Intensivmedizin ermöglichen heute das Überleben von Patienten nach schweren Operationen und Traumen, die früher gestorben wären. Diese Patienten sind wegen der darniederliegenden körpereigenen Abwehr sehr infektionsgefährdet und sind als Intensivpatienten, insbesondere während einer künstlichen Beatmung, nahezu ideale Nährmedien für Keime aller Art.

2. Hygienische Mängel. Auf Wach- und Intensivstationen, in Spezialbereichen, wie Hämodialyseeinheiten und Beatmungsstationen, herrschen oft völlig unzureichende hygienische Verhältnisse. Oft sind diese Einheiten in Altbauten ohne die baulichen Mindestvoraussetzungen eingerichtet. Ärztliches und pflegerisches Personal verstößt aus Unkenntnis laufend gegen die primitivsten hygienischen Regeln. Die angewandten diagnostischen und therapeutischen Methoden der Intensivmedizin sind oft invasiv, sie durchbrechen die natürlichen anatomischen Barrieren der Patienten und geben Keimen direkten Zugang zu Körperhöhlen und zum Kreislaufsystem.

3. Antibiotika. Die freizügige, oft prophylaktische Anwendung von Antibiotika entspringt einem falschen Sicherheitsbedürfnis und führt, insbesondere auf Wach- und Intensivstationen, zu Unterhaltung eines Reservoirs resistenter, vorwiegend gramnegativer Keime.

FRAGE:
Welche grundsätzlichen hygienischen Forderungen sind an das aseptische Verhalten des Personals im OP-Bereich zu stellen?

ANTWORT:
Die Prinzipien aseptischen Verhaltens im OP-Bereich sind seit langem bekannt. Verstöße gegen diese Prinzipien sind am häufigsten bei Personen, die nicht direkt bei den Operationen eingesetzt sind. Auch von diesen Personen - Anästhesiepersonal, OP-Pfleger, "Springer" und Zuschauer - ist das strikte Einhalten aseptischer Verhaltensmaßregeln, wie Tragen der speziellen OP-Kleidung, Mundschutz und eines das gesamte Haar verdeckenden Kopfschutzes zu fordern. Eine häufige Händedesinfektion ist obligatorisch.

FRAGE:
Welche grundsätzlichen hygienischen Prinzipien sind auf Intensivstationen zu beachten?

ANTWORT:
Die Bedeutung hygienischer Prinzipien auf Intensivstationen wird häufig völlig verkannt. Die hygienischen Verhältnisse in vielen Intensivtherapieeinheiten ähneln der Situation in den OP-Sälen vor Einführung der Asepsis und Antisepsis vor über hundert Jahren.

Auf Intensivstationen haben die gleichen hygienischen Prinzipien Gültigkeit wie in OP-Bereichen. "Offene" Intensiveinheiten, in denen mehrere Patienten in einem Raum untergebracht werden, sind wegen der nicht zu unterbindenden Keimverschleppung abzulehnen. Voraussetzung, die Keimverbreitungswege zu unterbrechen, ist die Behandlung von Intensivtherapiepatienten, insbesondere von Beatmungspatienten, in Einzelzimmern. In Mehrbetträumen beträgt der Raumbedarf pro Bett mindestens 20 m^2, ein Mindestabstand von 3 m zwischen den Betten ist zu fordern.

FRAGE:
Was sind die wichtigsten Infektionsquellen auf Intensivstationen?

ANTWORT:
Wichtigste Infektionsquelle sind die abwehrgeschwächten Patienten selbst, insbesondere Patienten mit infizierten Wunden, intubierte oder tracheotomierte Patienten mit bronchopulmonalen Infektionen und infizierte Verbrennungspatienten.

Viele gramnegative Keime, insbesondere Klebsiellen- und Pseudomonasstämme gedeihen gut im feuchten Milieu (sogenannte Pfützen- oder Naßkeime). Beatmungsgeräte, Anfeuchter, Kaltvernebler, Absaugbehälter usw. stellen daher oft regelrechte Keimreservoire dar.

FRAGE:
Welche wesentlichen Keimverbreitungswege auf Intensivstationen sind zu nennen?

ANTWORT:
Wichtigster Keimverbreitungsweg ist die Übertragung von Erregern von einem Patienten zum anderen durch die Hände und Kleidung des Personals. An zweiter Stelle steht der sogenannte apparative Hospitalismus, d. h. die Keimverbreitung durch Beatmungsgeräte, Vernebler usw.. Aerogene Infektionen, d. h. Übertragung von Keimen auf dem Luftweg, spielen nur eine untergeordnete Rolle, sofern die Räume nicht überbelegt und der oben geforderte Mindestraumbedarf und Mindestabstand vorhanden sind.

FRAGE:
Durch welche Maßnahmen können die Keimverbreitungswege unterbrochen werden?

ANTWORT:
Wichtigste Maßnahme zur Unterbrechung der Keimverbreitung von Patient zu Patient ist die Isolation in Einzelzimmern. Die Zimmer werden nur betreten nach Wechsel der Schuhe und Anlegen einer Schutzkleidung. Das Tragen von Mundschutz und Haarbedeckung für das Personal ist obligatorisch. Ganz wesentlich ist eine häufige Händedesinfektion.

Anfeuchter, Vernebler, Schlauchsysteme von Beatmungsgeräten und Infusionssysteme werden täglich gewechselt. Beatmungsgeräte sollen spätestens nach einer Woche regelmäßig sterilisiert werden. Die Fußbodendesinfektion wird zweimal täglich vorgenommen, auch an Wochenenden und Feiertagen. Vor jeder neuen Belegung muß eine gründliche Scheuerdesinfektion der Räume stattfinden. Eine Desinfektion der Räume durch Vergasen von Formalin ist nicht ausreichend und kann die Scheuerdesinfektion in keinem Fall ersetzen.

FRAGE:
Wie soll die laufende Desinfektion im OP und in Intensivpflegebereichen durchgeführt werden?

ANTWORT:
Die laufende Desinfektion von Flächen wird mit Desinfektionsmitteln auf Aldehyd- und Alkoholbasis durchgeführt. Dabei ist immer die in den Beschreibungen der Präparate angegebene "Staphylokokken-Konzentration" anzuwenden. Die Wahl der richtigen Konzentration ist laufend zu überprüfen und darf nicht der mit der Desinfektion beauftragten Putzfrau überlassen sein. Die "Staphylokokken-Konzentration" ist die Desinfektionsmittelkonzentration, die nach den Richtlinien für die Prüfung chemischer Desinfektionsmittel von der Deutschen Gesellschaft für Hygiene und Mikrobiologie für die Flächendesinfektion vorgesehen ist.

Bei der Verwendung von Desinfektionsmittelsprays ist darauf zu achten, daß die zu desinfizierenden Flächen mit dem Desinfektionsmittel ausreichend befeuchtet werden.

FRAGE:
Wie und in welchem Abstand sollen Beatmungsgeräte desinfiziert und sterilisiert werden?

ANTWORT:
Die derzeit einzige praktikable Möglichkeit zur Desinfektion von Respiratoren und Narkoseapparaten ist der Aseptor (Firma Dräger). Wichtig ist bei der Benutzung die Einhaltung der vorgeschriebenen Entlüftungszeit, damit eine Schädigung der Patienten durch zurückgebliebene Formalin- oder Ammoniakreste ausgeschlossen wird.

Schlauchsysteme von Beatmungsgeräten sollen täglich gewechselt und sterilisiert werden, die Respiratoren selbst müssen nach jedem Patienten, spätestens jedoch nach einer Woche desinfiziert werden.

FRAGE:
Wie soll die Desinfektion und Sterilisation von Kunststoffmaterialien durchgeführt werden?

ANTWORT:
Es sollen nach Möglichkeit Einmalartikel verwandt werden. Eine Desinfektion von Gummi- und Kunststoffgegenständen wird nach gründlicher mechanischer Reinigung mit aldehydhaltigen Desinfektionsmitteln durchgeführt. Bei der Gassterilisation mit Äthylenoxyd ist wegen der toxischen Wirkung des Gases eine Entlüftungs- und Lagerungszeit von sieben Tagen vor Wiederverwendung einzuhalten. Kunststoffe, die primär mit Gammastrahlen sterilisiert wurden, dürfen später nicht mit Äthylenoxyd behandelt werden, da sich toxische Verbindungen bilden können.

FRAGE:
Wie ist die laufende Händedesinfektion beim Personal auf Intensivstationen durchzuführen?

ANTWORT:
Der häufige Gebrauch von Einmalhandschuhen, und zwar sowohl zum Schutz

des Patienten, z. B. beim Verbinden von nicht infizierten Wunden oder beim Absaugen der Trachea, als auch zum Schutz des Personals bei Arbeiten in mit Keimen kontaminierten Bereichen, wie z. B. beim Verbinden infizierter Wunden, beim Waschen des Patienten usw., sollte selbstverständlich sein. Das Tragen dieser Einmalhandschuhe entbindet selbstverständlich nicht von der häufig durchzuführenden Händedesinfektion. Es kommen dafür in erster Linie schnell wirkende alkoholische Desinfektionsmittel in Frage. Ein vorausgehender Gebrauch von Seife soll vermieden werden, da der unterschiedliche pH-Wert der alkalischen Seife und der sauren Desinfektionsmittel leicht zu Hautschäden führen kann, die dann häufig als "Allergie" dem Desinfektionsmittel zur Last gelegt werden. Seife sollte aus dem gesamten Intensivpflegebereich verbannt werden, da sie häufig genug ein Nährmedium für bestimmte pathogene Erreger darstellt. Wird Seife zu Reinigungszwecken benötigt, so sind Flüssigseifen mit neutralem pH zu verwenden.

Mikrobiologische Eigenschaften und Beurteilungsgrundlagen antibakteriell wirksamer Antibiotika und Chemotherapeutika

Von M. Plempel und H. Otten

A. Einleitung

Die Hintergründe der modernen Chemotherapie mikrobieller Infektionen sind vielschichtig und reichen von der Chemie, Biochemie und Molekularbiologie der antibakteriellen Wirkstoffe über die Mikrobiologie, Pharmakokinetik, Pharmakologie und Toxikologie bis zur praktischen Chemotherapie am Krankenbett. Die praktische Chemotherapie muß, wenn sie optimal sein soll, eine Synopsis aller Einzelaspekte darstellen.

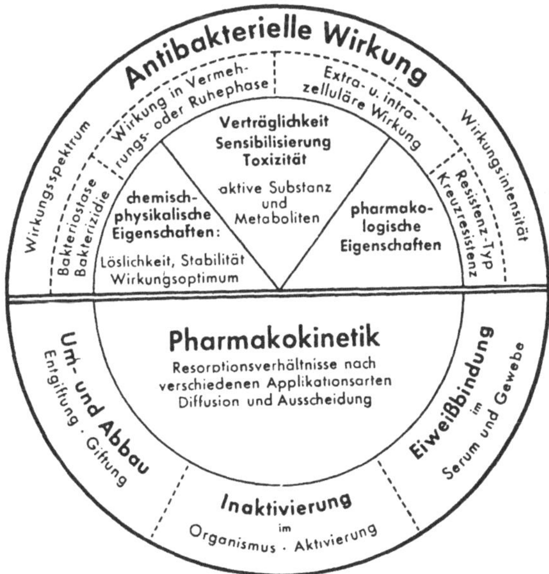

Abb. 1. Beurteilungsgrundlagen antibakterieller Wirkstoffe

Einseitige Betrachtungsweisen und eine Überbewertung einzelner Aspekte können zu Fehlbeurteilungen und therapeutischen Fehlentscheidungen führen.

In den folgenden Abschnitten
B. Wirkungstypen
C. Wirkungsmechanismen
D. Wirkungsspektren
E. Resistenzprobleme
F. Möglichkeiten und Gefahren einer Kombinationstherapie
werden praktisch wichtige molekularbiologische und mikrobiologische Grundlagen der Antibiotikawirkung dargestellt.

B. Wirkungstypen

In der antibakteriellen Wirkung der Chemotherapeutika lassen sich in Experiment und Therapie verschiedene Wirkungstypen unterscheiden, die als
Bakteriostase und
Bakterizidie
bezeichnet werden. Die meisten Wirkstoffe zeigen einen bakteriostatischen Wirkungstyp, der durch eine Hemmung der Keimvermehrung gekennzeichnet ist. Eine lang anhaltende bakteriostatische Wirkung führt bei empfindlichen Keimen zu einer sekundären Keimabtötung, die jedoch weniger präparatbedingt als vielmehr von natürlichen biologischen Prozessen abhängig ist. Ebenso können primär bakteriostatisch wirksame Präparate mit einem Vielfachen ihrer minimalen Hemmkonzentration bakterizide Effekte liefern. Weitere Versuchsdeterminanten sind Keimart und Keimzahl sowie das Nährmedium.

Entscheidend für die Bezeichnung des Wirkungstyps ist die Wirkung, die bei Konzentrationen, die im Organismus erreichbar sind, nach einer definierbaren Einwirkungszeit erwartet werden kann.

Unter diesen Voraussetzungen kann der bakterizide Wirkungstyp definiert werden als irreversible Keimschädigung, die mit der minimalen Hemmkonzentration oder einem kleinen Mehrfachen davon innerhalb 2 - 3 (- 6) h (entsprechend ~6 - 10 Generationen der Keime) erreicht werden kann.

Bakterizid wirkende Präparate reduzieren in dieser Einwirkungszeit das Keiminokulum um mehr als 99,9 % oder - schärfer - bis zur Subkulturunfähigkeit.

Der bakterizide Wirkungstyp ist unterteilbar in den
absolut bakteriziden und einen
degenerativ-bakteriziden Typ.

Absolut bakterizide Präparate, z. B. Polymyxin/Colistin, wirken auch auf nicht proliferierende Keime im Ruhestadium abtötend, während degenerativ-bakterizide Präparate nur proliferierende Keime mit aktivem Stoffwechsel abtöten können. Degenerativ-bakterizid sind demnach z. B. die Penicilline und Cephalosporine.

In der Abb. 2 sind Bakterizidie und Bakteriostase im in vitro-Experiment mit verschiedenen Wirkstoffen schematisch und vereinfacht dargestellt.

Die unterschiedlichen Wirkungstypen der Chemotherapeutika haben praktisch-therapeutische Bedeutung:

1. Bei schweren und ungünstig lokalisierten Infektionen - Endokarditis, Endoplastitis, Sepsis, Osteomyelitis, Meningitis - sind bakterizid wirkende Präparate sicherer und effektiver, ebenso bei Infektionen, bei denen ein "sterilisierender" Effekt infolge Ausfalls oder Abriegelung der körpereigenen Abwehrkräfte für den Therapieeffekt entscheidend ist.

2. Bakterizid wirkende Präparate verhindern Rückfälle und Keimträgertum zuverlässiger als nur bakteriostatisch wirksame Substanzen.

3. Eine Therapie mit bakteriostatisch wirksamen Substanzen erfordert die Aufrechterhaltung eines wirksamen Dauerspiegels in Blut und

Gewebe. Bei bakteriziden Präparaten sind oft intermittierende Gaben, deren Intervalle allerdings die Erholungszeit der Keime nicht überschreiten sollten, ausreichend.

4. Bei einer Therapie mit Bakteriostatika spielen körpereigene Abwehrmechanismen zur Elimination der Infektionserreger eine entscheidende Rolle. Bei bakteriziden Substanzen sind solche Mechanismen im wesentlichen nur zur Elimination der Persister erforderlich.

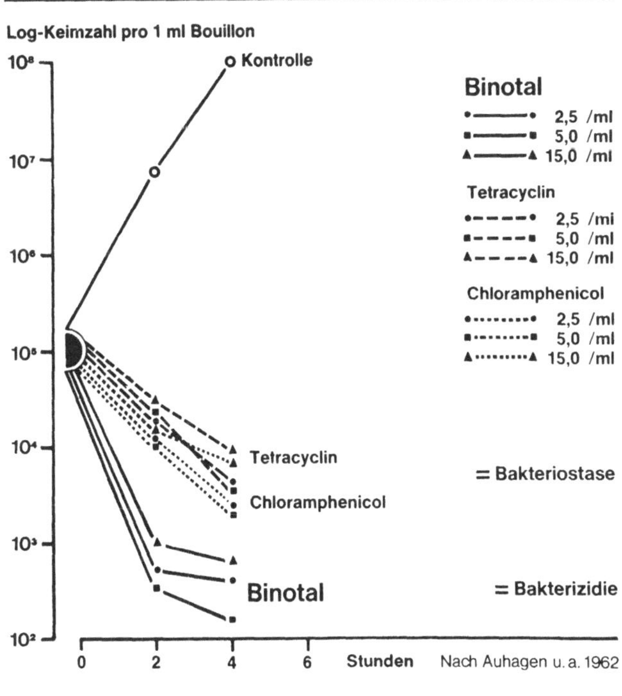

Abb. 2

In vitro können auch unter Chemotherapeutika-Einfluß einige Keime trotz unveränderter Empfindlichkeit unbeeinflußt überleben. Die durchschnittliche Zahl solcher Persister in einer Bakterienpopulation beträgt $1:10^6$ - 10^8. Das gleiche Persistenzphänomen tritt auch in vivo auf und führt zum Überleben einzelner Keime trotz optimaler bakterizider Wirkstoffkonzentrationen am Infektionsort. Diese persistierenden Keime sind oft Ursache von Rückfällen oder Keimträgertum nach Therapieende. Das Persistenzphänomen kann auf lokale und physiologische Ursachen zurückgeführt werden:

a) pH-Verhältnisse am Infektionsort,
b) Vaskularisierung des Infektionsherdes,
c) Abszeßbildung,
d) Erschöpfung des Nährsubstrates,
e) Wachstumshemmung durch Bakteriostatika in Kombination mit degene-

rativ-bakterizid wirkenden Präparaten, wodurch letzteren ihre Wirkungsmöglichkeit entzogen wird.

Persister werden häufiger gefunden bei der Tuberkulose, Lepra, Brucellose, beim Typhus, bei Rickettsiosen und bei Staphylokokken- und Streptokokkeninfektionen. Die Persistenz muß grundsätzlich von Resistenzentwicklungen unter der Therapie unterschieden werden.

C. Wirkungsmechanismen

In engem Zusammenhang mit den Wirkungstypen stehen die antibakteriellen Wirkungsmechanismen der Chemotherapeutika. In der Tabelle 1 sind die Wirkungsorte der wichtigsten Wirkstoffe an Bakterienzellen zusammengestellt.

Tabelle 1. Wirkungsorte der wichtigsten Antibiotika an Bakterienzellen

Zellwand	Zytoplasmamembran	Proteinsynthese	Nukleinsäure- (DNS- und RNS-) Synthese
Penicilline (alle, auch die Breitspektrum-Penicilline, Ampicillin und Carbenicillin) Cephalosporine Cycloserin Bacitracin Vancomycin Ristocetin	Polymyxin Colistin Polyen-Antibiotika: Amphotericin B Nystatin Pimaricin u. a.	Chloramphenicol Aminoglykosid-Antibiotika: Streptomycin Gentamycin Kanamycin u. a. Tetracycline Makrolid-Antibiotika: Erythromycin Oleandomycin Spiramycin u. a. Lincomycin Fusidinsäure Griseofulvin	Novobiocin Ansamycine Rifamycine Rifampicin Actinomycin u. a. Zytostatische Streptomyces-Antibiotika

Die genauen Angriffspunkte im Stoffwechsel der Mikroorganismen sind bisher nur bei wenigen Präparaten und nur zum Teil aufgeklärt.

1. Wirkungsmechanismus der Sulfonamide und Trimethoprim

Antibakteriell wirksame Sulfonamide enthalten im Molekül Sulfanilamid, das eine weitgehende strukturelle Ähnlichkeit zur p-Aminobenzoesäure (pABS) zeigt, einer Substanz, die bei zahlreichen grampositiven und gramnegativen Bakterienspezies als Baustein zur Folsäuresynthese dient. Folsäure katalysiert, als Tetrahydrofolsäure, die Biosynthese von Koenzymen, Purin- und Pyrimidinbasen, von denen die beiden letzteren als Bausteine von RNS und DNS die Proteinsynthese steuern. Gibt man solchen Keimen Sulfonamide, so wird der Aufbau von Folsäure aus pABS, Glutaminsäure und Pteridin dadurch gehemmt, daß Sulfanilamid mit dem Enzym Folsäuresynthetase kompetitiv zur pABS interferiert. Im Endeffekt kommt es zur Blockierung der Proteinsynthese (Abb. 3).

Wirkungsmechanismus
von Sulfonamiden und Trimethoprim

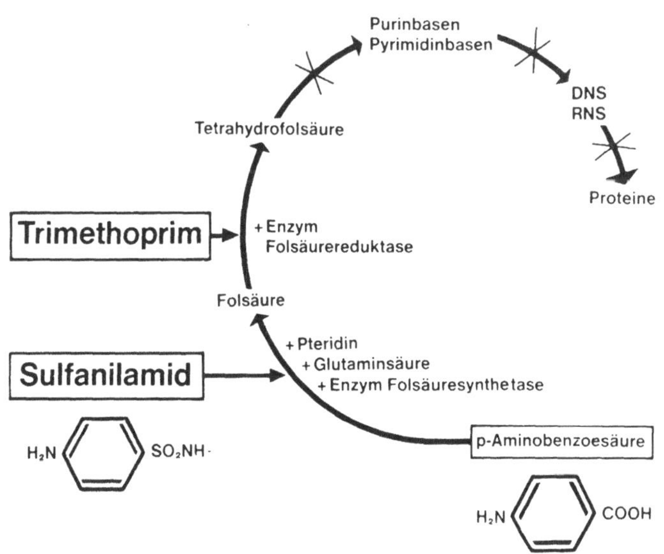

Abb. 3

Nach diesem Wirkungsschema können Bakterien in drei Gruppen eingeteilt werden, die sich in ihrer Empfindlichkeit gegenüber Sulfonamiden unterscheiden:

1. Keime, die pABS nicht selbst synthetisieren können und sie aus dem Substrat aufnehmen müssen. Diese Keime (Diplokokken, Streptokokken mit Ausnahme der Enterokokken) sind hochgradig sulfonamidempfindlich.

2. Keime, die pABS selbst synthetisieren, es aber auch aus dem Substrat aufnehmen können. Diese Keimgruppe ist mäßig sulfonamidempfindlich (Staphylokokken, einige Enterobakterien).

3. Keime, die pABS nicht verwerten können, sondern auf die Zufuhr von Folsäure angewiesen sind. Diese Mikroorganismen sind primär sulfonamidresistent (Enterokokken, Pseudomonas).

Der Sulfonamidwirkungsmechanismus - kompetitiver Antagonismus zur pABS durch Interferenz mit dem Enzym Folsäuresynthetase - erklärt:

1. die primär bakteriostatische Wirksamkeit der Sulfonamide: Es werden nur de novo-Synthesen betroffen, also Reaktionen, die der Keimvermehrung dienen;
2. die auf proliferierende Keime beschränkte Wirkung der Sulfonamide: Antagonismen des kompetitiven Typs führen bei solchen Keimen mit reduzierter Stoffwechsel- und Teilungsgeschwindigkeit nur sehr langsam zu meßbaren Effekten;
3. die 3- bis 5stündige lag-Phase bis zum Wirkungseintritt nach Sulfonamidgabe: Die Keime können zunächst die im Zytoplasma gespeicherte Folsäure verbrauchen. Erst dann wird die Antimetabolitenwirkung der Sulfonamide effektiv.

Durch Zugabe von pABS, Purinen und Pyrimidinen sowie Folsäure zum Substrat kann die Sulfonamidwirkung auf empfindliche Keime in vitro stark abgeschwächt bzw. aufgehoben werden. In den Folsäurestoffwechsel des Menschen können Sulfonamide nicht eingreifen, da der Mensch pABS nicht verwerten kann, sondern auf die Zufuhr von Folsäure angewiesen ist.

Im engen Zusammenhang mit den Sulfonamiden betrachtet und beurteilt werden muß Trimethoprim, ein Diaminopyrimidin-Derivat, das als Kombinationspräparat mit Sulfonamiden zur antibakteriellen Therapie verfügbar ist (Bactrim^{R}, Septrin^{R}): Von Diaminopyrimidinen ist seit ca. 20 Jahren bekannt, daß sie bei Malariaplasmodien und Toxoplasmen den Folatstoffwechsel hemmen. Eines der bekannten Präparate aus dieser Reihe ist Pyrimethamin = Daraprim^{R}.

Die antibakterielle Aktivität des Trimethoprim (TMP) ist nach Untersuchungen von HITCHINGS et al. darauf zurückzuführen, daß TMP die Reduktion der Folsäure zu Tetrahydrofolsäure durch kompetitive Interferenz am Enzym Folsäurereduktase hemmt. TMP greift also einen Syntheseschritt später in das gleiche Reaktionssystem ein wie die Sulfonamide (vergl. Abb. 3). Nach diesem Wirkungsmechanismus können von TMP antibakterielle Eigenschaften erwartet werden, wie sie bei Sulfonamiden bekannt sind:

a) primär bakteriostatischer Wirkungstyp,
b) Wirkungsbegrenzung auf proliferierende Keime,
c) Wirkungseintritt nach einer lag-Phase von mehreren Stunden.

Zu erwarten ist auch ein breiteres Wirkungsspektrum als bei Sulfonamiden, da auch die Keime in das Wirkungsspektrum des TMP einbezogen sind, die, statt pABS aufzunehmen, auf die Zufuhr von Folsäure angewiesen sind - die sulfonamidtoleranten Keime, z. B. Enterokokken. Die antibakterielle Wirkung von TMP in vitro wird antagonisiert von Purinen und Pyrimidinen sowie - besonders - von Tetrahydrofolaten. TMP kann auch, besonders bei langfristiger Anwendung, in den menschlichen Folatstoffwechsel eingreifen.

Kombiniert man Sulfonamide mit Trimethoprim, so tritt bei den Keimen, die eine hohe oder mäßige Sulfonamidempfindlichkeit zeigen, ein Synergismus im Sinne einer Potenzierung des antibakteriellen Sulfonamideffektes deshalb ein, weil das gleiche Synthesesystem an zwei verschiedenen Stellen blockiert wird. Dieser Synergismus kann - in Abhängigkeit von der Zeit der Einwirkung und der Wirkstoffkonzentration - bis zur partiellen Bakterizidie führen. Bei sulfonamidresistenten oder -toleranten Keimen ist ein solcher Synergismus nicht zu erwarten, da bei diesen Keimen nur der Trimethoprimanteil der Kombination zur Wirkung kommt.

2. Wirkungsmechanismus der ß-Laktamringantibiotika

(Handelsnamen Tabellen 2 und 3)

Tabelle 2. Halbsynthetische Penicilline

Oral-Penicilline		Handelspräparate BRD z. B.	
1960 Phenethicillin	Pen 200[R]		
1961 Propicillin	Baycillin[R]	Oricillin[R]	Pluscillin[R]
1972 Azidocillin[R]	Nalpen[R]	Syncillin[R]	
Penicillinasefeste Penicilline			
1960 Methicillin	Cinopentil[R]		
1962 Oxacillin	Cryptocillin[R]	Stapenor[R]	
1962 Cloxacillin	Staphobristol[R]		
1965 Dicloxacillin	Constaphyl[R]	Dichlor-Stapenor[R]	
1970 Flucloxacillin	Staphylex[R]		
Breitspektrum-Penicilline			
1961 Ampicillin	Amblosin[R]	Penbristol[R]	Ampicillin[R]
	Binotal[R]	Penbrock[R]	Generica[R]
	Cymbi[R]	Suractin[R]	
	Deripen[R]		
1967 Hetacillin	Penplenum[R]		
1972 Ciclacillin	Ultracillin[R]		
1972 Pivampicillin	Berocillin[R]	Maxifen[R]	
1973 Amoxycillin	Clamoxyl[R]		
1967 Carbenicillin	Anabactyl[R]	Microcillin[R]	
1973 Carindacillin	Carindapen[R]		

Tabelle 3. Chemotherapie

Cephalosporine	Handelspräparate BRD z. B.
1955 Cephalosporin C	
1962 Cephalotin	Cephalotin, Cepovenin[R]
1964 Cephaloridin	Kefspor[R], Cepaloridin
1970 Cephaloglycin	
1970 Cephalexin	Oracef[R], Ceporex[R]
1972 Cefradin	Sefril[R]
1974 Cephazetril	Celospor[R]
1974 Cephazolin	Gramaxin[R], Cephazolin Zolicef[R]
1974 Cephapirin	Bristocef[R]

Zur Gruppe der ß-Laktamringantibiotika gehören die Penicilline und Cephalosporine, für die der im Molekül enthaltene ß-Laktamring charakteristisch und für die antibakterielle Wirksamkeit essentiell ist (Abb. 4, 5, 6). Erste Hinweise auf den Wirkungsmechanismus der Penicilline fand DUGUID 1946 an Kulturen von Staph. aureus, denen er Penicillin G zugesetzt hatte: Die einzelnen Zellen zeigten morphologische Veränderungen in Form eines filamentären Wachstums, bekamen unregelmäßige, amöboide Auftreibungen und platzten. DUGUID schloß aus diesen Beobachtungen, der Ort der Penicillineinwirkung sei die Zellwand der Keime.

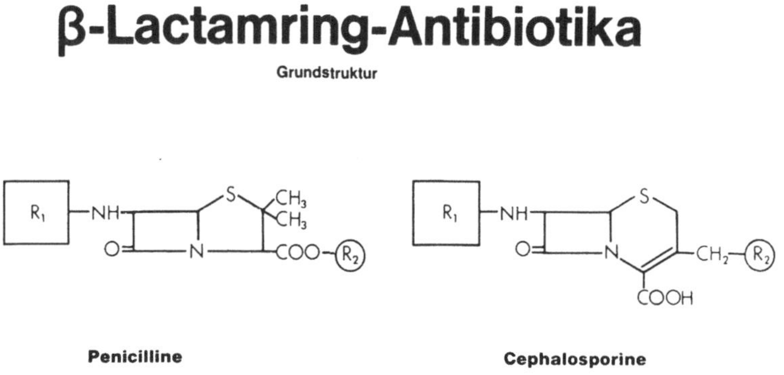

β-Lactamring-Antibiotika

Grundstruktur

R_1 –NH– S CH_3 CH_3 O= N COO–R_2

R_1 –NH– S O= N CH_2–R_2 COOH

Penicilline **Cephalosporine**

Abb. 4

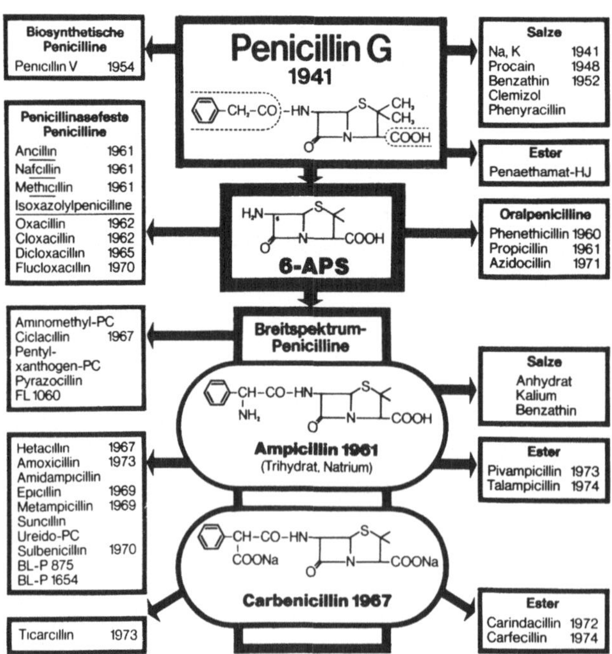

Abb. 5

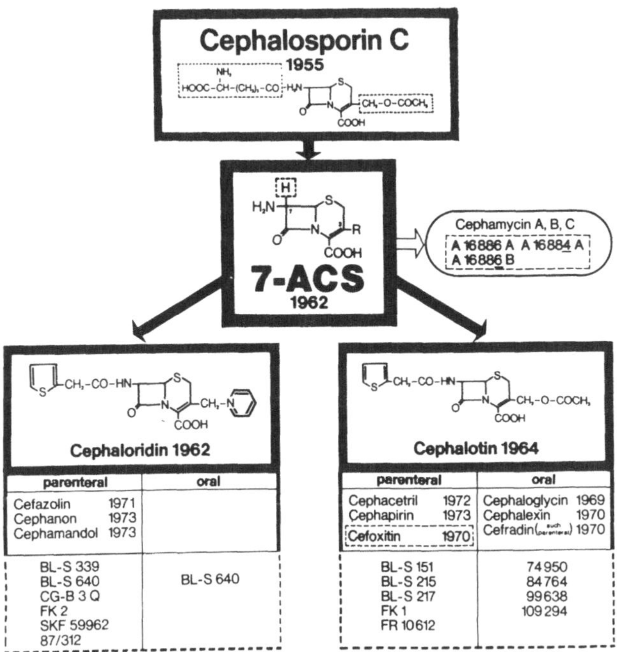

Abb. 6

Zum Verständnis der Penicillin- und Cephalosporineinwirkungsmechanismen ist es notwendig, den Zellwandaufbau und die Zellwandbiosynthese bei Bakterien am Beispiel von Staph. aureus näher zu betrachten: Etwa 60 % der Zellwand bei Staph. aureus bestehen aus der Basalstruktur, die als Stützelement aufzufassen ist und der Bakterienzelle Form und Festigkeit verleiht. Der Basalstruktur aufgelagert ist einerseits die aus Lipo- und Glykoproteiden bestehende Füllmasse, andererseits die antigen wirksame Teichosäureschicht, ein Ribitolphosphatpolymer, das mit der Basalstruktur verestert ist.

In der Abb. 7 ist ein Stück der Basalstruktur schematisch dargestellt. Sie besteht in der einen Dimension aus zwei glykosidisch und regelmäßig verknüpften Aminozuckern, N-Acetylglucosamin und N-Acetylmuraminsäure, in der zweiten und dritten Dimension aus zwei Peptidketten, einem von der Muraminsäure ausgehenden Tetrapeptid und einem Glycin-Pentapeptid, das sich jeweils vom L-Lysin eines Tetrapeptids zum terminalen D-Alanin des benachbarten Tetrapeptids erstreckt. Daraus resultiert ein regelmäßig aufgebautes, in sich quervernetztes Disaccharid-Tetrapeptid-Pentaglycinpolymer, in das die Bakterienzelle wie in einen Panzer eingeschlossen ist, mit Ausnahme einer schmalen, äquatorialen Wachstumszone, die basalstrukturfrei sein muß.

Bei Wachstum und Teilung der Keime werden in die Wachstumszone kontinuierlich neue Zellwandbausteine eingebaut. Abb. 8 zeigt die Biosynthese dieser Zellwandbausteine bis zur Integration in das Wandpolymer: In mehreren Reaktionsschritten entsteht aus Fruktose N-Acetylglucosamin, dessen Milchsäureäther die N-Acetylmuraminsäure ist. An die N-Acetylmuraminsäure werden nun nacheinander die drei Aminosäuren L-Alanin, D-Glutaminsäure und L-Lysin angelagert. Im nächsten Reaktionsschritt wird ein D-Alanin-Dipeptid eingeführt, so daß die N-Acetylmuraminsäure jetzt ein Pentapeptid trägt. Durch eine ß-1,4-glykosidi-

Modell der Zellwand-Basalstruktur bei
Staphylococcus aureus.
→ = Glycin-Brücken; GlcNAc = N-Acetylglucosamin;
MurNAc = N-Acetylmuraminsäure

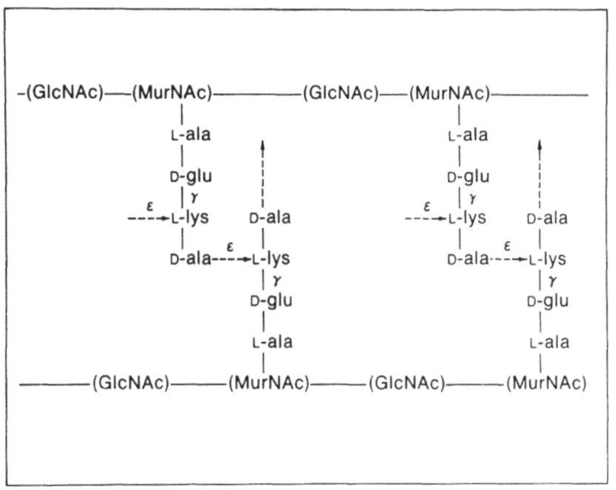

(nach Wise und Park)

Abb. 7

sche Verknüpfung des N-Acetylmuraminsäure-Pentapeptids mit N-Acetylglucosamin entsteht ein Disaccharid-Pentapeptid. Durch Anlagerung eines Glycin-Pentapeptids am C-Aminoende des L-Lysin entsteht ein Disaccharid-Pentapeptid-Pentaglycin-Komplex, der auch als lösliches Peptidoglycan bezeichnet und mit Hilfe des Enzyms Transpeptidase in das wachsende Wandpolymer der Bakterienzelle eingebaut wird. Die Transpeptidase katalysiert dabei zwei Reaktionen, die annähernd gleichzeitig ablaufen:

a) die Abspaltung des terminalen D-Alanin und
b) die Peptidverknüpfung zwischen dem freigesetzten Carboxylende des zweiten D-Alanin und dem Aminoende der im Wandpolymer benachbarten Pentaglycinkette (vergl. Abb. 8).

An dieser Stelle greifen Penicilline und Cephalosporine in die Zellwandbiosynthese ein:
Unter Penicillin- bzw. Cephalosporineinfluß reagiert die Transpeptidase nicht mit dem terminalen D-Alanin-Dipeptid an der N-Acetylmuraminsäure, sondern mit dem ß-Laktamring im Penicillin- bzw. Cephalosporinmolekül. Der ß-Laktamring wird dabei geöffnet und die Transpeptidase bleibt irreversibel am Antibiotikum gebunden (Abb. 9).

Ursache für diesen "Irrtum" des Enzyms ist eine im Molekülmodell (Abb. 10) deutliche Ähnlichkeit der ß-Laktamringregion im Antibiotikum mit dem terminalen D-Alanin-Dipeptid an der N-Acetylmuraminsäure. Aus dieser Sicht kann die Penicillin- und Cephalosporineinwirkung auf Bakterien als Antimetaboliteneffekt aufgefaßt werden, der prinzipiell vergleichbar mit der Sulfonamid- und Trimethoprimwirkung ist, funktionell aber zur Bakterizidie führt: Die Zellen platzen aufgrund ihres hohen Innendrucks mangels ausreichender Mengen Basalstruktur. Dieses Modell der Penicillinwirkung erklärt ausreichend, warum Penicilline und Cephalosporine
a) bevorzugt gegenüber grampositiven Keimen wirken: Die Zellwände

ZELLWANDSYNTHESE
Modell: Staphylococcus aureus

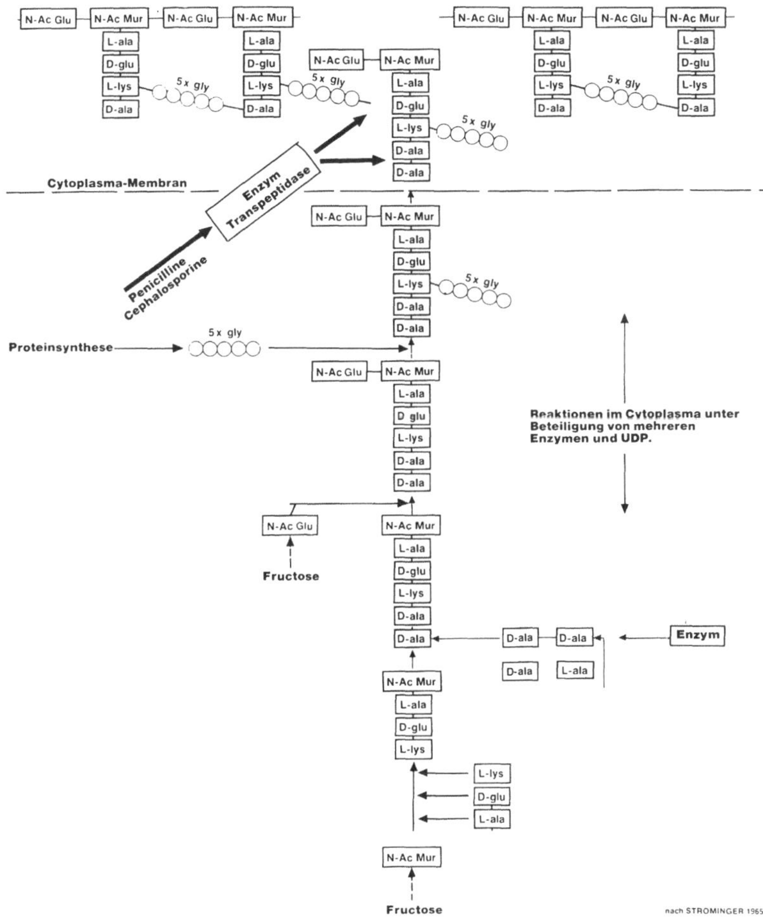

Abb. 8

grampositiver Keime bestehen zu 40 - 90 % aus der beschriebenen Basalstruktur, die Wände gramnegativer Keime nur zu 4 - 10 %. Prinzipiell wirken Penicilline und Cephalosporine aber auch gegen gramnegative Keime - wirkungsbegrenzender Faktor ist die Penetrationsfähigkeit durch die Zellwand;

b) nur unzureichend auf langsam wachsende oder ruhende Keime wirken: Nur proliferierende Keime zeigen eine rasch ablaufende Zellwandbiosynthese. Es ist deshalb ungünstig, Penicilline mit bakteriostatisch wirkenden Antibiotika und Chemotherapeutika zu kombinieren - man verhindert dadurch die bakterizide Penicillinwirkung;

c) gegenüber Makroorganismen weitgehend untoxisch sind: Makroorganismen benötigen und haben keine Transpeptidasen diesen Typs.

Interessant ist ein Vergleich der Wirkungsintensitäten der verschiedenen ß-Laktamringantibiotika, bezogen auf ihre Fähigkeit zur Blockie-

PENICILLINE
Wirkung auf die
Transpeptidase
Wandpolymer
NHCO-Gly-NH₂
Zellwandbausteine
(Muraminsäure)
NH
Ala
C=O
NH
Ala
C=O
OH
Transpeptidase
NHCO-Gly-NH
NH
Ala
C=O
+
NH₂
Ala
C=O
OH
Transpeptidase
NHCO-Gly-NH
NH
Ala
C=O
+
Transpeptidase
+ Penicillin
R-COHN
S
Transpeptidase
CNH
O
COOH
R-COHN
S
N
COOH
nach PLEMPEL 1971

Abb. 9

STRUKTURANALOGIE
zwischen Penicillin und dem Aminosäurerest eines Peptidoglycan
ZELLWAND-BAUSTEIN
PENICILLIN
R (= N-Ac-Muraminsäure-
N-Ac-Glukosamin)
C H O N S

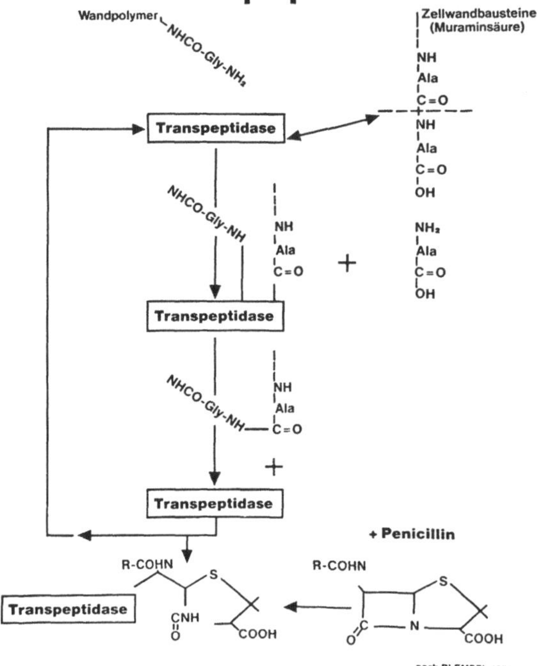

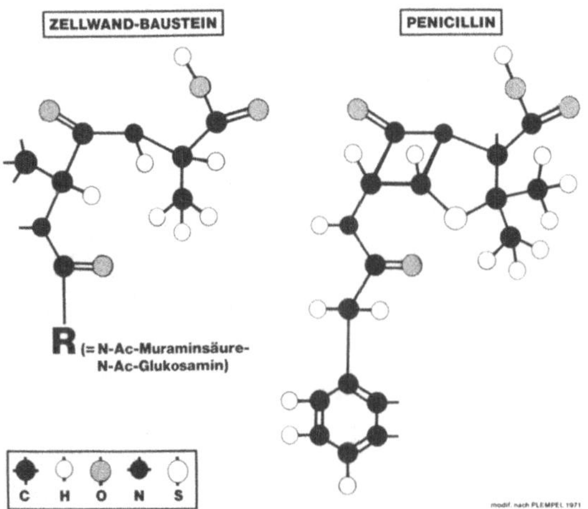

Abb. 10

Tabelle 4. ß-Laktamringantibiotika. Unterschiede der Transpeptidasehemmung (^{14}C'-D-Ala, counts/min) (nach BUTTLER 1970)

Antibiotikum	Gesamtmenge Peptidoglycan	% lösliches Peptidoglycan	% unlösliches Peptidoglycan	freigesetztes D-Alanin
Antibiotika - freie Kontrolle	864	24,5	75,5	1.844
Penicillin G	1.446	69,7	30,3	983
Cephalotin	1.311	59,4	40,6	945
Ampicillin	840	57,5	42,5	1.617
Carbenicillin	814	57,9	42,1	1.685
Cephalexin	790	36,1	63,9	1.624

rung der Transpeptidase (Tabelle 4): Hier ist gemessen das Verhältnis von löslichen, niedrigmolekularen zu unlöslichen, hochmolekularen Peptidoglycanen und die Menge an freigesetztem D-Alanin im zellfreien System unter dem Einfluß verschiedener Penicilline und Cephalosporine. Obwohl zwischen der Potenz zur Blockierung der Transpeptidase in zellfreiem System und der antibakteriellen Wirkung in vitro und in vivo kein einfacher Zusammenhang besteht, sondern komplizierende Faktoren wie Pharmakokinetik, Penetrationsfähigkeit durch die Bakterienzellwand, Penicillinasefestigkeit oder -labilität u. a. bestehen, bestätigt dieser Versuch doch die klinische Empirie, daß Penicillin G das Penicillin mit der höchsten Wirkungsintensität ist, und zeigt die Richtigkeit des geschilderten Wirkungsmechanismus-Modells.

Wir kennen heute zwei Typen der Resistenzentwicklung primär empfindlicher Keime gegen ß-Laktamringantibiotika:
1. die Penicillinasebildung, wobei "Penicillinase" als Sammelbezeichnung für die einzelnen keimspezifischen ß-Laktamasen gebraucht ist,
2. die Penicillin- und Cephalosporintoleranz durch qualitative oder quantitative Änderung der Zellwandstruktur.

Beide Formen der Resistenzentwicklung ergänzen das Bild des Wirkungsmechanismus der ß-Laktamringantibiotika.

Zu 1: Die bekannteste Form sekundärer Resistenzentwicklung - speziell bei Staphylokokken - besteht in der Bildung des Enzyms Penicillinase, das als ß-Laktamase den im Molekül der Penicilline und Cephalosporine enthaltenen ß-Laktamring unter Inaktivierung des Wirkstoffes öffnet. Diese Reaktion ist vergleichbar mit der Öffnung des ß-Laktamringes durch die Transpeptidase, allerdings werden ß-Laktamasen nicht irreversibel an inaktivierte Penicillinmoleküle gebunden. Die Spekulation liegt daher nahe, daß Penicillinase eine mutativ veränderte Transpeptidase ist, die auf der einen Seite Penicilline inaktiviert, andererseits aber ihre Funktion beim Einbau von Zellwandbausteinen in das Wandpolymer proliferierender Keime behält.

Dieser Resistenztyp kann überspielt werden durch chemische Veränderungen am Wirkstoffmolekül, wie es z. B. beim Methicillin und den Isoxazolylpenicillinen der Fall ist: Das Enzym "paßt" nicht mehr auf das veränderte Wirkstoffmolekül und kann den ß-Laktamring nicht spalten, oder es bleibt wieder irreversibel am - gespaltenen oder intakten - Wirkstoff haften. Mit letzterer Möglichkeit werden Synergismen bei Ampicillin-Isoxazolylpenicillin-Kombinationen gegenüber einigen penicillinasebildenden Keimen erklärt.

Zu 2: Die Penicillin- und Cephalosporinresistenz vom Toleranztyp beruht nicht auf einer enzymatischen Inaktivierung der Wirkstoffe, sondern auf einer mutativ entstandenen Änderung der Zellwandstruktur und tritt speziell bei Methicillin-Isoxazolylpenicillin- und cephalosporinresistenten Staphylokokken auf. Läßt man auf diese parallelresistenten Keime Lysostaphin - ein mukopeptidspaltendes Enzym - einwirken, so wird die Zellwand der resistenten Keime - bei gleicher Inkubationszeit - nur zu ~1/5 im Vergleich zu nicht resistenten Keimen lysiert.

Diese Veränderung der Zellwand resistenter Keime kann zurückgeführt werden:

a) auf eine dichtere Vernetzung der Mukopeptidbrücken in der Zellwand bei gleicher qualitativer Zusammensetzung des Wandpolymers wie bei empfindlichen Keimen oder
b) auf eine qualitative Veränderung ihrer Zellwand.

In beiden Fällen kann - zusätzlich - eine Änderung der Permeationseigenschaften der Zellwand eintreten, die eine Penetration der ß-Laktamringantibiotika erschwert oder verhindert.

3. Wirkungsmechanismen der auf die Proteinsynthese wirkenden Antibiotika

In der Abb. 11 sind - schematisch - die Angriffsorte der auf die Proteinsynthese wirkenden Antibiotika dargestellt. Die weitaus größere Zahl der Wirkstoffe beeinflußt die Proteinsynthese an den Ribosomen bzw. die Bildung polysomaler Funktionskomplexe aus Ribosomen und m-RNS[1].

Im folgenden werden die Wirkungen von Chloramphenicol, den Tetracyclinen und den Aminoglykosid-Antibiotika erläutert:

Wirkungsweise von Chloramphenicol (Handelsnamen: Tabelle 5)
Zum besseren Verständnis ist in der Abb. 12 die Proteinsynthese - vereinfacht - dargestellt.

Mit Hilfe des Enzyms RNS[1]-Polymerase werden - ausgehend vom codogenen Strang der DNS[1] - bezüglich ihrer Basensequenz zur DNS komplementäre m-RNS[1]-Moleküle aufgebaut, die sich im Zytoplasma mit mehreren freien Ribosomen zu Polysomen verbinden. Jedes Ribosom im Polysom formiert Proteinketten, deren Aminosäurensequenzen analog der Purin- und Pyrimidinbasensequenz der m-RNS sind. Ist die m-RNS-Kette abgelesen, werden die Ribosomen, Proteinketten und m-RNS wieder frei, d. h. der Polysomkomplex löst sich auf und kann - mit neuem Informationsgehalt - neu formiert werden.

Die Polypeptid- und Proteinsynthese am Ribosom verläuft mit Hilfe "aktivierter" und an spezifische t-RNS[1]-Moleküle gebundener Aminosäuren.

Die wesentlichste Funktionseinheit zur Proteinsynthese ist das Polysom, das im kompletten Zustand aus m-RNS, Ribosomen und t-RNS-gebundenen Aminosäuren bzw. Peptidketten besteht.

---

[1] RNS = Ribonukleinsäure
DNS = Desoxyribonukleinsäure
m-RNS = messenger- oder Boten-RNS
t-RNS = transfer-RNS

Wirkungsorte
der Proteinsynthese-hemmenden Antibiotika

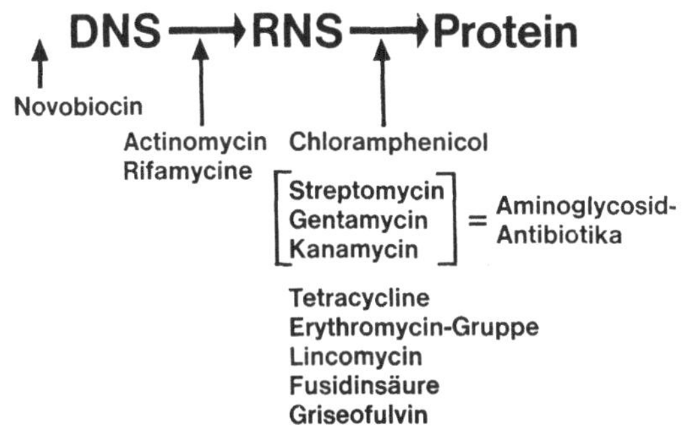

nach PLEMPEL, 1971

Abb. 11

Tabelle 5. Chemotherapie

Chloramphenicole	Handelspräparate BRD z. B.
1947 Chloramphenicol	Paraxin[R] Leukomycin[R] Cobedoz[R]
Ester	
Hemisuccinat	
Palmitat	
Stearoylglykolat	
Derivate	
Azidamphenicol	Leukomycin[R]-N-Augentropfen
Thiamphenicol	Urfamicina[R]

Chloramphenicol hemmt nun den Aufbau funktionierender Polysomen dadurch, daß es sich an freie Ribosomen so anlagert, daß sich m-RNS an die Ribosomen nicht mehr anheften kann. Ribosomen, die schon an m-RNS-Moleküle gebunden sind, können von Chloramphenicol nicht mehr beeinflußt werden.

Diese Bindung des Chloramphenicol an freie Ribosomen führt zu einer raschen und fast kompletten Blockierung der bakteriellen Proteinsynthese. Die Keime werden in Wachstum und Teilung gehemmt. Da - wie bei Sulfonamiden und Trimethoprim - nur de novo-Synthesen von Proteinen blockiert werden, ist der Wirkungstyp des Chloramphenicol primär bakteriostatisch.

PROTEINSYNTHESE IN BAKTERIEN

vereinfachtes Schema

Transkription

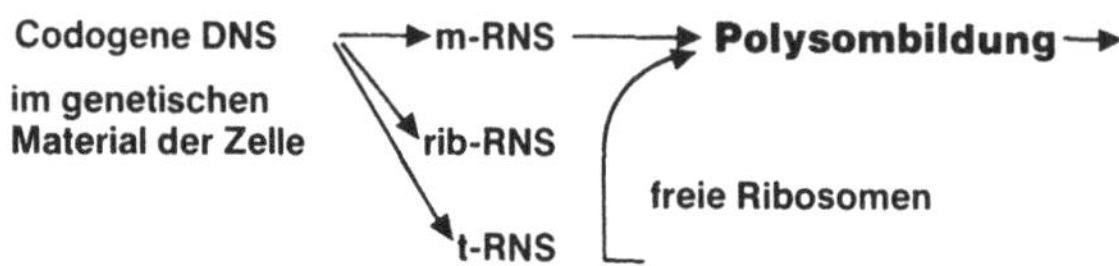

Transfer-Reaktion und Peptidverknüpfung

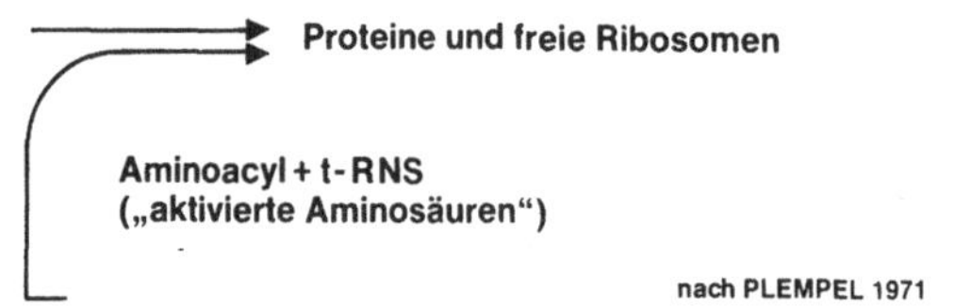

Abb. 12

Da die Grundprinzipien der Proteinsynthese bei Bakterien-, Pflanzen- und Säugerzellen gleich sind und im zellfreien System mit Rattenleber-Ribosomen durch - allerdings sehr hohe - Dosen von Chloramphenicol die Proteinsynthese deutlich reduziert werden kann, wäre vom Chloramphenicol eine primäre Toxizität auch beim Makroorganismus durch Proteinsynthesehemmung zu erwarten. So wird auch das - seltene - Auftreten von Panmyelopathien beim Menschen nach Gabe von Chloramphenicol mit dessen Wirkungsmechanismus in Verbindung gebracht.

WEISBERGER erklärt die selektive therapeutische Wirkung von Chloramphenicol auf Mikroorganismen im Makroorganismus mit der unterschiedlichen Geschwindigkeit der Proteinsynthese bei Mikro- und Makroorganismen: Der m-RNS-turnover in Bakterienzellen ist viel rascher als in Makroorganismen: 4 - 10 min in Bakterien, mehrere Stunden in Zellen höherer Organismen. Die Wahrscheinlichkeit, daß Chloramphenicol in Bakterienzellen auf freie Ribosomen trifft und sich mit diesen verbindet, ist daher viel größer als in Zellen höherer Organismen.

Diese recht einleuchtende Erklärung dient als Grundlage für die Begrenzung der Chloramphenicolanwendung beim Menschen auf 14 Tage und eine maximale Gesamtdosis in dieser Zeit von 25 g (beim Erwachsenen). Eine höhere Dosierung und - vor allem - längere Therapiedauer könnte in Zellen mit raschem Stoffwechsel, z. B. Zellen des erythropoetischen Systems, zu Proteinsynthesehemmungen führen.

Andere Autoren vertreten die experimentell nachprüfbare Auffassung, daß aufgrund der unterschiedlichen Struktur von menschlichen und bakteriellen Ribosomen Chloramphenicol an menschliche Ribosomen nur geringgradig gebunden werden kann und eine Proteinsynthesehemmung im Makroorganismus daher unwahrscheinlich ist. Panmyelopathien als Chloramphenicolnebenwirkung beim Menschen hätten dann andere, individuelle und nicht mit dem Wirkungsmechanismus zusammenhängende Ursachen: Fermentanomalien, Allergien u. a.. In diesem Falle wäre eine strikte Dosis- und Therapiezeitbegrenzung nur als - theoretisch wenig begründete - Vorsichtsmaßnahme aufzufassen (Abb. 13).

CHLORAMPHENICOL

Inaktivierungs- und Ausscheidungsmechanismen in vivo

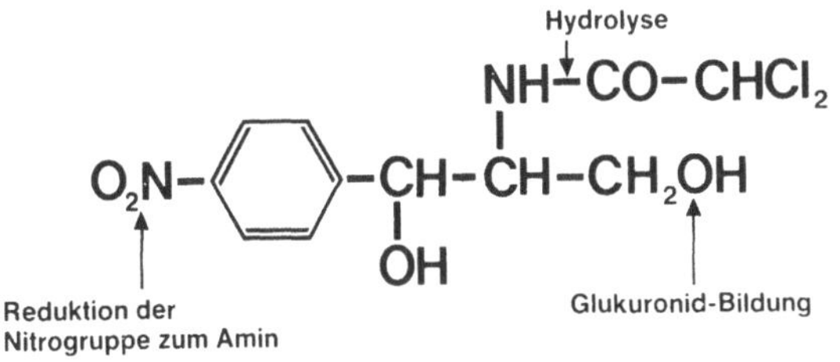

Hydrolyse

$NH{-}CO{-}CHCl_2$

$O_2N{-}C_6H_4{-}CH(OH){-}CH{-}CH_2OH$

OH

Reduktion der Nitrogruppe zum Amin

Glukuronid-Bildung

Abb. 13

4. Wirkungsmechanismus der Tetracyclin-Gruppe

In der Abb. 14 sind die Strukturformeln der therapeutisch wichtigen Tetracycline dargestellt.

Tetracycline

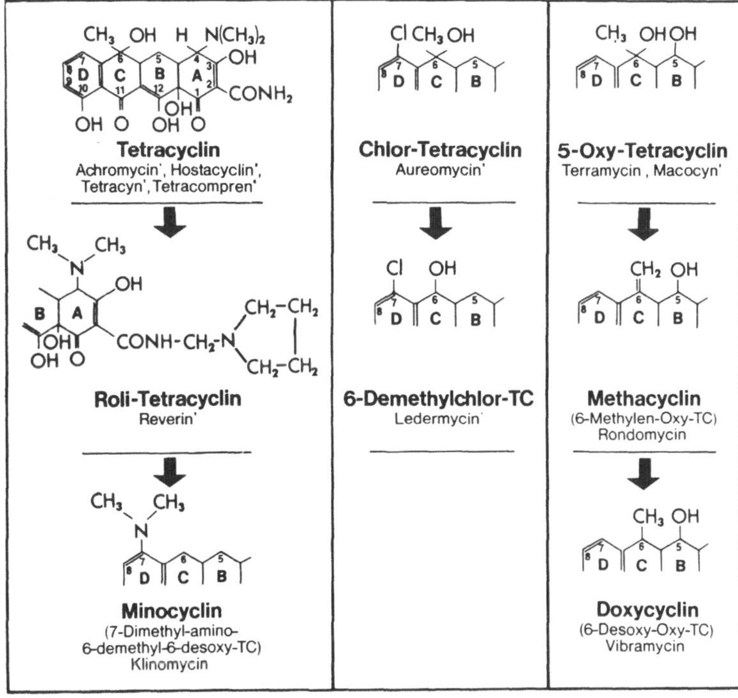

Abb. 14

Die Tetracycline interferieren ebenfalls mit dem polysomalen Funktionskomplex, der aus Ribosomen, m-RNS und t-RNS-gebundenen Aminosäuren besteht. Sie werden an die 30 S-Untereinheiten[2] der Ribosomen gebunden und verhindern die Umacylierung neu ins Ribosom eintretender Aminosäuren auf die wachsende Peptidkette. Sie verhindern nicht die Anlagerung von m-RNS an Ribosomen. Im Effekt wird die Proteinsynthese blockiert. Auch diesem Wirkungsmechanismus entspricht ein primär bakteriostatischer Wirkungstyp und ein breites Wirkungsspektrum. Aufgrund ihres gleichen Wirkungsmechanismus zeigen alle Tetracycline gegenüber resistenten Keimen Parallelresistenz.

5. Wirkungsmechanismus der Aminoglykosid-Antibiotika (Handelsnamen: Tabelle 6)

Interessant, aber schwierig zu überblicken sind die Wirkungsverhältnisse in der Gruppe der Aminoglykosid-Antibiotika, zu der Streptomycin, Kanamycin, Neomycin, Gentamycin, Sisomicin und Tobramycin gehören.

Gibt man Streptomycin zu Bakterienzellen, so laufen nacheinander folgende Reaktionen ab: Wenige Minuten nach Zugabe verlieren die Zellen K^+-Ionen, Aminosäuren und Nukleoside; später kommt es zur Verminderung der Proteinsynthese und zum Auftreten falscher, in der Aminosäurensequenz veränderter Proteine, schließlich zu Störungen der Atmung und zum Zelltod. Aus diesem Wirkungsbild lassen sich für Streptomycin zwei Wirkungsorte konstruieren: Zytoplasmamembran und Proteinsynthese. Experimente im zellfreien System mit Ribosomen von streptomycinresistenten und -empfindlichen Mikroorganismen einer Gattung zeigten, daß mit Poly-U als synthetischem Messenger im Falle des Experiments mit streptomycinresistenten Ribosomen eine normale Polyphenylalaninsynthese möglich war, mit Ribosomen aus streptomycinempfindlichen Keimen aber statt Polyphenylalaninpeptiden solche aus Isoleucin, Thyrosin und Serin gebildet wurden. Ein Wirkungsort des Streptomycins mußte also das Ribosom sein, der Effekt in einer Verfälschung des m-RNS-Kodes bestehen. Mit einem eleganten Experiment konnte der Wirkungsort des Streptomycins noch näher präzisiert werden:

Ribosomen von resistenten und empfindlichen Keimen wurden desintegriert und 30 S-Untereinheiten der einen mit 50 S-Untereinheiten der anderen kombiniert. Proteinsyntheseänderungen traten nur bei der Kombination von 30 S-Teilchen empfindlicher Keime mit 50 S-Einheiten resistenter Keime auf. Damit war die Bindung von Streptomycin an die 30 S-Untereinheiten von Ribosomen sehr wahrscheinlich gemacht worden. Diese Bindung des Streptomycins an 30 S-Untereinheiten von Ribosomen kann die Verfälschung der Proteinsynthese erklären: m-RNS und Streptomycin interferieren am Ribosom so, daß der m-RNS-Kode verschoben wird; die resultierende falsche Basensequenz führt zu Peptiden mit falscher Aminosäurensequenz.

Nun zur Frage nach dem primären Wirkungsort des Streptomycins: Membran oder Ribosom? Den Schlüssel dazu bildet ein Kombinationsexperiment: Gibt man Chloramphenicol vor Streptomycin, so kann die bakterizide Wirkung des Streptomycins auf empfindliche Keime verhindert werden. Da Chloramphenicol die Proteinsynthese schon nach kurzer Einwirkungsdauer völlig blockiert, kann man nach diesem Kombinationsexperiment den doppelten Wirkungsmechanismus des Streptomycins einheitlich sehen:

---

[2] 30 S-Untereinheiten: Ribosomen-Teilstücke, die beim Zentrifugieren eine bestimmte Sedimentationskonstante besitzen.

Tabelle 6. Chemotherapie

Aminoglykosid-Antibiotika	Handelspräparate BRD z. B.
1944 Streptomycin	Heyl Hoechst Horm Sarbach Streptothenat[R]
1947 Dihydrostreptomycin	Besch Heyl Sarbach Didrothenat[R]
1947 Framycetin	Dauelsberg
1949 Neomycin	Bykomycin[R] Myacyne[R]
1957 Kanamycin	Kanamytrex[R] Kanabristol[R]
1959 Paromomycin	Humatin[R] Gabbromycin[R]
1961 Spectinomycin	Stanilo[R]
1963 Gentamycin	Refobacin[R] Sulmycin[R]

Die unter Streptomycineinwirkung gebildeten falschen Proteine sind Ursache für die Permeabilitätsänderung der Zytoplasmamembran und Teil der primär die Proteinsynthese betreffenden Wirkung des Streptomycins.

Ein serologisches Experiment zeigt das Ausmaß der streptomycininduzierten Synthese falscher Proteine: Wenn man Kaninchen gegen Phagenprotein sensibilisiert und die Antikörper unter Einwirkung von Streptomycin gewinnt, so erhält man einen fehlerhaften Antikörper, der zwar noch Komplement bindet, aber kein Phagenprotein mehr präzipitiert.

D. Wirkungsspektren der wichtigsten Antibiotikagruppe

In den Abb. 15 - 19 sind die einzelnen Antibiotikagruppen mit ihren Wirkungsspektren dargestellt. Die Einteilung der Antibiotika nach Gruppen erfolgte unter chemischen und mikrobiologischen Gesichtspunkten. Die weitgehend uniform wirkenden Tetracycline wurden - zusammen mit den Sulfonamiden und Chloramphenicol/Thiamphenicol - als Breitspektrumpräparate zusammengefaßt (Abb. 15).

Die - chemisch definierte - Penicillingruppe bedarf einer vergleichenden Darstellung, da in ihr Präparate mit schmalem und sehr breitem Wirkungsspektrum enthalten sind (Abb. 16).

Cephalotin, Cephaloridin und die Oralcephalosporine wurden ebenfalls vergleichend zusammengefaßt (Abb. 17).

Das Wirkungsspektrum der Aminoglykosidgruppe (Abb. 18) gibt Hinweise auf Wirkungsspitzen einzelner Präparate, zeigt aber gleichzeitig die weitgehend uniforme Wirkung der Gruppe.

Wirkungsspektrum und Wirkungsintensität der klassischen Breitspektrum-Antibiotika und Sulfonamide in vitro

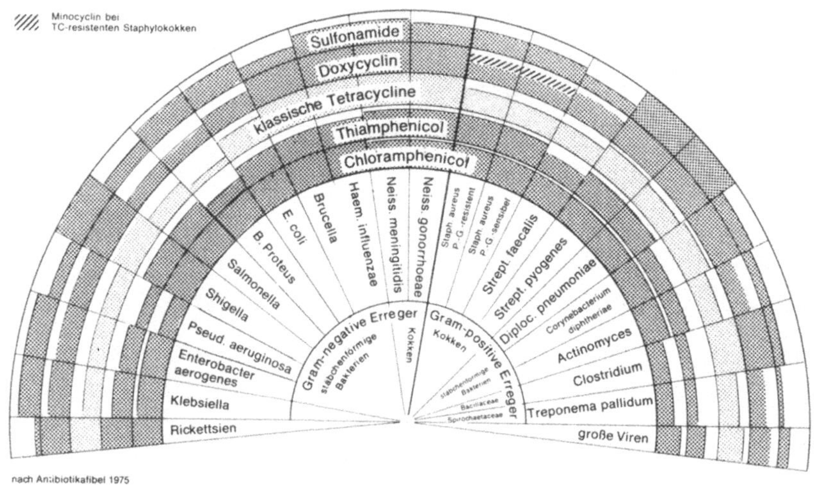

Abb. 15

Wirkungsspektrum und Wirkungsintensität der Penicillin-Gruppe in vitro

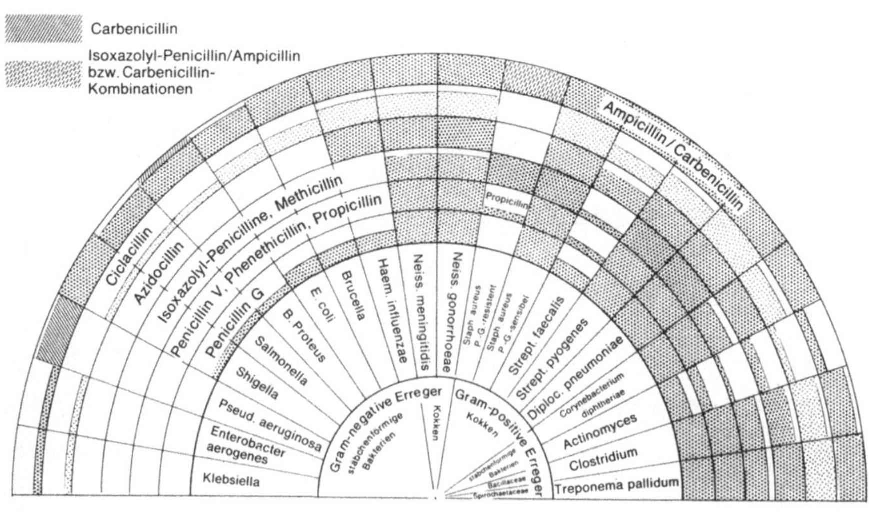

Abb. 16

In der Abb. 19 sind die kleinen Antibiotika mit isolierter Wirkung auf grampositive und einige gramnegative Keime zusammengestellt.

Wirkungsspektrum der Cephalosporin-Gruppe, des Rifampicin und der Polymyxin-Gruppe in vitro

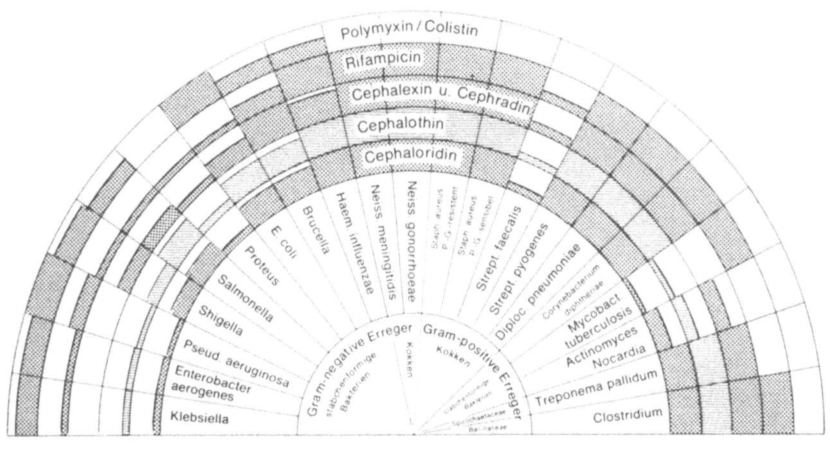

Abb. 17

Wirkungsspektrum und Wirkungsintensität von Aminoglycosid-Antibiotika in vitro

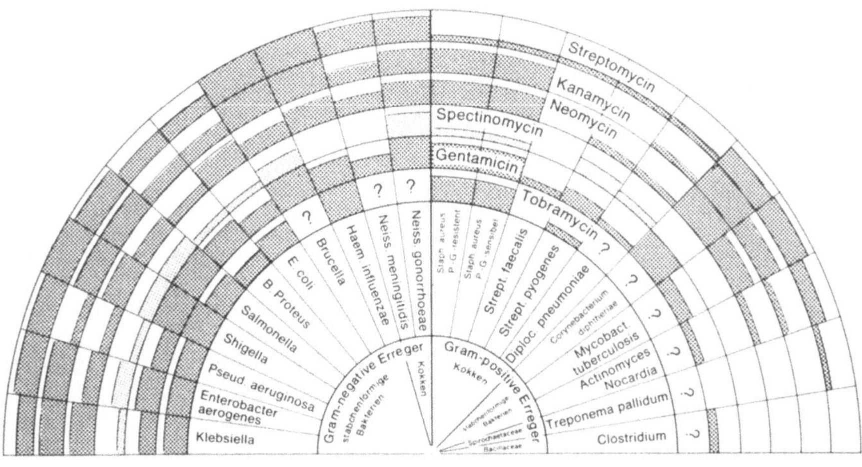

Abb. 18

Die Wirkungsspektren sind in dieser Form nicht quantitativ auswertbar, sondern geben nur qualitative Hinweise auf Wirksamkeiten gegenüber den verschiedenen Keimspezies. Völlige oder partielle Lücken im Wirkungsspektrum machen Antibiogramme vor Anwendung der entsprechenden Präparate notwendig.

Wirkungsspektrum der kleinen Antibiotika mit vorwiegend auf grampositive Keime begrenzter Wirksamkeit in vitro

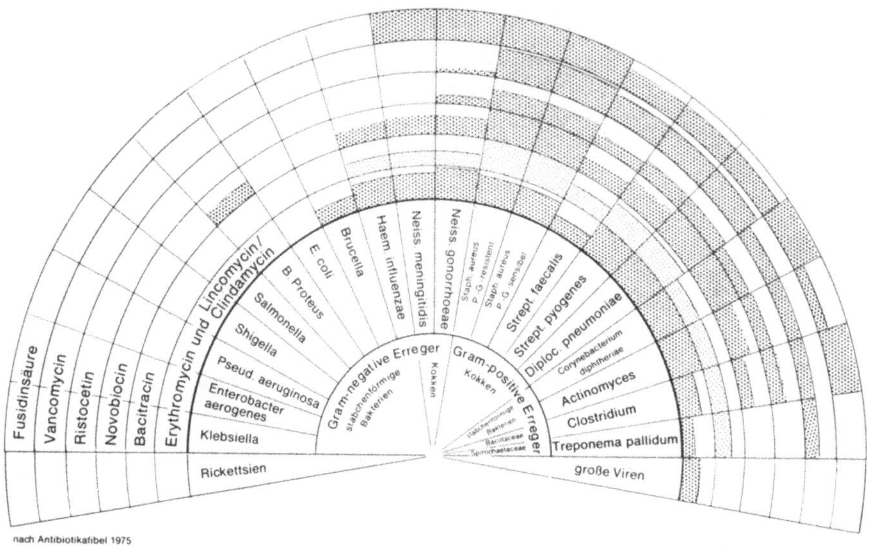

Abb. 19

E. Probleme der bakteriellen Resistenz

Das Phänomen der Resistenz wurde schon zu Beginn der Chemotherapie-Ära von EHRLICH erkannt und in seinen Grundzügen beschrieben. Bakterielle Resistenz ist ein relativer, dosisabhängiger Begriff, über den nur in Beziehung zu einem antibakteriellen Wirkstoff Aussagen gemacht werden können. Parameter für diese Aussagen sind: Wirkungsintensität in vitro, d. h. minimale Hemmkonzentration (MHK) sowie Antibiotikakonzentration am Wirkungsort in vivo. Ist die MHK eines Keimes in vitro höher als die höchste in vivo erreichbare Serum- oder Gewebekonzentration, so ist mit der Resistenz des Keimes zu rechnen.

Das Resistenzverhalten von Mikroorganismen gegenüber Chemotherapeutika kann durch drei Resistenztypen charakterisiert werden:
1. die natürliche Spezies- oder Rassenresistenz,
2. die primäre sowie sekundäre "erworbene" Resistenz,
3. die infektiöse, übertragbare Resistenz.

Die natürliche Resistenz ist erkennbar als Wirkungslücke im antibakteriellen Wirkungsspektrum eines Chemotherapeutikums. Sie ist eine genetisch fixierte Rassen- oder Spezieseigenschaft. Beispiele dafür sind:
1. die relative Resistenz von gramnegativen Keimen gegenüber Penicillin G,
2. die Resistenz von Bakterien gegenüber den antimykotisch wirksamen Polyen-Antibiotika.

Als primäre und sekundäre ("erworbene") Resistenz bezeichnet man das Auftreten resistenter Varianten in Populationen von Mikroorganismen, die normalerweise gegenüber einem Chemotherapeutikum empfindlich sind.

Primär resistent sind Einzelorganismen aus einer antibiotikumempfindlichen Kultur, die ohne vorherigen Kontakt mit dem Antibiotikum eine verringerte oder fehlende Empfindlichkeit zeigen und mittels Fluktuationsanalyse oder Replika-Technik nachweisbar sind.

Sekundär resistent sind Einzelorganismen aus einer empfindlichen Population, die während des Kontaktes mit einem Antibiotikum eine verringerte oder fehlende Empfindlichkeit entwickeln. Primäre und sekundäre Resistenz basieren auf mutativen Veränderungen des Bakteriengenoms. Die zur Resistenz führenden Mutationen sind ungerichtet (auch im Falle der sekundären Resistenz) und stellen keine Abwehrreaktion der Mikroorganismen gegenüber den Chemotherapeutika dar. Die Chemotherapeutika spielen lediglich die Rolle von Selektionsmechanismen. Man kann daher heute primäre und sekundäre Resistenz häufig nicht mehr scharf trennen, die primäre Resistenz ist lediglich Endprodukt einer Mutationsentwicklung, während die sekundäre Resistenz in ihrer Entwicklung beobachtet werden kann.

Primär und sekundär resistente Varianten treten in Bakterienpopulationen in der Größenordnung von $1:10^8$ bis $1:10^{13}$ Keimen, d. h. der natürlichen Mutationsrate, auf.

Die Bedeutung resistenter Varianten für die Therapie ergibt sich aus der Vererbbarkeit der Resistenzeigenschaft: Unter dem Selektionsdruck eines Chemotherapeutikums überleben nur die resistenten Keime und deren Nachkommen, so daß schließlich eine resistente Population die Infektion in Gang hält. Eine solche Entwicklung muß zu Therapieversagern führen, besonders, wenn die körpereigenen Abwehrfunktionen geschwächt sind.

Aus der sekundären Resistenzentwicklung lassen sich Resistenzentwicklungstypen ableiten, die vom Chemotherapeutikum und seinem Wirkungsmechanismus abhängig sind:

a) One step-mutation
Schon nach einmaligem (meist 2- bis 4maligem) Kontakt mit dem Chemotherapeutikum in vitro resultieren Mutanten, die hohe und höchste Resistenzgrade aufweisen. Der Resistenzgrad ist dabei nicht abhängig von der Konzentration des Chemotherapeutikums (Streptomycin-Typ der Resistenzentwicklung).

b) Multiple step-mutation
Die Resistenzentwicklung, d. h. die Selektion resistenter Varianten, erfolgt langsam und stufenweise; offenbar sind zur Ausprägung des Resistenzmerkmales mehrere aufeinanderfolgende Mutationsschritte erforderlich. Die Selektion höherer Resistenzgrade ist abhängig von der jeweiligen Chemotherapeutika-Konzentration (Penicillin-Typ der Resistenzentwicklung). Die Abb. 20 zeigt die Resistenzentwicklungstypen schematisch. In der Tabelle 7 sind die verschiedenen Chemotherapeutika nach ihren Resistenzentwicklungstypen geordnet.

Übertragbare Resistenz

Das Phänomen der von Bakterium zu Bakterium übertragbaren Resistenz gegenüber Chemotherapeutika wurde 1959 in Japan erstmalig beobachtet. Diese Art der Resistenz beruht auf der Übertragung genetischen Materials - chromosomalen oder extrachromosomalen Ursprungs - von einer Bakterienzelle auf eine andere. Drei Mechanismen sind dafür bekannt:

Tabelle 7. Resistenztypen nach bakteriologischen und klinischen Unterlagen

A. multiple step-mutation (Penicillin-Typ der Resistenzsteigerung)			B. one step-mutation (Streptomycin-Typ der Resistenzsteigerung)
1. Langsame Resistenzsteigerung[3]	2. Langsame Resistenzsteigerung	3. Mäßige Resistenzsteigerung	Rasche Resistenzsteigerung möglich
Amphothericin B 1	Penicilline (mit Ausnahme von Carbenicillin)	Carbenicillin	Streptomycine
Clotrimazol	Cephalosporine (bei grampositiven Keimen)	Cephalosporine (bei gramnegativen Keimen)	Erythromycin-Gruppe
Griseofulvin	Sulfonamide	Tetracyclin-Gruppe	Lincomycin/Clindamycin
Nystatin	Chloramphenicol	Kanamycin	Novobiocin
Miconazol	Bacitracin	Neomycin B	Fusidinsäure
Pimaricin	Polymyxin B/Colistin (evtl. A 3)	Gentamycin	Rifamycine und Rifampicin
Ristocitin	Cycloserin	Spiramycin	Spectinomycin
Vancomycin	Thiosemicarbazone	PAS	Nalidixinsäure
	Nitrofurane	Viomycin	Isoniazid
			PAS (meist A 3)
			Pyrazinamid
			Ethionamid
			5-Fluorcytosin

[3] bisher ohne praktische Bedeutung

Resistenz-Entwicklungstypen

— „one step-mutation" (Streptomycin-Typ)
-- „multiple step-mutation" (Penicillin-Typ)

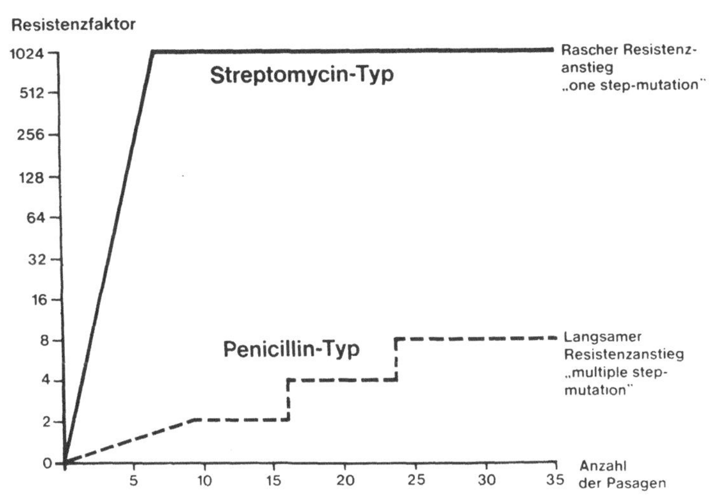

Abb. 20

1. die Transformation,
2. die Transduktion und
3. die Konjugation.

In engem Zusammenhang mit der Konjugation steht die episomale Resistenzübertragung, die eigentliche, infektiöse Resistenz. Episome sind vom Chromosom - auch in der Replikation - unabhängige Genelemente, die mit einem hüllenlosen, lysogenen Viruspartikel verglichen werden können. Bei der Konjugation können sie von Zelle zu Zelle übertragen werden. Da sie häufig die genetische Information zur Resistenzausprägung enthalten, nennt man sie Resistenz(R)-Faktoren. Der Transfer eines Resistenzfaktors von Zelle zu Zelle erfordert einen weiteren, den Resistenztransfer(RT)-Faktor, der ebenfalls episomalen Charakter hat und die Ausbildung der Übertragungspili herbeiführt. Da durch R-Faktoren Mehrfachresistenzen, z. B. gegenüber Streptomycin, Chloramphenicol, Tetracyclinen und Sulfonamiden, übertragen werden können, hatte die Entdeckung dieser episomalen Resistenzentwicklung hohe praktisch-therapeutische Bedeutung.

R-Faktor-Übertragungen sind bisher vorwiegend bei gramnegativen Bakterien bekannt geworden; sie können erfolgen zwischen Shigellen, Salmonellen, E. coli, Pasteurellen, Citrobakter, Pseudomonas, Proteus und Klebsiellen, und zwar sowohl innerhalb als auch zwischen den Spezies. Auf die R-Faktor-Übertragung ist die hohe Zahl mehrfach resistenter Enterobakterien zurückzuführen, die teilweise erhebliche Probleme des Hospitalismus darstellen. R-Faktoren mit Resistenzdeterminanten für folgende Antibiotika sind bekannt:
Streptomycin
Kanamycin/Neomycin
Gentamycin
Tetracycline

Chloramphenicol
Sulfonamide
Cephalosporine
Penicilline
Nalidixinsäure.

Bei Staphylokokken ist eine ähnliche Form der infektiösen Resistenz beobachtet worden: In einigen Staphylokokkenstämmen ist die Information zur Penicillinasesynthese in extrachromosomalen Partikeln, den Plasmiden, lokalisiert. Eine Übertragung solcher Plasmide von resistenten auf penicillinempfindliche Staphylokokken wurde sowohl in vitro als auch im Versuchstier beobachtet.

Da die durch R-Faktoren und Plasmide übertragenen Resistenzeigenschaften unter bestimmten Bedingungen instabil sind und nach mehreren Generationen in einer Population wieder verloren werden können, darf die Auswirkung der infektiösen Resistenz auf die Chemotherapie auf längere Sicht nicht überschätzt werden.

Eine durch Mutation genetisch fixierte oder durch R-Faktoren, Transformation oder Transduktion übertragene Resistenz kann sich in folgenden Mechanismen ausprägen:
1. Bildung wirkstoffinaktivierender oder -spaltender Enzyme,
2. Änderung der Membranpermeabilität oder Blockierung eines aktiven Transportmechanismus,
3. vermehrte Synthese von Antagonisten im Falle eines kompetitiven Wirkungsmechanismus,
4. Veränderung von Stoffwechselreaktionen.

Bekannteste Beispiele für den unter 1. genannten Resistenzmechanismus ist die Synthese von ß-Laktamasen, die speziell Penicilline oder Cephalosporine am ß-Laktamring spalten und inaktivieren sowie die enzymatische Acetylierung von Chloramphenicol durch Enterobakterien.

Eine Änderung der Membranpermeabilität, die das Eindringen von Penicillinen in die Zelle verhindert, wird bei den Isoxazol-penicillinresistenten, nicht penicillinasebildenden Staphylokokken diskutiert, deren Resistenztyp als Penicillintoleranz bezeichnet wird.

Eine Änderung von Stoffwechselvorgängen zum Aufbau der Folsäure kann bei der Sulfonamidresistenz und eine Änderung von Proteinsynthese-Mechanismen am Ribosom bei der Streptomycinresistenz und -dependenz angenommen werden.

Parallelresistenz ist die aus einer Resistenzentwicklung gegenüber einem ersten Chemotherapeutikum resultierende gleichzeitige Resistenz gegen ein zweites oder mehrere andere Chemotherapeutika, die entweder
a) mit dem ersten Chemotherapeutikum und untereinander chemisch verwandt sind oder
b) mit dem ersten Chemotherapeutikum und untereinander gleichen Wirkungsmechanismus zeigen.

Praktisch wichtige Parallelresistenzverhältnisse sind in den Abb. 21 und 22 zusammengestellt. Es wurden dabei vor allem die klinisch wichtigen Resistenzverhältnisse berücksichtigt, die nicht immer mit den in vitro gefundenen Resistenzsteigerungs- und Parallelresistenzuntersuchungen übereinstimmen (Abb. 23).

Welche Maßnahmen sind geeignet, die Gefahr des Auftretens und der Zunahme resistenter Keime zu vermindern bzw. zu verhüten:

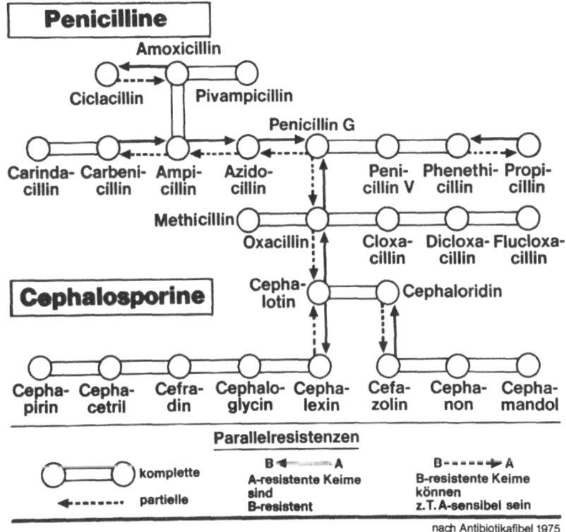

Abb. 21

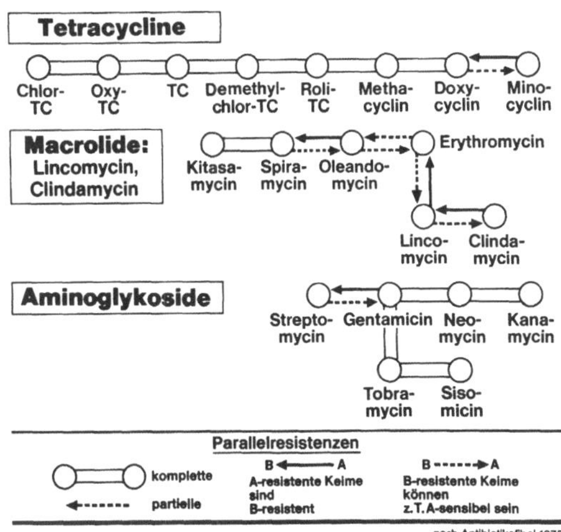

Abb. 22

1. Kritische Antibiotikatherapie, Vermeidung jeder "Routine"-Kombinationstherapie und "Routine"-Prophylaxe.

2. Sorgfältige Indikationsstellung einer Chemotherapie bei chronischen Infektionen (Mischinfektionen! - Erregernachweis und Antibiogramm!).

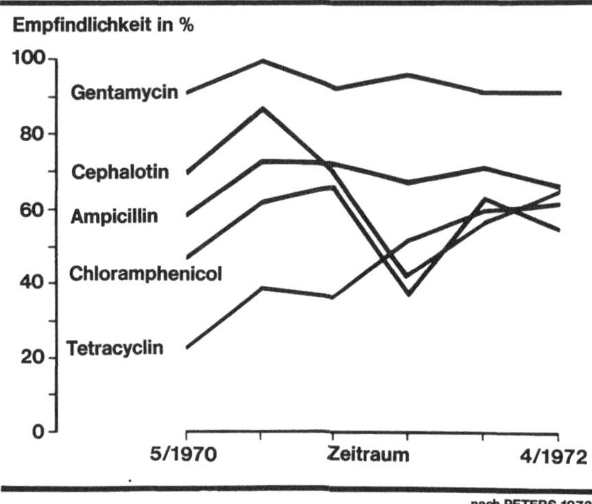

Abb. 23

3. Optimale Dosierung auch bei Kombinationstherapie! Unterschwellige Dosierungen begünstigen Resistenzsteigerungen.

4. Gezielte Therapie unter Bevorzugung der Antibiotika mit begrenztem spezifischem Wirkungsbereich.

5. Allgemeinfaktoren beachten, die eine Resistenzsteigerung und damit Therapieversager begünstigen.

6. Sinnvolle Kombinationstherapie. Eine resistenzverzögernde Kombinationstherapie hat sich vor allem bei der Behandlung der Tuberkulose bewährt; unsicherer ist sie dagegen bei akuten Infektionen.

F. Möglichkeiten und Gefahren einer Kombinationstherapie

Experimentelle und klinische Grundlagen, Indikationen.

Eine sinnvolle, dem problematischen Einzelfall angepaßte Kombinationstherapie kann eine Bereicherung der chemotherapeutischen Möglichkeiten darstellen.

Begründet und unverzichtbar ist die Kombinationstherapie bei der Tuberkulosebehandlung. In allen anderen Fällen gilt für eine unkritische Polypragmasie in der Chemotherapie das Wort BACONs (1561 - 1626): "Multitudo remediorum est filia ignorantiae".

Eine kombinierte Chemotherapie kann vorteilhaft sein zur

1. Erweiterung des antibakteriellen Wirkungsbereichs durch Ergänzung der individuellen Wirkungsspektren;

a) bei Mischinfektionen mit unterschiedlich empfindlichen Keimspezies, z. B. Peritonitis,
b) in Notfallsituationen, bei lebensbedrohlichen Infektionen, z. B. Neugeborenensepsis, wenn ein Erregernachweis nicht abgewartet werden kann. Stets vor Therapiebeginn Untersuchungsmaterial zum Erregernachweis abnehmen und die Kombinationstherapie zeitlich begrenzen,
c) als prophylaktische Maßnahme - nur in besonderen Fällen, bei voller Dosierung der Kombinationspartner und nur zeitlich begrenzt.

2. Verzögerung einer Resistenzentwicklung bei längerfristiger Therapie durch Kombination von Wirkstoffen mit unterschiedlichen Wirkungsmechanismen
a) in der Tuberkulosebehandlung,
b) bei Keimen, deren rasche Resistenzentwicklung gegen bestimmte Wirkstoffe bekannt ist (E. coli, B. proteus, Staphylokokken),
c) bei Antibiotika mit ungünstigem Resistenzentwicklungstyp (Streptomycin, Makrolide, Novobiocin, 5-Fluorcytosin u. a.).

Voraussetzungen für Kombinationen unter Berücksichtigung der Punkte 1 und 2 sind:
a) Zur Kombination keine Präparate mit Parallelresistenz wählen, d. h. auf unterschiedlichen Wirkungsmechanismus achten;
b) zur Kombination keine Präparate mit verschiedenen Wirkungstypen nehmen, Gefahr einer Aktivitätsreduzierung durch Antagonismen;
c) keine Präparate mit gleichgerichteter Toxizität kombinieren - z. B. Gentamycin/Cephaloridin, (Nephrotoxizität bei hohen Dosen oder Ausscheidungsstörungen);
d) die Kombinationspartner sollten ähnliche pharmakokinetische Eigenschaften haben;
e) die Einzelkomponenten einer Kombination müssen in voll wirksamer Dosierung gegeben werden; nur in Ausnahmefällen bei nachgewiesener synergistischer Wirkung ist die Dosis des toxischeren Kombinationspartners reduzierbar. Beispiel: Carbenicillin/Gentamycin bei der Therapie von Pseudomonasinfektionen.

Bei einigen wenigen Krankheitsprozessen, besonders wenn mehrere Infektionsherde gleichzeitig bestehen, wie bei Meningitis und Sepsis, kann es vorteilhaft sein, Präparate mit unterschiedlichen Diffusionseigenschaften zu kombinieren, z. B. liquorgängige ß-Laktamringantibiotika mit Polymyxinen oder Gentamycin. Ein weiterer Sonderfall, der eine Kombination rechtfertigen kann, ist die Notwendigkeit, extra- und intrazellulär gelagerte Keime gleichzeitig zu beeinflussen, z. B. bei der Tuberkulose, der Brucellose, bei Salmonella- und Pasteurella-Infektionen, bei Pertussis und der Listeriose. Auch in diesen Sonderfällen sollten die Grundregeln zur Chemotherapeutika-Kombination beachtet werden.

Eine Chemotherapeutika-Kombination kann bei einheitlichen Bakterienpopulationen in vitro und in vivo folgende Wirkungstypen aufweisen:

1. Indifferenz. Keine gegenseitige Beeinflussung der Kombinationspartner. Die Kombination ist nicht wirksamer als die wirksamste Einzelkomponente. Dies ist der häufigste Fall.

2. Addition. Die Wirksamkeit beider Komponenten addiert sich. Dies wäre auch mit der z. B. doppelten Dosis jeder Einzelkomponente erreichbar, soweit die Verträglichkeit eine solche Steigerung zuläßt.

3. Synergismus. Die Wirkung der Kombination ist signifikant höher als die Summe der Wirkungen der Einzelkomponenten. Dies ist ein seltenes Ereignis.

4. Antagonismus. Die Wirkung der Kombination ist geringer als die Wirksamkeit der effektiveren Einzelkomponente.

Nach diesen Grundregeln des Verhaltens von Kombinationen können folgende Empfehlungen gegeben werden:

I. Indifferenz oder Addition - in wenigen Fällen Antagonismus - der Wirkungen sind zu erwarten bei Kombinationen von Bakteriostatika.

II. Synergismus oder Indifferenz, jedoch nie Antagonismus sind zu erwarten bei Kombinationen degenerativ oder absolut bakterizider Präparate.

III. Antagonismus oder - im günstigen Falle - Indifferenz muß erwartet werden bei Kombinationen von Bakteriostatika mit degenerativ-bakteriziden Präparaten.

IV. Indifferenz oder - in wenigen Ausnahmefällen - Synergismus ist zu erwarten bei Kombination absolut bakterizider Präparate mit Bakteriostatika.

Eine sichere Voraussage, welcher Effekt eintritt, ist allerdings nicht möglich. So zeigte die Bakteriostatika-Kombination Chloramphenicol/Erythromycin in vitro Antagonismus und die Kombination des bakteriziden Penicillin V mit den statischen Antibiotika Erythromycin und Chloramphenicol statt des erwarteten Antagonismus Indifferenz.

Die verschiedenen möglichen Kombinationseffekte sind in Abb. 24 noch einmal dargestellt.

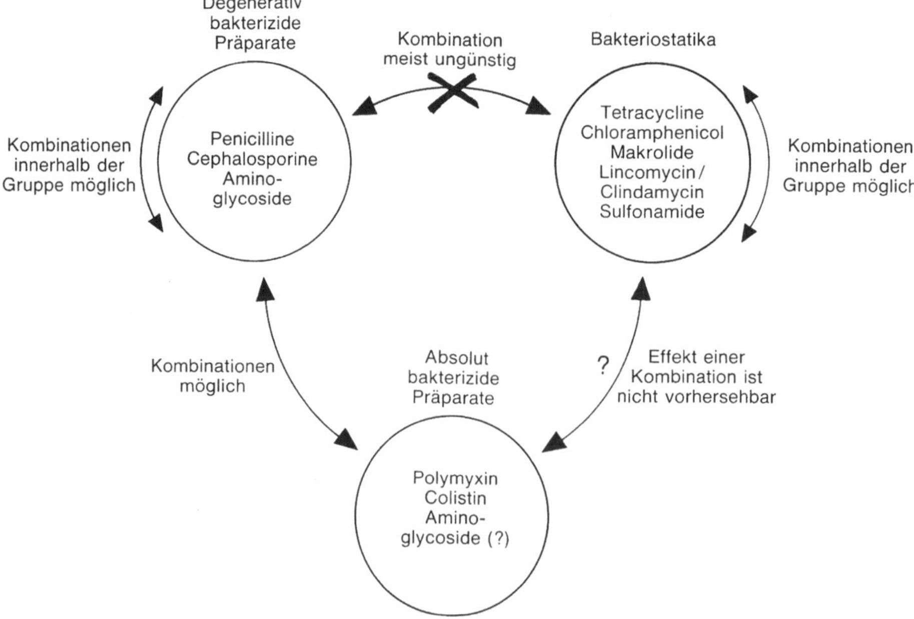

Abb. 24

Synergismus bei der klinischen Anwendung von Kombinationen verschiedener Chemotherapeutika wurden bisher nur nachgewiesen bei

1. Ampicillin bzw. Carbenicillin + Gentamycin bei Infektionen mit E. coli, indolpositiven B. proteus-Spezies sowie Pseudomonas aeruginosa,
2. Cephalotin + Gentamycin bei Urosepsis mit gramnegativen Keimen,
3. Penicillin G + Streptomycin bei Endocarditis lenta mit Enterokokken und Viridansstreptokokken. Vorher Empfindlichkeit der Erreger gegen Streptomycin prüfen!
4. Tetracycline + Streptomycin bei der Brucellose.

Antagonismen wurden beobachtet bei Kombinationen von Tetracyclinen und Penicillin G und V sowie Chloramphenicol und Penicillin G bei der Pneumokokken-Meningitis, außerdem bei Penicillin-Sulfonamid-Kombinationen. Die klinische Anwendung von Kombinationen führt offensichtlich meist zu Indifferenzeffekten.

Vergleicht man dieses Ergebnis einer Kombinationstherapie mit den möglichen Nachteilen für den Patienten, die bestehen können in
1. der Zunahme von Keimen, die gegen zwei Antibiotika resistent sind,
2. einer Sensibilisierungsgefahr gegenüber zwei Wirkstoffen,
3. einer höheren Toxizitätsrate, vor allem bei gleichgerichteter Toxizität der Kombinationspartner,
4. Erschwerung einer exakten bakteriologischen Diagnose,
5. vermehrtem Auftreten von Superinfektionen mit neuen Krankheitssymptomen,
6. unnötigen Kosten,

so ergibt sich, daß die kombinierte Anwendung von Chemotherapeutika nur in wohlbegründeten Ausnahmefällen vertretbar ist. In solchen Fällen ziehen wir die freie Kombination der Wirkstoffe - angepaßt an mögliche, unterschiedliche pharmakokinetische Eigenschaften - den fixen Kombinationspräparaten vor.

Eine Fülle von Kombinationspräparaten aus Chemotherapeutika mit Vitaminen, Antihistaminika, Antiphlogistika, Antipyretika, Broncholytika, Vasokonstriktoren, Lokalanästhetika und unspezifischen Reizkörpern ist im Handel. Wir glauben, daß die zusätzliche Verordnung von solchen Medikamenten zu einer antibakteriellen Chemotherapie und ihre individuelle Dosierung grundsätzlich dem Arzt vorbehalten bleiben sollte. Kombinationspräparate dieser Art vereinfachen in unzulässiger Weise Therapieprobleme und -überlegungen.

In den Tabellen 8 und 9 sind einige häufigere Additions- und Kombinationsmöglichkeiten mit Begründungen und Indikationen zusammengestellt[4].

---

4 Weitere Grundlagen der Antibiotikatherapie sind im Anhang dieses Bandes abgehandelt.

Tabelle 8. Begründung und Indikationen für Additionspräparate

Additionspartner	Vorteile und Begründung	Indikationen
Kurzzeitsulfonamid + Mittelzeitsulfonamid (Sulfa-Additions-Präparate)	günstigere Ausscheidungsverhältnisse, additive Wirkung	Sulfonamidindikationen, vorwiegend bei Harnwegsinfektionen, spielen praktisch keine Rolle mehr
Procain-Penicillin + Penicillin G	günstigere pharmakokinetische Eigenschaften	Penicillin G-Indikationen
Isoxazolylpenicilline + Ampicillin	Erweiterung des Wirkungsspektrums	alle Penicillinindikationen, besonders Mischinfektionen
Isoxazolylpenicilline + Carbenicillin	Erweiterung des Wirkungsspektrums	Mischinfektionen von Enterobakterien mit Staphylokokken
Streptomycin + Dihydrostreptomycin	keine	Streptomycinindikationen

Tabelle 9. Begründung und Indikationen einer Kombinationstherapie

Kombinationspartner	Vorteile und Begründung	Indikationen
Penicilline + Sulfcnamide	keine, eher bedenklich, da Antagonisten	Aktinomykose (?)
Sulfcnamide + Chloramphenicol	keine	Meningitis mit gramnegativen Erregern, nur in Ausnahmefällen nach Antibiogramm!
Penicillin G + Streptomycin	gelegentlich Synergismus	Endocarditis lenta, kritische Indikationsstellung nur nach Antibiogramm
Carbenicillin + Gentamycin	Synergismus bei Pseudomonas aerug., u. a. gramnegativen Keimen	Pseudomonasinfektionen
Cephalotin + Gentamycin	Synergismus, Erweiterung des Wirkungsspektrums	Urosepsis, kritische Indikationsstellung, da mögliche additive Toxizität
Tetracycline + Nystatin	Erweiterung des Wirkungsbereichs auch auf Hefen im Intestinaltrakt	keine spezifische Indikation, Nystatin wird prophylaktisch und meist unnötig verabreicht
Nitrofurantoin + Sulfonamid	Erweiterung des Wirkungsbereichs sowie Hohlwegseffekt des Nitrofurantoins + Gewebeeffekt des Sulfonamids	Harnwegsinfektionen, Überlegenheit zur Monotherapie nicht nachgewiesen
Antituberkulotika-Kombinationen	Resistenzverzögerung	Tuberkulose
Verschiedene Antibiotika entspr. Antibiogramm	Resistenzverzögerung, selten Synergismus	Mischinfektionen, verschiedene Infektionsherde. Nur nach Antibiogramm und in Ausnahmefällen
Trimethoprim + Sulfamethoxazol	Erweiterung des Wirkungsspektrums, Synergismus bei sulfonamidempfindlichen Keimen	Chron. Bronchitis, Harnwegsinfektionen, Sulfonamidindikationen
Tetracycline + Streptomycin	zuverlässigere Rezidivverhinderung	Brucellose

Tabelle 10. Häufigkeit bakterieller Krankheitserreger (Angaben in %)

Keimart	Eitrige Meningitis	Harnwegsinfektionen	Infektionen des Bronchopulmonaltraktes
Enterobakter	≤ 1	5 (2 - 15)	≤ 1
Enterokokken	≤ 1	16 (4 - 21)	14 (3 - 26)
E. coli	4 (1,5 - 6)	48 (25 - 72)	4 (1 - 17)
Haemophilus influenzae	20 (1 - 27 (- 70))	-	27 (15 - 39)
Klebsiellen	≤ 1	2 ($<$ 1 - 20)	2 (1 - 7)
Meningokokken	33 (5 - 37)	-	-
Pneumokokken	18 (8 - 45)	-	28 (15 - 42)
Proteus	0,9 - 1,3	13 (4 - 28)	2 (1 - 6)
Pseudomonas aeruginosa	0,9 - 1,3	6 (1 - 14)	2 (1 - 7)
Staphylokokken	3 - 4,5	8 (3 - 31)	14 (10 - 23)
Streptokokken	4 (3 - 18)	3 ($\leq$ 1 - 15)	1,5 ($\leq$ 1 - 6)
andere Erreger	7 (1 - 15)	0,5 ($\leq$ 1 - 6)	5 (2 - 14)

Zur Pharmakokinetik der Antibiotika

Von W. Lang

Getreu der Schottmüller-Bingold-Schule, aus der ich stamme, fasse ich mein Thema klinisch und kritisch auf. Ich will hier keinesfalls einen allgemeinen Überblick über Pharmakokinetik geben, sondern möchte vielmehr versuchen, die Entwicklung der letzten Jahre auf dem Antibiotikagebiet von einer klinischen Pharmakokinetik aus zu beleuchten, wobei kritisch zu untersuchen wäre, wo echte Fortschritte zu verzeichnen sind, und wo es sich vielleicht nur um pharmakokinetische Kosmetik handelt, sozusagen um eine etwas bessere Fassade.

Ich darf mit der ß-Laktamgruppe beginnen, da auf diesem Gebiet der Antibiotikamarkt in den letzten Jahren besonders in Bewegung geraten ist. Sowohl bei den Penicillinen als auch bei den Cephalosporinen ist von verschiedenen Firmen eine Entwicklung vorangetrieben worden, die in Klinik und Praxis oft mehr Verwirrung als neue klare therapeutische Konzepte ausgelöst hat. Dabei ist auffallend, daß es sich bei dieser Entwicklung leider nicht um die Schaffung neuer antibakterieller Substanzen mit einem wirkungsvolleren Spektrum handelt, sondern meistens um Derivate bereits bestens eingeführter Antibiotika, deren Besonderheiten bzw. wirkliche oder vermeintliche Vorteile mehr im pharmakokinetischen Bereich liegen, d. h. also Resorption, Verteilung im Organismus, Höhe und Dauer von Blut- und Gewebsspiegeln und schließlich Abbau- und Ausscheidungsmechanismen betreffen.

Ich dürfte hier kaum auf Widerstand stoßen, wenn ich davon ausgehe, daß das Penicillin G nach wie vor das beste und potentiell wirksamste aller bisher entwickelten Antibiotika darstellt. Herr SPITZY ist hier als klinischer Verbündeter besonders zu apostrophieren. Diese optimale Struktur des Penicillins betrifft neben seiner hohen antibakteriellen Wirksamkeit gegen eine Reihe klinisch immer noch sehr bedeutsamer Keime vor allem auch seine pharmakokinetischen Eigenschaften. Rasche Verteilung im Organismus, ausgezeichnete Durchdringungsfähigkeit auch in schlechter durchbluteten Geweben, maximale Dosierungsmöglichkeit mit der Möglichkeit der Erreichung auch maximaler Gewebsspiegel, weitgehende Atoxizität und relativ rasche und komplette Eliminierung bei geringer Belastung des intermediären Stoffwechsels - alles das sind Eigenschaften, die in der Folge, soweit ich sehe, nicht wieder erreicht worden sind. Daß es gelang, die geringe Säurestabilität des Penicillins G durch Schaffung weitgehend säurefester Derivate wie des Penicillins V und des Propicillins wettzumachen und damit eine perorale Penicillintherapie zu ermöglichen, gehört zu den Großtaten der Antibiotikaforschung und hat die weitere Entwicklung, vor allem zum Ampicillin hin, wesentlich gefördert.

Wenn wir kurz beim Penicillin V und dem Propicillin bleiben wollen, so deshalb, weil sich bezüglich dieser beiden höchst wirksamen Substanzen sozusagen ein pharmakokinetischer Krieg oder besser ein Scharmützel entwickelt hat, das seit Einführung des Propicillins immer wieder rezidiviert. An diesem Beispiel kann gezeigt werden, daß pharmakokinetische Vorteile nicht immer auch wesentliche klinische Vorteile bedeuten, zumindest nicht so ausschlaggebende, daß das Konkurrenzpräparat zur Obsoletheit verdammt würde, wie die Verbreitung beider Präparate seit über 10 Jahren gezeigt hat.

Die Abb. 1 soll die pharmakokinetischen Besonderheiten der beiden Penicilline kurz noch einmal ins Gedächtnis zurückrufen. Das Penicillin V besitzt eine optimale antibakterielle Wirksamkeit, die quantitativ, also pro Gewichtseinheit, dem Penicillin G entspricht. Leider zeigte sich aber, daß die Resorption keinesfalls optimal ist und vor allem auch relativ ungleichmäßig, so daß von der Dosis her nicht ohne weiteres auf einen bestimmten zu erreichenden Serum- bzw. Gewebsspiegel geschlossen werden kann. Beim Propicillin liegen die Verhältnisse umgekehrt. Die Resorption in wirksamer Form erfolgt weitgehend vollständig, die antibakterielle Wirksamkeit ist aber in etwa um den Prozentsatz geringer, der die schlechtere Resorption der V-Säure ausmacht, so daß man bei gleicher Dosis im allgemeinen mit gleichen Serumspiegeln rechnen kann, wie zahlreiche Versuche ergeben haben.

Abhängigkeit der „Antibakteriellen Wirksamkeit" (auf Streptokokken) von der chemischen Struktur (nach Auhagen/Walter) = A.W.

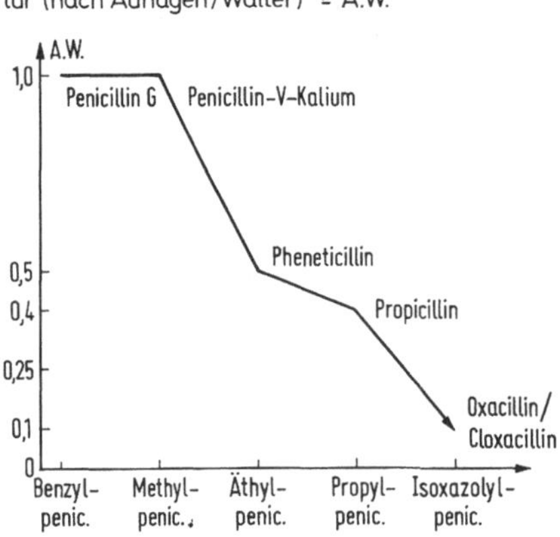

Tabelle n. Schmidt/Günther „Das Bronchitische Syndrom"

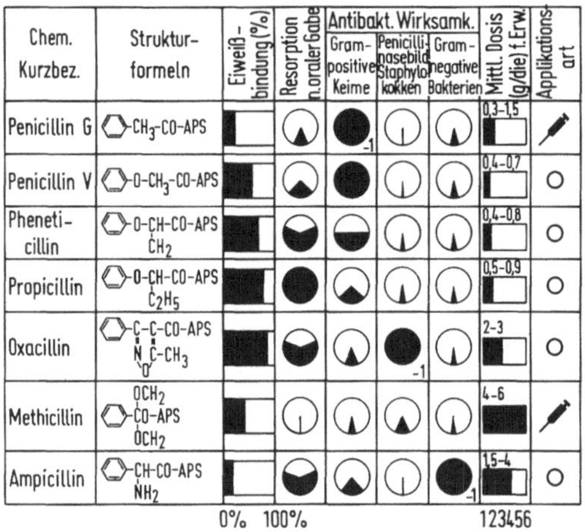

Chem. Kurzbez.	Strukturformeln	Eiweiß-bindung (%)	Resorption n. oraler Gabe	Antibakt. Wirksamk. Gram-positive Keime	Penicillinasebild. Staphylokokken	Gram-negative Bakterien	Mittl. Dosis (g/die) f. Erw.	Applikationsart
Penicillin G	⬡-CH₃-CO-APS			-1			0,3-1,5	
Penicillin V	⬡-O-CH₃-CO-APS						0,4-0,7	O
Pheneticillin	⬡-O-CH-CO-APS CH₂						0,4-0,8	O
Propicillin	⬡-O-CH-CO-APS C₂H₅						0,5-0,9	O
Oxacillin	⬡-C-C-CO-APS N C-CH₃ O				-1		2-3	O
Methicillin	OCH₂ ⬡-CO-APS OCH₂						4-6	
Ampicillin	⬡-CH-CO-APS NH₂					-1	1,5-4	O
		0% 100%					123456	

Abb. 1. Besonderheiten verschiedener Penicilline

Die Abb. 1 zeigt auch die Bindung der verschiedenen Penicilline an das Serumeiweiß, wobei hier hervorgeht, daß Propicillin eine etwas größere Eiweißbindung hat als Penicillin V und beide eine entschieden größere Eiweißbindung als Penicillin G. Aus der graphischen Darstellung der Abb. 2 geht die unterschiedliche Eiweißbindung der verschiedenen Penicilline noch deutlicher hervor.

Es soll bei dieser Gelegenheit kurz zum Problem der Eiweißbindung der Antibiotika bzw. ihrer Bedeutung für den therapeutischen Effekt Stellung genommen werden. In vitro zeigte sich bei verschiedenen Antibiotika, vor allem auch bei Sulfonamiden, ziemlich übereinstimmend, daß eine hohe Eiweißbindung einen Verlust antibakterieller Aktivität bedeutet. In vivo sind die Verhältnisse wie üblich wesentlich komplizierter und unklarer. Entscheidend dürfte hier die Reversibilität der Bindung sein, jedenfalls ließ sich in vivo keine eindeutige Beziehung zwischen Eiweißbindung und antibakteriellem Effekt nachweisen, wie überhaupt wesentliche pharmakokinetische Kriterien, so Diffusion in das Gewebe, Verteilung im Organismus und vor allem auch Zeit und Umfang der Ausscheidung nicht in Korrelation zur Eiweißbindung zu stehen scheinen. Die praktische Bedeutung dieses Phänomens dürfte, allgemein gesprochen, relativ gering sein, zumindest ist sie in vieler Beziehung noch unklar.

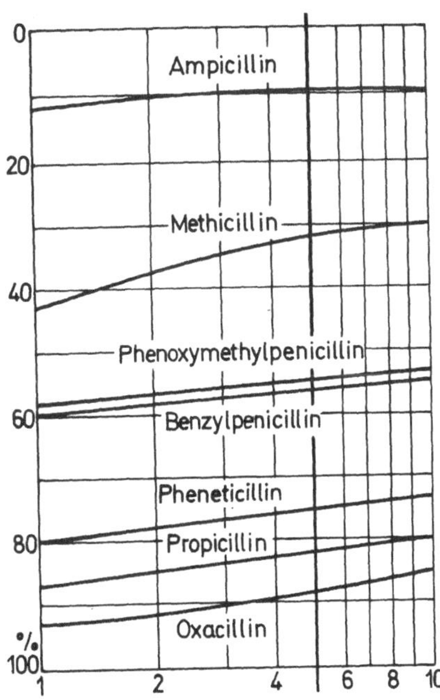

Abb. 2. Eiweißbindung verschiedener Penicilline an Humanserum (Konzentration: 5 mcg/ml; Temperatur: 37 °C)

Wir wollen uns nun wieder den Penicillinen zuwenden. Die Entwicklung des Ampicillins ist auf diesem Gebiet als wichtigster Fortschritt seit Einführung der Oralpenicilline anzusprechen. Die Pharmakokinetik des Ampicillins ist der des Penicillins V bzw. des Propicillins nicht unähnlich, die Resorption erfolgt aber langsamer, die Halbwertszeit im Serum, womit die Zeitspanne des Absinkens vom Maximalspiegel auf die Hälfte gemeint ist, beträgt etwa das Doppelte der beiden genannten Oralpenicilline und liegt zwischen 1 und 2 h. Die Ausscheidung erfolgt wie bei den übrigen Penicillinen vorwiegend über den Urin. Der wesentlichste pharmakokinetische Nachteil des Ampicillins liegt in seiner Resorption nach oraler Gabe, in Parallele zu setzen zu den Verhältnissen beim Penicillin V. Die Entwicklung neuer Breitbandpenicilline zielte deshalb vor allem darauf ab, die Resorption zu verbessern und damit höhere und besser kalkulierbare Serumspiegel zu erzielen. Gerade die potentiell bakteriziden Eigenschaften der Penicilline sollten auf diese Weise besser zur Wirkung kommen. Diese Entwicklung führte zu neuen Substanzen, die - cum grano salis - als Ampicillinderivate bezeichnet werden können, unter denen das Pivampicillin, das Amoxycillin und das Ciclacillin bedeutungsvoll geworden sind und seit ihrer Einführung auch weitere Verbreitung gefunden haben. Die Pharmakokinetik dieser neuen Penicilline sei deshalb in ihren wesentlichen Belangen kurz dargestellt.

Nach einigen weniger überzeugenden Versuchen, das klassische Ampicillin zu verbessern, kam mit dem Pivampicillin ein Ampicillinderivat heraus, das sich rasch in Praxis und Klinik durchsetzte und von einer Reihe von Untersuchern als wirksamere und rationellere Alternative zur traditionellen oralen Ampicillintherapie bezeichnet wurde.

Das Pivampicillin, der Pivaloyloxymethylester des Ampicillins, ist vorerst, wie übrigens auch die beiden anderen genannten Ampicillinderivate, nur in peroral zu verabreichender Zubereitung verfügbar, so daß für die parenterale Penicillintherapie nach wie vor die Grundsubstanz Ampicillin anzuwenden ist. Die offensichtlich weitgehend vollständige und relativ schnelle Resorption des Pivampicillins führt nach rascher enzymatischer Spaltung in freies Ampicillin zu höheren Serumspiegeln und dementsprechend auch zu höheren Konzentrationen im Urin als nach der Anwendung gleicher Dosen von Ampicillin. Das weitere pharmakokinetische Schicksal des nach Resorption gespaltenen Pivampicillins entspricht völlig dem des Ampicillins, selbstverständlich auch in bezug auf die antibakterielle Wirksamkeit am Ort der Infektion. Auch die Halbwertszeit ist identisch, so daß - graphisch dargestellt - in etwa folgende, für alle annähernd vollständig resorbierbaren Antibiotika gültigen Verhältnisse vorliegen (Abb. 3). Bei Ausgleich der schlechteren Resorption des Ampicillins durch entsprechend höhere Dosierung wäre somit in jedem Fall derselbe therapeutische Effekt zu erzielen. Der pharmakokinetische Vorteil des Pivampicillins gegenüber dem Ampicillin wäre unter folgenden Voraussetzungen entscheidend:

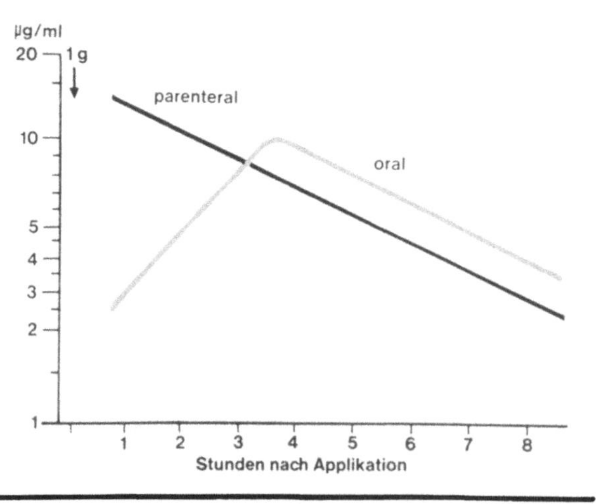

Abb. 3. Pharmakokinetik. Mittlere Serumkonzentrationen (schematisch) nach oraler und parenteraler Gabe. Substanz annähernd vollständig resorbierbar

1. Die Resorption des Pivampicillins würde individuell in so geringen Grenzen schwanken, auch in Abhängigkeit von der Nahrungsaufnahme, daß der zu erreichende Serumspiegel zuverlässiger kalkulierbar wäre als beim Ampicillin.

2. Die durch die vollständige Resorption mögliche Dosisreduzierung würde zu niedrigerer Nebenwirkungsquote und wirtschaftlich gesehen zu einer rationelleren Therapie führen.

Zum ersten Punkt ist zu bemerken, daß die bessere Resorption des Pivampicillins zwar unbestritten ist, bezüglich ihrer Abhängigkeit von der Nahrungsaufnahme bzw. von anderen individuellen Gegebenheiten aber noch keine einheitliche Meinung besteht. Anhand einiger graphischer Darstellungen sei gezeigt, daß bezüglich der beiden Substanzen recht unterschiedliche Werte gefunden wurden.

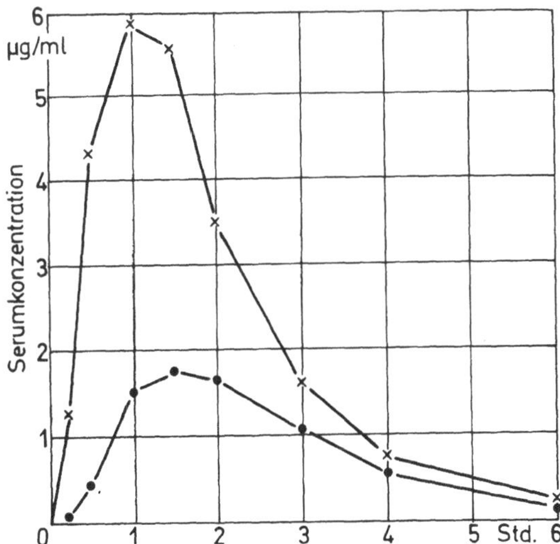

Abb. 4. Durchschnittliche Ampicillin-Konzentrationen im Serum nach 250 mg Ampicillin (o) und 358 mg Pivampicillin-Hydrochlorid (x)

Die Abb. 4 zeigt die mittleren Serumkonzentrationen nach oraler Gabe von 250 mg Ampicillin bzw. der korrespondierenden Dosis von 358 mg Pivampicillin. Die erreichbaren Spitzenspiegel liegen nach Gabe von Pivampicillin um mehr als das Dreifache höher. Bei der doppelten Dosis von Pivampicillin, die einer Ampicillindosis von 500 mg entspricht, ist der Unterschied der Spiegel etwas geringer, beträgt aber nach Pivampicillin immer noch das Doppelte. Setzt man 500 mg Ampicillin einer Dosis von 350 mg Pivampicillin entgegen, werden Serumspiegel erreicht, die sich in etwa entsprechen. Es ist hier sogar ein Vorteil des Ampicillins herauszulesen, da - offensichtlich als Folge der langsameren Resorption - die Serumspiegel nach Ampicillin zwischen 2 und 8 h nach Erreichung der maximalen Werte zum Teil deutlich höher liegen, also eine resorptionsbedingte längere Halbwertszeit des Ampicillins resultiert. Die Ausscheidung im Urin verhält sich entsprechend, wie die Abb. 5 zeigt. Bei gleicher bzw. äquivalenter Dosierung ist die Ampicillinausscheidung im Urin nach Pivampicillin etwa doppelt so hoch wie nach Ampicillin, bei 500 mg Ampicillin gegenüber 350 mg Pivampicillin ist die Ampicillinausscheidung nach Ampicillin sogar etwas höher.

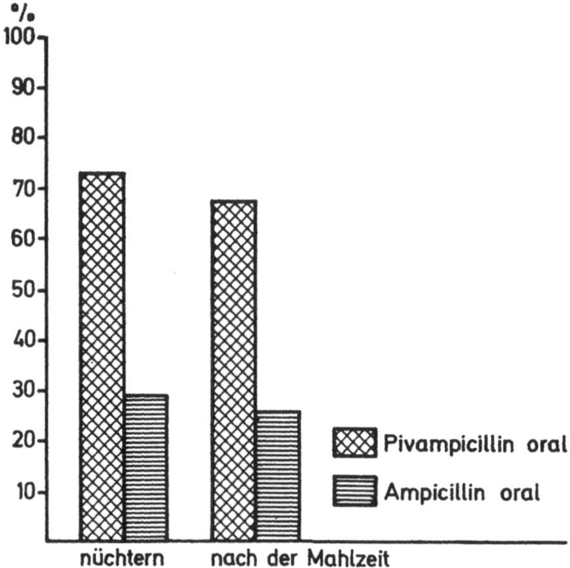

Abb. 5. Urinausscheidung von Ampicillin und Pivampicillin bei äquivalenter Dosierung

Wie wir wissen, stellt die Halbwertszeit eines Antibiotikums das wesentlichste pharmakokinetische Kriterium für die Festlegung der Dosisintervalle dar, eines der wichtigsten Probleme der Antibiotikatherapie überhaupt, auf das am Beispiel des Amoxycillins noch besonders hinzuweisen sein wird.

Wenn wir einen minimalen Ampicillin-Serumspiegel von 3 mcg erreichen wollen, um etwa Mikroorganismen mit einer minimalen Hemmkonzentration bis zu 1 - 1,5 mcg einigermaßen zuverlässig angehen zu können, so müssen wir bei der relativ kurzen Halbwertszeit des Ampicillins im Serum und der daraus sich ergebenden geringen Kumulation wenigstens alle 4 h 350 mg Pivampicillin geben, d. h. innerhalb 24 h etwa 2 g. Dies entspricht 1.500 mg Ampicillin. Bei einer Einzelgabe von 500 mg Ampicillin ist derselbe Minimalspiegel bei 6stündigen Intervallen zu erreichen, so daß 2 g Ampicillin im Endeffekt 2 g Pivampicillin entsprechen. So gesehen ergäbe sich ein Vorteil des Ampicillins, da die Dosisintervalle bei gleicher Tagesdosis größer sein können als beim Pivampicillin. Vorausgesetzt ist aber hier eine Resorption des Ampicillins, die anteilmäßig nur in geringen Grenzen schwankt, wobei feststeht, daß die Resorptionsschwankungen beim Pivampicillin geringer sind, die Spiegel somit berechenbarer. Daß aber bei letzterem unterschiedliche Werte gefunden werden, zeigen die Befunde bei einer Dosis von 700 mg Pivampicillin, wobei sich mit und ohne Nahrungsbeigabe kaum Unterschiede zeigen und bei einer Dosis von 350 mg Pivampicillin, wobei ein anderer Untersucher recht erhebliche Schwankungen registrierte. Nun sind allerdings erfahrungsgemäß die methodischen Fehlerquellen im Meßbereich unter 5 mcg/ml entschieden gravierender als im Bereich zwischen 10 und 6 mcg/ml.

Wir können somit den Vorteil des Pivampicillins bezüglich seiner besseren Resorption nur in Relation zur Dosierung betrachten, woraus sich ergibt, daß ein therapeutisch effektiverer Serumspiegel nur dann zuverlässig zu erreichen ist, wenn Pivampicillin in äquivalenten Dosen gegeben wird, d. h. zum Beispiel 700 mg Pivampicillin statt 500 mg Ampicillin jeweils alle 6 h. Eine Reduzierung der Einzeldosis von Pivampicillin auf die Hälfte der Ampicillindosis, d. h. 350 mg Pivampicillin statt 500 mg Ampicillin, bringt eher Nachteile, vor allem wenn man von gleichen Dosisintervallen ausgeht.

Wir sprachen im Vorhergehenden nur von Serumspiegeln und nicht von Gewebsspiegeln. Hier ist bei kritischer Abwägung der bisherigen Befunde festzustellen, daß die Beurteilung eines Antibiotikums nach den gemessenen Gewebsspiegeln außerordentlich problematisch ist. Dies betrifft sogar die Fälle, in denen bei bestimmten Antibiotika besonders hohe Spiegel in speziellen Geweben, z. B. in Knochen, gemessen werden. Die Frage konnte bisher nicht schlüssig beantwortet werden, ob diese Gewebsspiegel von praktisch-therapeutischer Bedeutung bei der Auswahl des Antibiotikums sind. Zum einen ist die Bestimmung der Antibiotika im Gewebe schon aus präparatorischen Gründen schwierig und methodisch unsicher. Zum anderen steht keineswegs eindeutig fest, ob ein hoher Gewebsspiegel im Experiment auch eine entsprechend hohe antibakterielle Aktivität am Ort der Infektion bedeutet. Die beim Pivampicillin gegenüber dem Ampicillin gemessenen Werte, die die Tabelle 1 zeigt, können nach der Pharmakokinetik des Pivampicillins ausschließlich den Resorptionsverhältnissen zugeschrieben werden. Bei einer Einzeldosis von 350 mg bzw. 250 mg Ampicillin kommen wir im allgemeinen nach 2 h, also dem Zeitpunkt des Maximalspiegels, ähnlich wie im Blut zu einer etwa dreifach höheren Konzentration. Die um das fünffach höhere Gallekonzentration nach 2 h ist durch den raschen Übertritt des freigewordenen Ampicillins in die Galle via Pfortader - Leber zu erklären.

Tabelle 1. Durchschnittliche Konzentrationen von Ampicillin und Pivampicillin beim Hund nach Gabe von 30 bzw. 43 mg/kg oral (DAEHNE et al. 1970)

Organ	h	Ampicillin-Konzentration (mcg/ml oder mcg/g)	
		Ampicillin	Pivampicillin
Blut	0,5	0,2	1,9
	1	1,0	5,5
	2	2,0	5,7
Leber	2	5,5	13
Galle	2	28	147
Niere	2	18	69
Milz	2	1,1	2,3
Lunge	2	2,1	4,1

Über die Verträglichkeit des Pivampicillins liegen noch keine Berichte vor, die Vor- oder Nachteile gegenüber dem Ampicillin anzeigen würden. Unter Berücksichtigung des vorhin Gesagten ergibt sich eine, vor allem auch wirtschaftlich gesehen, rationellere Ampicillintherapie durch diese Neueinführung.

Die relativ ausführliche Darstellung der pharmakokinetischen Besonderheiten im Falle Ampicillin-Pivampicillin und deren kritische Abwägung erfolgte deshalb, weil mir das sich hier stellende Problem beispielhaft erscheint für eine ganze Reihe ähnlicher Vergleiche, die sich nicht nur auf dem Penicillinsektor anbieten. Wir können uns deshalb in bezug auf die beiden anderen genannten Ampicillinderivate kürzer fassen.

Das kürzlich auch in Deutschland eingeführte Amoxycillin hat pharmakokinetisch gesehen große Ähnlichkeit mit dem Pivampicillin. Der Hauptvorteil dieser neuen Substanz liegt ebenfalls in seiner vollständigeren Resorption. Die bei äquivalenter Dosis erzielbaren Serumspiegel entsprechen weitgehend denen des Pivampicillins. Die Halbwertszeit des Amoxycillins entspricht etwa der des Ampicillins und wurde von HÖFFLER mit 40 - 50 min sogar als relativ kurz angegeben. Jedenfalls zeigt sich auch hier, daß die rasche und vollständige Resorption eher zu einer Verkürzung der Halbwertszeit nach oraler Gabe führt. Das Problem der Dosisintervalle stellt sich deshalb beim Amoxycillin ähnlich wie beim Pivampicillin. Hier sei etwas Grundsätzliches angesprochen, das zu manchen bedauerlichen Kontroversen und Diskrepanzen geführt hat.

Die Hersteller von Antibiotika, wie die prinzipiell aller Medikamente, haben die Tendenz, die Dosisintervalle so groß wie irgend möglich festzusetzen. Der Arzt wird im allgemeinen lieber die Substanz verordnen, die nur 2- oder 3mal statt 4- oder 6mal am Tag eingenommen werden muß, und er wird diesen augenscheinlichen Vorteil im Vertrauen auf die industrielle Empfehlung gerne wahrnehmen. Wie wir hier in diesem Kreise alle wissen, vollzieht sich vor und während der Einführung eines neuen Antibiotikums ein oft zähes Ringen zwischen klinischen und labormäßigen Prüfern und den Herstellern. Letztere gehen von möglichst niedriger Dosierung bei möglichst großen Dosisintervallen aus, erstere von möglichst hoher Dosis bei möglichst kleinen Intervallen, was ja schließlich ein Grundprinzip der Antibiotikatherapie darstellt. Die Pharmakokinetik der Antibiotika kritisch und nach wissenschaftlichen Grundsätzen untersucht, kann hier einen strengen Maßstab liefern, über den man sich nicht hinwegsetzen sollte.

Auch beim Ciclacillin, dem als letztem noch zu erwähnenden neueren, dem Ampicillin ähnlichen Penicillinderivat, gelten die genannten Prinzipien. Auch hier ist die rasche und vollständige Resorption der Hauptvorteil, den es auszunützen gilt. Die schon nach 1 h maximal hohen Serumspiegel fallen bei einer Einzeldosis von 1 g bereits innerhalb 1 h von 30 auf etwa 6 mcg ab, die Halbwertszeit liegt auf jeden Fall wesentlich unter 1 h. Es ist deshalb schwer verständlich, wieso die Hersteller als allgemeine Empfehlung eine Dosierung von 3mal 1 - 2 Tabletten zu 500 mg täglich angeben, wenn nach Gabe von 1 g schon nach 6 h kaum mehr ein meßbarer Serumspiegel besteht. Bei der raschen Diffusion und Ausscheidung im Urin ist nicht damit zu rechnen, daß die Gewebsspiegel sehr viel länger persistieren als die im Serum. Die Dosierung von 3mal 500 mg dürfte deshalb in fast allen Fällen von Ampicillinindikation unzureichend sein. Pharmakokinetisch gesehen ergäbe sich eine Standarddosierung von 3 g täglich, wobei tagsüber alle 4 h 500 mg gegeben werden sollten und vor Beginn einer 8stündigen Nachtruhe 1 g. Wenn man unter Anlegung strengerer Indikationen der Hälfte der in Aussicht genommenen Patienten eine effektivere Dosierung zukommen lassen würde und der anderen Hälfte ein preiswertes Antipyretikum, wäre allen Beteiligten wohl am meisten genützt.

Die Cephalosporine stellen die zweite Gruppe der ß-Laktamantibiotika dar, die in den letzten Jahren in besondere Bewegung geraten ist. Die pharmakokinetischen Eigenschaften dieser Gruppe sind denen der Penicilline sehr ähnlich, den chemischen Grundgerüsten und den damit gegebenen Möglichkeiten der Derivatbildung entsprechend. Es soll hier nur eine kurze Übersicht gegeben werden.

Nach den nur parenteral anwendbaren Substanzen Cephalotin und Cephaloridin, wobei ersteres in seiner Einsatzmöglichkeit am meisten dem Penicillin G entspricht, wurden in den letzten Jahren auch oral anwendbare Derivate entwickelt mit ähnlich guter Resorption wie die neueren Ampicilline. Als erstes orales Cephalosporin wurde das Cephalexin entwickelt. Es wird nahezu vollständig resorbiert und hat eine Halbwertszeit von etwa 1 h. Die Ausscheidung erfolgt fast ausschließlich mit dem Urin. Der therapeutische Spielraum ist wegen der möglichen Nephrotoxizität, die alle Cephalosporine belastet, geringer als beim Ampicillin. Minimal- und Maximaldosis liegen eng zusammen, man wird eine Dosis von 1 g alle 6 h für die meisten Fälle zugrundelegen müssen.

Das Cefradin stellt das neueste orale Cephalosporin dar, das aber auch parenteral angewendet werden kann. Die Resorption ist nicht ganz so gleichmäßig wie beim Cephalexin, erfolgt aber sehr rasch, so daß bereits nach 1 h Maximalspiegel erreicht werden. Dementsprechend ist die Halbwertszeit mit etwa 40 min relativ kurz. Auch hier ist der Dosierungsgrat schmal, die Erwachsenendosis (bei Nierengesunden) ist mit 4 g anzugeben, die Dosisintervalle sollten so kurz wie möglich sein, etwa 500 mg alle 3 h, für die Nacht 1 g innerhalb 6 - 8 h. Es ist noch offen, ob Cefradin gegenüber dem Cephalexin einen wesentlichen Vorteil bedeutet. Bei parenteraler Anwendung ist es dem Cephalotin und dem neueren Cephazolin offensichtlich unterlegen, wie SIMON vor kurzem feststellte.

Am meisten von allen neueren Cephalosporinen wurde das Cephazolin herausgestellt. Es soll vor allem das klassische Cephalotin ersetzen und ist ebenfalls nur parenteral anwendbar. Die pharmakokinetischen Besonderheiten des Cephazolins liegen vor allem darin, daß es von allen Cephalosporinen die höchsten Serumspiegel erreichen läßt. Bei gleicher Dosierung liegen die Maximalspiegel um das 2- bis 4fache höher als beim Cephalotin. Die Halbwertszeit ist wesentlich länger als bei den anderen Cephalosporinen und liegt bei 2 h. Die Serumeiweißbindung beträgt zwischen 80 und 90 % gegenüber 50 - 60 % beim Cephalotin bzw. unter 20 % beim Cephalexin und Cefradin. Ob sie für die größere Halbwertszeit verantwortlich ist, wie gelegentlich angegeben, sei dahingestellt. Ein Nachteil des Cephazolins liegt in seiner relativ schlechten lokalen Verträglichkeit, so daß es intramuskulär nur in Verbindung mit Lokalanästhetika verabreicht werden kann und ohne Beschwerden kaum über 500 mg als Einzeldosis toleriert wird. Auch die intravenöse Applikation muß vorsichtig und langsam erfolgen. Die maximale Tagesdosis ist mit 6 g angegeben. Der Hauptvorteil dieser sicher interessanten neuen Substanz ist wohl in ihrer gegenüber den anderen Cephalosporinen stärkeren und weiter reichenden antibakteriellen Wirksamkeit zu sehen. Ihre Nephrotoxizität ist aber gleichermaßen zu beachten.

Das Cephazetril stellt ein neues Konkurrenzpräparat zum Cephazolin dar. Hier dürfte das bisher nierenfreundlichste Cephalosporin vorliegen, so daß Höchstdosen von 12 g und mehr angegeben werden können. Bei Niereninsuffizienz ist aber auch hier eine erhebliche Dosisreduzierung notwendig. Die Eiweißbindung ist mit etwa 30 % relativ niedrig, die Serumspiegel liegen wesentlich niedriger als beim Cephazolin und entsprechen etwa denen des Cephalotin. Auch hier ist das antibakterielle Spektrum entscheidend, vor allem die hohe Wirksamkeit gegenüber Enterokokken. Die Antibiotikalabors werden hier vor besondere Probleme gestellt, denn es dürfte routinemäßig kaum möglich sein, im Antibiogramm allen diesen neuen Entwicklungen Rechnung zu tragen.

Abschließend soll noch einiges zur Pharmakokinetik der Tetracycline ausgeführt werden, die nach wie vor in großem Umfange angewendet werden und immer noch zu den großen Antibiotika gehören.

Bei der Entwicklung auf dem Tetracyclinsektor blieben nach mehr oder minder erfolglosen Einführungen neuerer Derivate im wesentlichen nur zwei Substanzen übrig, die größere Bedeutung erlangten, nämlich das Doxycyclin und das Minocyclin. Pharmakokinetisch werden beide Substanzen als Langzeittetracycline eingestuft, weil ihre langsame Eliminierung mit Aufrechterhaltung lange anhaltender Serumspiegel relativ große Dosisintervalle gestattet. Nach dem vorhin Gesagten lägen hier also ausgesprochen praxisfreundliche Präparate vor. Wir werden aber auch hier sehen, daß in beiden Fällen die Tendenz zur Unterdosierung bzw. zur Verkürzung der Dosisintervalle unverkennbar ist.

Die Pharmakokinetik der "klassischen" Tetracycline, wie wir Tetracyclin, Oxytetracyclin, Chlortetracyclin und Demethyl-Chlortetracyclin nennen können, soll hier nicht eingehender dargestellt werden. Die Resorption nach oraler Gabe erfolgt bekanntlich relativ rasch, aber unterschiedlich, die Maximalspiegel sind zwischen 2 und 5 h zu erwarten. Die Ausscheidungsquote über Galle und Stuhl ist besonders hoch und kann bis zu 70 % betragen.

So interessant dieser Teil der Pharmakokinetik sein mag - die unterschiedlichen Ausscheidungsmechanismen der einzelnen Antibiotika ebenso wie auch die unterschiedlichen Konzentrationen in Körperflüssigkeiten wie Liquor, Pleura- und Peritonealsekret etc. -, so unsicher ist noch der Bezug zum antibakteriellen Effekt. Eine hohe Konzentration speziell in Galle oder Urin ist keinesfalls ein Indiz dafür, daß dieses Antibiotikum besonders geeignet ist zur Behandlung von Gallen- respektive Harnwegsinfektionen. Bei der Empfehlung bestimmter Antibiotika werden immer wieder diese pharmakokinetischen Besonderheiten herausgestellt. Die klinischen Erfahrungen zeigen jedoch, daß in den Serumspiegeln - ausreichende Diffusion in das Gewebe vorausgesetzt - das wesentliche Kriterium für den therapeutischen Effekt zu sehen ist. Die Auswahl des Antibiotikums sollte deshalb nicht nach dem Ausscheidungsmechanismus erfolgen, sondern in erster Linie nach der bakteriologischen Situation. Als typisches Beispiel seien die Rifamycine genannt. Schon bei den ersten pharmakokinetischen Untersuchungen zeigte es sich, daß das Rifamycin Gallespiegel erreichen läßt, die um ein Vielfaches höher liegen als bei den Tetracyclinen oder Ampicillinen. Gemeinsam mit D. BERGER konnte ich bei Probanden Gallekonzentrationen bis 700 mcg/ml feststellen. Die daran geknüpften therapeutischen Hoffnungen erfüllten sich aber nicht, die hohen Gallespiegel bedeuteten auch bei günstigem Antibiogramm keinen verstärkten therapeutischen Effekt. Es zeigte sich im Gegenteil, daß die hohe Galleausscheidung mit erhöhter Hepatotoxizität einhergeht und somit zur Dosislimitierung führt. Es ist hier immer wieder darauf hinzuweisen, daß es sich auch bei den sogenannten Gallen- oder Harnwegsinfektionen nicht um Lumen-, sondern um Gewebsinfektionen handelt und eine Lokaltherapie der betreffenden Schleimhäute durch hohe Flüssigkeitskonzentration zumindest bei bereits etablierter Infektion keine Vorteile bringt.

Diese Vorbehalte gelten auch für die Tetracycline und ihre Ausscheidungsmechanismen. Es lassen sich daraus keine Organindikationen ableiten. Die beiden neueren Tetracycline Doxycyclin und Minocyclin wurden in zahlreichen Untersuchungen miteinander verglichen, und es ergaben sich viele Gemeinsamkeiten. Beide Substanzen werden rasch und fast vollständig resorbiert, nach 2 - 3 h werden die maximalen Serumspiegel erreicht. Die Halbwertszeit liegt auch nach eigenen Untersuchungen beim Minocyclin bei 12 - 16 h, beim Doxycyclin bei 18 h. Die Serumeiweißbindung ist bei beiden Tetracyclinen relativ hoch. Pharmakokinetisch interessant ist die beim Minocyclin auffallend niedrige Urinkonzentration. Innerhalb 48 h nach einer Einzeldosis von 100 - 200 mg werden kaum mehr als 10 % im Urin ausgeschieden. Da auch im Stuhl nur wenig aktive Substanz nachweisbar ist, steht die Inaktivierung und Metabolisierung im Organismus im Vordergrund. Als Standarddosis sind beim Doxycyclin 200 mg am ersten Behandlungstag, dann 100 mg täglich angegeben. Damit werden zwar Durchschnittsspiegel im Serum erreicht, die über 1 mcg/ml liegen, es ist aber damit zu rechnen, daß bei dieser Dosierung über mehrere Stunden keine ausreichenden Spiegel vorhanden sind, womit bei der derzeitigen Situation vor allem auf dem gramnegativen Sektor Spiegel unter 1 mcg/ml gemeint sind. Gerade bei bakteriostatisch wirkenden Substanzen wie den Tetracyclinen sollte aber ein ausreichender kontinuierlicher Hemmeffekt angestrebt werden. Die Hersteller des Doxycyclins geben als Alternative eine Dosis von 100 mg alle 12 h an, hier dürften die Spiegel im Durchschnitt bei 2 - 3 mcg/ml liegen und 1 mcg/ml im allgemeinen nicht mehr unterschreiten.

Hier muß wieder etwas gegen die Dosierungsvorschläge der Industrie polemisiert werden, aus denen wie im Falle des Doxycyclins zu entnehmen ist, daß bei "schweren Erkrankungsfällen" die doppelte Standarddosis gegeben werden kann. Die Höhe der Antibiotikadosis kann aber nicht am klinischen Schweregrad ermittelt werden, sondern nur nach mikrobiologischen und eventuell lokalen Gegebenheiten. Ein klinisch kaum imponierender Harnwegsinfekt durch wenig empfindliche Keime kann wesentlich höhere Dosen erfordern als eine Pneumonie durch hochsensible Kokken.

Die Dosierungsvorschläge beim Minocyclin sind vom Hersteller noch enger gefaßt. "Unabhängig vom Schweregrad der Erkrankung" heißt es, wird nur eine Standarddosierung angegeben, die quantitativ genau der des Doxycyclin entspricht. Wie bei allen Tetracyclinen schwanken aber auch beim Minocyclin die Serumspiegel individuell erheblich, trotz offensichtlich guter Resorption.

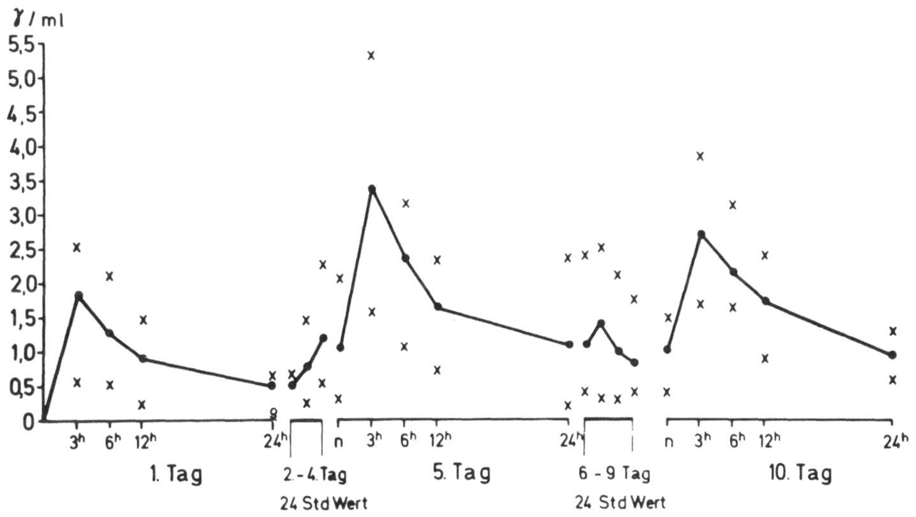

Abb. 6. Durchschnittliche Serumspiegel von Minocyclin bei 100 mg täglich oral

In Abb. 6 sind die von uns ermittelten Durchschnittsspiegel bei 100 mg Minocyclin täglich dargestellt. Man sieht eine leichte Kumulation, die 12- bis 24-Stunden-Werte liegen zwischen 1 und 2 mcg/ml. Die Kreuze zeigen die gemessenen Minimal- und Maximalwerte an und damit die erhebliche Schwankungsbreite, die auch bei anderweitigen Untersuchungen deutlich wird.

Somit liegt auch beim Minocyclin die übliche Dosisempfehlung an der untersten Grenze und bringt die Gefahr von Versagern und Resistenzentwicklung mit sich. 200 mg als Tagesdosis wäre auch hier optimal, noch dazu in Anbetracht der gegenüber Doxycyclin etwas kürzeren Halbwertszeit. Bei strenger Indikation und ausreichender Dosierung sind die im Grunde nicht erheblichen Nebenwirkungen beider Tetracycline in Kauf zu nehmen.

Pharmakokinetik mit den Augen des Klinikers - so hatte ich dieses Referat aufgefaßt. Gemäß unseren Workshop-Richtlinien beschränkte ich mich auf einige Beispiele, vor allem bei neueren Antibiotika mit Betonung der klinischen und praktischen Belange. Es sollte aber doch deutlich werden, daß die pharmakokinetischen Eigenschaften eines Antibiotikums, wobei die Serumspiegelkinetik weiterhin die größte praktische Bedeutung besitzt, nicht isoliert beurteilt werden sollen, sondern kritisch zu betrachten und einzuordnen sind. Der entscheidende Prüfstand eines neuen Antibiotikums ist nach wie vor das Krankenbett. Erst im klinischen Einsatz zeigt sich, ob Fortschritte erzielt wurden und ob das Neue auch wirklich das Bessere ist.

Literatur

1. BARTMANN, K.: Antimikrobielle Chemotherapie. Berlin-Heidelberg-New York: Springer 1974.

2. BERGER, D.: Untersuchungen über die Gallengängigkeit des Antibiotikums Rifamycin M-14. Diss. München 1965.

3. HÖFFLER, O.: Zur Pharmakokinetik des Amoxicillin. In: Chemoxyl-Symposium 1973. München-Berlin-Wien: Urban & Schwarzenberg 1974.

4. KNOTHE, H., MARGET, W., TIMMER, R.: Cefazolin. Infection 2, Suppl. 1 (1974).

5. LANG, W.: Die Pharmakokinetik des Minocyclin. In: Minocyclin-Symposion (eds. E. LAUSCHNER, G. STÜTTGEN). Stuttgart: Thieme 1972.

6. LANG, W.: Antibakterielle Chemotherapie. In: Therapie innerer Krankheiten, 2. Aufl.. Berlin-Heidelberg-New York: Springer 1974.

7. SIMON, C.: Cephradin, ein neues Breitspektrumantibiotikum. Med. Klin. 69, 1274 (1974).

Zusammenfassung der Diskussion zum Thema: „Pharmakologisch-pharmakokinetische Grundlagen der Antibiotikatherapie"

FRAGE:
Ist die i. v.-Injektion oder die Kurzinfusion von Antibiotika zur Erzielung hoher Serumspitzenspiegel oder die Dauertropfinfusion zur Erzielung eines möglichst gleichmäßigen Spiegelplateaus vorzuziehen?

ANTWORT:
Die Beantwortung dieser Frage ist abhängig vom Wirkungsmechanismus des jeweiligen Antibiotikums. Antibiotika, deren Wirkung sich vorwiegend auf wachsende Bakterien bezieht, wie z. B. Penicilline oder Cephalosporine, die die Synthese von Zellwandsubstanzen der Bakterien hemmen, sollen so appliziert werden, daß hohe Intervallspiegel erreicht werden. Bei Substanzen mit Wirkung auf die Proteinsynthese ist es günstiger, einen Dauerspiegel zu erreichen und aufrechtzuerhalten.

FRAGE:
Hat die Einteilung in bakterizide und bakteriostatische Antibiotika nach den neuen Erkenntnissen ihrer Wirkungsweise im molekularen Bereich noch ihre Gültigkeit?

ANTWORT:
Die empirische Einteilung in bakterizide und bakteriostatische Antibiotika ist durch die neuen molekularbiologischen Ergebnisse voll bestätigt worden. Danach muß man die bakterizid wirkenden Antibiotika unterteilen in absolut-bakterizid und degenerativ-bakterizid wirkende Antibiotika. Zu den ersteren zählen nur Colistin und Polymyxin B, sie entfalten ihre Detergenswirkung auch am ruhenden Keim. Die degenerativ-bakterizid wirkenden Antibiotika, wie Penicilline, Cephalosporine und Aminoglykoside, sind in der Proliferationsphase wirksam. Bakteriostatische Substanzen hemmen nur die Vermehrung, sie beeinflussen ruhende Keime nicht und überlassen deren Vernichtung völlig dem Makroorganismus.

FRAGE:
Welche klinische Bedeutung hat die unterschiedliche Wirkungsweise der Antibiotika?

ANTWORT:
Für die klinische Anwendung ist nur die Unterscheidung in bakterizide und bakteriostatische Antibiotika wichtig. Bakterizid wirkende Substanzen sind immer dann vorzuziehen, wenn bei schweren, bedrohlichen Infektionen mit evtl. darniederliegender körpereigener Abwehr eine möglichst rasche Reduktion der Keimzahl erreicht werden muß. Die Kombination von einem bakteriziden mit einem bakteriostatische Mittel ist wegen der gegenseitigen Wirkungsbehinderung zu vermeiden.

FRAGE:
Wann ist die kombinierte Gabe mehrerer Antibiotika indiziert?

ANTWORT:
Eine Kombination ist in der Anfangsphase einer Infektion ohne Kenntnis der Bakteriologie oder bei Vorliegen einer Mischinfektion angezeigt.

FRAGE:
Welche Bedeutung hat die minimale Hemmkonzentration (MHK) für die Dosierung der Antibiotika?

ANTWORT:
Am Ort der Infektion wird mindestens die Konzentration benötigt, die in vitro eine Hemmung des Keimes hervorruft. Der Gewebsspiegel eines Antibiotikums beträgt je nach Substanz und Organ angenähert 10 - 40 % des Serumspiegels. Die Wirksamkeit eines Antibiotikums ist aber nicht nur eine Frage der Konzentration, sondern aufgrund des molekularen Wirkungsmechanismus auch abhängig vom Verhältnis der Antibiotikamoleküle zur Zahl der Keime.

Materialgewinnung und Methoden der Resistenzprüfung

Von G. Linzenmeier

Für jegliche mikrobiologische Untersuchung kann die Bedeutung der Entnahme und des Versands von Untersuchungsmaterial nicht hoch genug eingeschätzt werden. Vielfach überläßt man die Gewinnung der Proben dem medizinischen Hilfspersonal ohne genaue Angaben über Ort, Zeitpunkt und Technik der Entnahme, leider letztlich in Unkenntnis der Verantwortlichkeit dieser mit einer Handbewegung abgetanen "Nebenarbeiten". Ist aber der Arzt darüber genügend informiert (15, 27)?

In den einschlägigen Lehrbüchern der Mikrobiologie, die bedauerlicherweise kaum mehr zur Hand genommen werden dürften, weil man sich nach dem Gegenstandskatalog richten wird, finden sich darüber hinreichend Angaben (u. a. 23). Es ist hier nicht der Ort, das Thema "Materialgewinnung" in allen Einzelheiten darzustellen, zumal sich Infektionen in den verschiedensten Körperregionen abspielen und Untersuchungen von Stuhl, Urin und Sputum bei bestimmten Ereignissen ebenso notwendig sein dürften, wie Eiterproben oder Wundabstriche vor und nach den verschiedensten Operationen.

Die Notwendigkeit einer Probeentnahme zur bakteriologischen Untersuchung hängt von ärztlichen Entscheidungen ab. Im Bereich der Intensivpflege kommen die bakteriologischen Kontrollen zur laufenden Überwachung des Patienten dazu. BREITFELLNER hat die verschiedenen Faktoren analysiert, ausgehend vom Personenkreis, der die Kontrollen durchführen soll, den Regionen und Bereichen von Kontrollen außerhalb der Infektionsherde selbst, was, wie und wie oft gemacht werden soll und was vom bakteriologischen Befund letztlich zu erwarten ist (3). Dies hängt aber wieder davon ab, daß das Untersuchungsmaterial sachgemäß entnommen und in geeigneter Weise aufbewahrt und versandt wird.

Die Materialentnahme von infektiösem menschlichem Untersuchungsgut (Abstriche, Punktate, Ausscheidungen usw.) muß nach einer Reihe von sachlichen und zeitlichen Gesichtspunkten erfolgen, wenn optimale Untersuchungsergebnisse erwartet werden, die die Grundlage für die anschließende Resistenzprüfung der etwa gefundenen Erreger sein sollen. Die Gewinnung des Materials sollte in der Regel vor, notfalls mindestens kurz vor Einsetzen einer Chemotherapie erfolgen. Materialgewinnung während und kurz nach Beginn der Chemotherapie ist nur dann sinnvoll, wenn sich bereits klinisch ein Mißerfolg der Chemotherapie anzeigt, als Hinweis, daß die Erreger nicht oder nur zum Teil geschädigt wurden oder eine Superinfektion den Nachweis neuer Erreger und ihres Resistenzverhaltens verlangt, das heißt Entnahme nach Chemotherapie nur im Falle des Versagens oder bei wissenschaftlichen Untersuchungen zur Erfolgskontrolle. Nach Abschluß einer Chemotherapie sollten drei, besser fünf Tage vergehen, ehe man nochmals Material entnimmt, um damit einen chemotherapeutischen Erfolg auch bakteriologisch abzusichern.

Zur Sicherung einer Diagnose ist die mehrmalige Entnahme vor einem Eingriff oder einer Chemotherapie zu empfehlen; mehrfach gefundene identische Keime gelten eher als Ursache für eine Erkrankung und können nicht ohne weiteres als Zufallsbefund abgetan werden. Dies eignet sich zur Signifikanz im Bereich solcher Proben, die sekundär leicht verunreinigt oder kontaminiert werden können.

Allgemeines

Material und Verpackung

Zur Aufnahme infektiösen Materials dient im allgemeinen ein mit Gummi-, Kork- oder Silikonstopfen fest verschließbares Glas- oder Kunststoffröhrchen, das, durch eine Metallhülse geschützt, in einem verschließbaren Holzkästchen zum Versand gebracht wird (34). Auf die besonderen Postbestimmungen wird hier verwiesen. Die Post aller Länder ist nach wie vor verpflichtet, infektiöses Material bei sachgemäßem Versand und entsprechender Bezeichnung zu befördern. Ein Verschluß der Röhrchen mit Watte oder Zellstoff ist auch im innerklinischen Bereich nicht zu empfehlen, da die Infektionsgefahr durch Auslaufen von Blut oder Serum (Hepatitis-Virus!) besonders hoch ist. Das Versandmaterial für die vorgesehenen Proben muß steril sein und darf selbstverständlich keine Konservierungs- oder Desinfektionsmittel enthalten. Sehr oft werden gleichzeitig Proben zu einer histologischen Untersuchung entnommen, so daß es zur Verwechslung der mit Formalin gefüllten Röhrchen kommen kann, woraus aus verständlichen Gründen eine bakteriologische Untersuchung nicht mehr möglich ist.

Es ist lange bekannt, daß Bakterien im Verlauf des Transports auf dem Weg zum Laboratorium absterben können oder daß sich, je nach Aufbewahrungsform und Temperatur, die Keimverhältnisse bei Mischinfektionen verändern, so daß der maßgebliche Erreger später schwer oder gar nicht gefunden werden kann (12). Die zu diesem Zweck geschaffenen Transportmedien lassen sich bei Krankenhäusern mit sehr nahe gelegenem bakteriologischem Labor meist ersparen, werden aber im Bereich der Anaerobenbakteriologie oft notwendig. Auf anaerobe Keime verdächtiges Untersuchungsgut muß unverzüglich in ein für diese Keime günstiges Medium, wie Thioglykolat- oder Herz-, Hirn- oder Leberbouillon verbracht werden.

Begleitpapiere

Ein besonderes Problem ist die Identifizierung der Proben, wie die Bezeichnung des Wunsches nach einer bestimmten Untersuchung auf den Begleitpapieren. Hier werden sehr viele Sünden begangen, indem die Proben schlecht verpackt, ausgelaufen, ungenau bezeichnet, verwechselt (oft schon in der Klinik) dem Bakteriologen zur Untersuchung geschickt werden. Die Begleitscheine enthalten oft nur den Patientennamen, lassen die Station vermissen, auch den absendenden Arzt, so daß das Laboratorium mit unnötigen Rückfragen belastet wird, anstatt die Zeit zur Durchsage von Befunden zu nützen, wo es eilt. Es ist unmöglich, das große Spektrum der Untersuchungsmöglichkeiten auf jede Probe anzuwenden. Angaben wie "Erreger" oder "Viren" sind nicht vertretbar. Es müssen Hinweise auf die Grunderkrankung, auf die Bedeutung der Untersuchung und auf die Wünsche, auch nach einer Resistenzbestimmung, gegeben werden. Sollte sich von seiten des Bakteriologen noch die Indikation zu dieser oder jener Untersuchung ergeben, müßte Rücksprache genommen werden. Zu all diesen Fragen eignen sich ebenso die Versandscheine der Untersuchungsinstitute wie die heute per EDV oder Adressette mögliche Vereinfachung der Personalangaben des Patienten. Diese Bemerkungen mögen genügen, um durch sorgfältige Entnahme und sachgemäßen und raschen Versand wichtige Fehlerquellen für die folgende bakteriologische Untersuchung und Resistenzbestimmung auszuschließen.

Die Frage der Aufbewahrung nach der Entnahme ist meistens dahingehend zu lösen, daß bei fehlender Versandmöglichkeit sich die meisten Erreger im Kühlschrank bei +4 °C am besten halten, ein Überwuchern, gerade bei mischinfizierten Bereichen, wie Stuhl, Sputum und Urin, durch eingebrachte Fremderreger vermieden wird. Andererseits wird man Blutkulturen über Nacht besser im Brutschrank einer Klinik aufheben, ebenso Liquores, möglicherweise Eiter und Punktate (29).

Spezielles

Eiter
Sofern die Entnahme unter sterilen Kautelen, etwa bei Spalten eines Abszesses oder durch die Punktion von Eiter erfolgt, ist die ätiologische Bedeutung der so gefundenen Keime zweifellos vorhanden, wenn von seiten des Bakteriologen aerob, anaerob und auch mykologisch untersucht wird. Eitermengen von 1 - 2 ml sind den Abstrichtupfern mit mehr oder weniger Eiter daran vorzuziehen. Der so beliebte Abstrichtupfer, der natürlich steril verwendet werden muß, sollte mit möglichst reichlichem Eitersekret oder Blut beschickt sein, um gründlich untersuchen zu können, vor allen Dingen auch dann, wenn gleichzeitig nach Tuberkulose gesucht werden muß.

In besonderen Fällen können am Krankenbett entsprechende Versand- oder Nährmedien beimpft werden, um die Verzögerung des Keimwachstums durch längeren Transport ebenso zu verhindern wie das Absterben empfindlicher, auch anaerober Keime, die dann übersehen werden, so daß der Befund sich nur auf Aerobier erstreckt oder sogar "steril" lautet, was gerade bei Eiter ungewöhnlich ist.

Bei Materialien, die, wie Sputum und Urin, die mehr oder minder besiedelten Bereiche des Larynx, Pharynx bzw. der Urethra passieren müssen, sind besondere Vorsichtsmaßnahmen am Platze, um die Signifikanz der Keime zu sichern.

Sputum
Die Diskussion um die günstigsten Entnahmemethoden ist bis heute nicht abgeschlossen (10); größere Eingriffe, wie die Lungenpunktion, eine transtracheale Aspiration oder die Bronchoskopie - in reichlichem Maße angewandt -, sind zu schwierig, um für jede Entnahme herangezogen zu werden. Es seien daher jene Minimalforderungen genannt, die von KNOTHE auf dem Hahnenklee-Symposium 1974 zusammengestellt worden sind (10).

Als Minimalforderungen für die bakteriologische Sputumuntersuchung auf schnell wachsende Keime gelten:
1. Entnahme morgens nach sorgfältiger Mundtoilette mit lauwarmem Wasser unter Vermeiden desinfizierender Substanzen. Der Patient muß informiert werden, daß er Auswurf zu liefern hat.
2. Die Untersuchung muß möglichst umgehend erfolgen. Beim Versand ist anzustreben, daß dies in gekühltem Zustand erfolgt.
3. Die Untersuchung des Sputums hat zunächst makroskopisch zu erfolgen. Ungeeignetes Material ist zu verwerfen und dem Einsender eine entsprechende Mitteilung zu machen. Geeignetes Material ist nach der von MULDER empfohlenen Technik zu waschen. Mikroskopische und kulturelle Untersuchungen haben parallel zu erfolgen. Es ist eine Fülle von Nährmedien zu verwenden, um alle wichtigen Keime zu erfassen.

Urin
Harninfekte lassen sich durch die Gewinnung von Mittelstrahlurin und Keimzählung auf Signifikanz (100.000 Keime und mehr bei frisch gelassenem Morgenurin) nach Verweildauer von 4 - 6 h in der Harnblase leicht verifizieren. Eine Blasenpunktion dürfte voraussichtlich keine Routineuntersuchung werden müssen. Agareintauchverfahren, gleichgültig von welchem Hersteller, eignen sich in der bakteriologischen Urindiagnostik als Screening-Methode, als Transportmedium und zur Keimzahlbestimmung im frisch gelassenen Urin (25). Eine Keimdifferenzierung ist dem Erfahrenen, auch andeutungsweise, kaum möglich, wohl aber dem, der einigen farbigen Bildern der Prospekte der Hersteller Vertrauen schenkt. Eine Resistenzbestimmung mit Hilfe dieser Verfahren ist außerhalb jeglicher ernsthafter Diskussion, obwohl sie leider da und dort

durchgeführt wird. Eintauchverfahren sind eine ausgezeichnete Hilfe, aber kein Ersatz für die bakteriologische Diagnostik; zugleich mit einem Röhrchen Urin eingesandt, erlauben sie dem bakteriologischen Labor die sichersten und schnellsten Ergebnisse auf Keimzahl, Keimbestimmung und Resistenzbestimmung.

Stuhl

Stuhlproben werden im Bereich der Bauch- und besonders der Dickdarmchirurgie nicht selten zu untersuchen sein, so daß auch hier bei frisch gewonnenen Proben quantitative differenzierte Keimzahlbestimmungen auf Aerobier und Anaerobier in bestimmten Fällen ebenso notwendig sein werden, wie wir sie in qualitativer Form zum Ausschluß oder Nachweis der Erreger der Typhus-, Paratyphus-, Enteritis- und Ruhrgruppe kennen.

Blut

Die Untersuchung des Blutes auf Sepsis oder fieberhafte Zustände unbekannter Genese (FUO) gibt viele wertvolle Aufschlüsse (19). Es empfiehlt sich, möglichst oft und bei Fieberanstieg Blutproben zu entnehmen, da oft erst 3, 4 oder 5 Proben erlauben, einen Keim bei geringer Keimzahl im Blut nachzuweisen. Die Methoden der Blutentnahme sind bei sterilem Verhalten klar in der Aussagekraft, wohl aber schwierig bei ungenügender Desinfektion der Entnahmestelle, z. B. in der Ellenbeuge, und dem so beliebten "Nachfühlen" der zu punktierenden Vene. Es gibt eine Fülle von Blutkulturflaschen, auch im Einwegsystem, ferner die recht beliebte Liquoidvenüle der Behring-Werke, die auch zum Postversand geeignet ist, aber auch aufwendige Bestecke mit 6 oder 7 verschiedenen Medien. Wichtig ist, daß mehrere Medien beimpft werden, die das Wachsen von Aerobiern, Anaerobiern, aber auch von Pilzen erlauben.

Die bakteriologische Diagnostik kann hier nicht Gegenstand unserer Betrachtungen sein, es sei aber darauf hingewiesen, daß sich national wie international die Frage der Qualitätskontrolle auch in der diagnostischen Mikrobiologie stellt (31) (Bemühungen des Ausschusses C 3 im DIN-Ausschuß Medizin). Von seiten der Laboratoriumsärzte sowie der Ärzte der Medizinaluntersuchungsämter werden zur Zeit Ringversuche auf verschiedenen bakteriologischen und serologischen Sektoren veranstaltet, die nicht nur die Qualität verbessern, sondern die Ergebnisse vergleichbar machen sollen. Erhebliche Schwierigkeiten bereitet die Qualitätskontrolle der bakteriologischen Nährmedien, die trotz vieler Anstrengungen der Hersteller noch unklare Faktoren enthalten, die bei den nachher zu besprechenden Methoden der Resistenzprüfung ausschlaggebende Bedeutung erlangen. Ihre Standardisierung kann ohne Kenntnis der Grundlagen der experimentellen Chemotherapie und der damit verbundenen Verfahren nicht betrieben werden (16, 20).

Methoden der Resistenzbestimmung

Die Verfahren zur Prüfung der Resistenz bakterieller Keime, durch die ihr Verhalten in vitro gegenüber Chemotherapeutika und Antibiotika getestet werden soll, sind Legion. Wir teilen sie ein in quantitative Reihenverdünnungsteste, die die minimale Hemmkonzentration (MHK, MIC der angloamerikanischen Literatur) zu bestimmen versuchen, und in Teste, die mit einem Agardiffusionsverfahren Hemmhöfe bilden lassen, die zunächst mehr qualitative als quantitative Hinweise geben (8, 17). Alle anderen Verfahren auf der Basis der Keimabtötung und der Verlaufskontrolle variierender Spiegel liegen außerhalb der Möglichkeiten des Routinelabors; außerdem kann auch nur das in vitro-Verhältnis "Erreger-Medikament" bestimmt werden, ohne dabei die Maßnahmen, die der Körper zur Abwehr gegen Erreger trifft, erfassen zu können.

Standardisierungsbemühungen (5, 9, 18, 22, 27, 30), auch auf internationaler Ebene (33), führen dazu, daß die Teste vergleichbarer werden, und, wie CHABBERT schon vor 20 Jahren gezeigt hat, auch quantifizierbar sind, sogar beim Agardiffusionsverfahren. Hier wird man sich auf einige Methoden einigen müssen, wie es die Deutsche Gesellschaft für Hygiene und Mikrobiologie und der DIN-Fachnormenausschuß C 5 in der Bundesrepublik tun (33). Die mit standardisierten Methoden ermittelten Ergebnisse bedürfen einer noch zu besprechenden Interpretation (23), so wie die entscheidenden Grenzen (break points) der Blut- und Gewebespiegel als Grundlagen der Chemotherapie keineswegs festliegen, und die Gelehrten, auch im Hinblick auf die Pharmakokinetik der Chemotherapeutika, nicht einig sind, gilt dies leider auch für die Bestimmung der minimalen Hemmkonzentration bzw. der davon abzuleitenden Hemmhöfe im Agardiffusionsverfahren. Es hat oft den Anschein, daß es relativ leicht sei, eine minimale Hemmkonzentration festzustellen, doch kann eine Fülle determinierender Faktoren die Werte nach oben wie nach unten ändern, das heißt, man kann sie manipulieren (4, 9, 13). Einige Faktoren seien herausgestellt, wie Alter, Zustand (Besitz von R-Faktoren) und Menge der Keime für die Einsaat; ebenso wichtig ist der Gehalt des Nährmediums an Wuchsstoffen, Ionen, Aminosäuren sowie die Zusätze von Blut, Serum, Eiweiß, Glukose (auch aus Stärke) sowie die Wasserstoffionenkonzentration und das Redoxpotential (4, 6, 11, 14, 28). Ein weiterer variabler Parameter liegt in der Ablesezeit der Ergebnisse eines Reihenverdünnungstestes vor. Wenn auch alle diese Variablen weitgehend festgelegt und standardisiert werden können, entweder nach bestem Wissen und Gewissen oder nach den Verhältnissen in vivo, ist dies besonders schwierig für die Nährmedienformeln, auch für die so weit verbreitete und empfohlene des Mediums nach MUELLER-HINTON, das innerhalb der Herstellerfirmen ebenso wie der einzelnen Chargen erhebliche Unterschiede aufweisen kann (1, 2, 26, 28). Die fehlende Reproduzierbarkeit der Nährmedien ist daher vielfach Grund für die differierenden Ergebnisse einzelner Untersucher bei gleicher Technik. Sie verhindert den Vergleich von Resultaten verschiedener Institute.

Auf die Bedeutung der Isoionizität bzw. Isotonizität eines Nährmediums im Vergleich zu den Verhältnissen in vivo haben wir kürzlich hingewiesen (26). Hat doch der Ionengehalt in Nährmedien für die Resistenzbestimmung, auch nach der Untersuchung der Schule SHERRIS in Seattle (28), eine erhebliche Bedeutung für die Prüfung gegenüber Aminoglykosiden und Tetracyclinen, besonders aber diesen Ionen gegenüber sehr empfindlichen Keimen, wie Pseudomonas aeruginosa.

Die eben genannten determinierenden Faktoren für die Bestimmung der MHK gelten in ähnlicher Weise für Agardiffusionsteste wie dem meist gebräuchlichen Hemmhoftest mit Auflage von Papierblättchen oder Mehrfachträgern. Für eine Standardisierung kommen erschwerend hier noch weitere Faktoren hinzu, wie Alter, Trockenheit und Degradation eines Mediums (7), ferner außer der Wahl der Agarsorte, verbunden mit dem Ionengehalt, die Schichtdicke und die Art der Auftragung der Keime. Die Beschickung der Testblättchen, deren Struktur aus Papiersorten oder anderen Substanzen (21) sowie die Diffusions- und Prädiffusionszeit können die Ergebnisse variieren.

Die Beschickung der Papierträger mit Antibiotika und Chemotherapeutika muß so hoch bemessen sein, daß letztlich nur solche Konzentrationen in ug/ml am Rande eines Hemmhofes erreicht werden, die auch in vivo realisierbar sind, möglichst in einem Abstand von Testblättchen, der gute Messungen erlaubt. Man kann dies dadurch feststellen, daß man den Gradienten der Konzentration im Hemmhof im Abstand vom Testblättchen mißt. Da dies technisch recht schwer ist, kommt man indirekt dadurch zu vergleichbaren Ergebnissen, wenn man die Hemmhofdurchmesser zu den nach einer Standardisierung festgelegten Bestimmung der MHK in Form einer Regressionsanalyse in Beziehung setzt (5, 16, 32). Dies ist einfacher und muß heute verlangt werden, um Hemmhofteste zwar nicht unbedingt zu quantitativen (9), aber doch zu wissenschaftlich fundierten Testen zu machen.

Alle Mühen um ein technisch gut durchführbares und nach standardisierten Methoden ausgeführtes Antibiogramm sind sinnlos, wenn nach guter Entnahme des Materials und sauberer Bestimmung der Keime in der Bewertung der Ergebnisse die Grenzen des im Labor Möglichen überschritten werden.

Literatur

1. BAKER, C. J., CLARK, D. J., BARRETT, F. F.: Comparison of Mueller-Hinton agar and oxoid sensitivity test medium in antibiotic susceptibility testing of escherichia coli. Antimicrob. Ag. Chemother. 2, 413 (1972).

2. BARRY, A. L., EFFINGER, L. J.: Performances of Mueller-Hinton agars prepared by three manufacturers. Amer. J. clin. Path. 62, 113 (1974).

3. BREITFELLNER, G., ZISCHKA-KONORSA, W.: Bakteriologische Probleme aus der Praxis einer Intensivbehandlungsstation. In: Intensivstation, -pflege, -therapie (eds. R. KUCHER, K. STEINBEREITHNER). Stuttgart: Thieme 1972.

4. BRENNER, V. C., SHERRIS, J. C.: Influence of different media and bloods on the results of diffusion antibiotic susceptibility tests. Antimicrob. Ag. Chemother. 1, 116 (1972).

5. CHABBERT, Y. A.: Dêtermination de la Sensibilité des Bactéries aux Antibiotiques et aux Sulfamides. Paris: Libraire Maloine 1963.

6. DAVIS, St. D., LANNETTA, A.: Influence of serum and calcium on the bactericidal activity of Gentamicin and Carbenicillin on pseudomonas aeruginosa. Appl. Microbiol. 23, 775 (1972).

7. DEWEES, L. A., POUPARD, J. A., MORTON, H. E.: Effect of storage of Mueller-Hinton agar plates on zone sizes for antimicrobial testing. Appl. Microbiol. 20, 293 (1970).

8. ERLANSON, P.: Determination of the sensitivity in vitro of bacteria to chemotherapeutic agents. Acta path. microbiol. scand., Suppl. 85 (1951).

9. ERICSSON, H. M., SHERRIS, J. C.: Antibiotic sensitivity testing. Report of an international collaborative study. Acta path. microbiol. scand. Section B, Suppl. 217 (1971).

10. FERLINZ, R. (ed.) u. Mitarb.: Infektionen der Atmungsorgane. Hahnenklee-Symposium 1974. Ed. Hoffmann-La Roche 1974.

11. GARROD, L. P., WATERWORTH, P. W.: A study of antibiotic sensitivity testing with proposals for simple uniform methods. J. clin. Path. 24, 779 (1971).

12. GÄSTRIN, B., KALLINGS, L. O., MARCETIC, A.: The survival time for different bacteria in various transport media. Acta path. microbiol. scand. 74, 371 (1968).

13. GELLERT, R.: Der Einfluß methodischer Variationen auf das Ergebnis des biologischen Dilutionstestes antibiotischer Wirkung in vitro. Zbl. Bakt. (I. Abt. Orig.) 167, 330 (1965).

14. HOEPRICH, P. D., BARRY, A. L., FAY, G. D.: Synthetic medium for susceptibility testing. Antimicrob. Ag. Chemother. 1970. 1971 Amer. Soc. Microbiol.

15. ISENBERG, H. D., BERKMAN, J. I.: Recent practices in diagnostic bacteriology. Progr. clin. Path. 1, 237 (1966).

16. KAUFMANN, H., NEUSSEL, H., LINZENMEIER, G.: Probleme der Empfindlichkeitstestung von Bakterien mit dem Agar-Diffusionstest. Arzneimittelforsch. (Drug Res.) 23, 743 (1973).

17. KLEIN, P.: Bakteriologische Grundlagen der chemotherapeutischen Laboratoriumspraxis. Berlin: Springer 1957.

18. LEBEK, G.: Zur Standardisierung der Resistenzbestimmung bakterieller Mikroorganismen gegen Antibiotika und Chemotherapeutika. Schweiz. med. Wschr. 100, 1342 (1970).

19. LINZENMEIER, G.: Fieberhafte Erkrankungen aus der Sicht des Bakteriologen. Diagnostik 5, 405 (1972).

20. LINZENMEIER, G.: Experimentelle Grundlagen der Chemotherapie bei Problemkeimen. In: Chemotherapie der Problemkeime (eds. HOLTMEIER, WEISBECKER). Stuttgart: Thieme 1974.

21. LINZENMEIER, G., HOFFMANN, C.: Zur Bedeutung der Papierqualität von Testblättchen. Chemotherapia 10, 297 (1965/66).

22. LINZENMEIER, G., NAUMANN, P., KNOTHE, H., RITZERFELD, W.: Auswahl von Chemotherapeutika zur Resistenzbestimmung schnell wachsender Bakterien (Minimalforderungen). Dtsch. med. Wschr. 97, 303 (1972).

23. LINZENMEIER, G., SCHIERZ, G.: Bakteriologische und serologische Technik. In: Lehrbuch der medizinischen Mikrobiologie (eds. H. REPLOH, H.-J. OTTE). 3. Aufl. Stuttgart: G. Fischer 1968.

24. NAUMANN, P.: Antibiotica-Blutspiegel und Resistenzbestimmung. Antibiot. et Chemother. (Basel) 10, 1 (1962).

25. NEUSSEL, H., LINZENMEIER, G.: Einsatz des Agareintauchverfahrens in der bakteriologischen Urindiagnostik. Ärztl. Lab. 18, 265 (1972).

26. NEUSSEL, H., LINZENMEIER, G.: A new semi-defined medium for antibiotic sensitivity testing. 8. Int. Congress of Chemotherapy, Athen 1973 (im Druck).

27. ORTEL, S.: Zum gegenwärtigen Stand der Standardisierung von Resistenzbestimmungen von Krankheitserregern gegenüber Antibiotika und Sulfonamiden in der DDR. Dtsch. Gesundhwes. 27, 1530 (1972).

28. RELLER, L. B., SCHOENKNECHT, F. D., KENNY, M. A., SHERRIS, J. C.: Antibiotic susceptibility testing of pseudomonas aeruginosa: selection of a control strain and criteria for magnesium and calcium content in media. J. infect. Dis. 130, 454 (1974).

29. RINGELMANN, R.: Bakteriologische Untersuchungen an eingesandtem Material. Med. Klin. 70, 10 (1975).

30. SUTTER, V. L., KWOK, Y. Y., FINEGOLD, S. M.: Standardized antimicrobial disc susceptibility testing of anaerobic bacteria. Appl. Microbiol. 23, 268 (1972).

31. VERA, H. D.: Quality control in diagnostic microbiology. Health Lab. Scien. 8, 176 (1971).

32. WAHLIG, H., HAMEISTER, W., NAUMANN, P., LINZENMEIER, G., NEUSSEL, H.: Zur Korrelation von Agardiffusions- und Reihenverdünnungstests. Darstellung der Regressionsgeraden für Gentamycin. Int. J. clin. Pharmacol. 7, 328 (1973).

33. Anonym: Standardization of methods for conducting microbic sensitivity tests. World Health Organization Technical Report, Series No. 210. World Health Organization, Geneva 1961.

34. Deutsche Normen (Fachausschuß Medizin), DIN 55 515: Versandgefäße für medizinisches Untersuchungsgut.

35. Deutsche Normen (Fachausschuß Medizin), DIN 58 940: Methoden zur Empfindlichkeitsprüfung von bakteriellen Krankheitserregern gegen Chemotherapeutika.

Das Antibiogramm als Grundlage der Antibiotikatherapie

Von E. Vanek

I. Interpretation des Antibiogramms

Es bestehen keine Zweifel darüber, daß die klinische Diagnose in jedem Fall durch den bakteriologischen Erregernachweis abgesichert werden muß. Diese Forderung ist vor allem dadurch begründet, daß nur die Prüfung der Erregerempfindlichkeit einen sicheren Hinweis auf das im Einzelfall bestwirksame Antibiotikum und auf seine Dosierung gibt. Überall, wo die Möglichkeit zur bakteriologischen Untersuchung besteht oder wo eine solche Untersuchung irgendwie erreichbar ist, muß sie genutzt werden. In Kliniken und größeren Krankenhäusern dürfte sie überall gegeben sein. Kleinere Krankenhäuser und in der Praxis tätige Ärzte haben diese Möglichkeit nicht und sind auf den Postweg angewiesen. Hier wird die Indikation zur Antibiotikabehandlung deshalb auch zum größten Teil aufgrund der klinischen Diagnose gestellt. Wenn man bedenkt, daß polyresistente Keime hier selten sind und daß selbst Keime, die aus den Krankenhäusern mit nach Hause gebracht werden, nach geraumer Zeit ihre erworbene Resistenz verlieren und sich dann wieder normal verhalten, so kann hier auf die Forderung nach der Unabdingbarkeit des Erregernachweises und des Antibiogramms weitgehend verzichtet werden.

Aussagewert des Antibiogramms in den Händen des behandelnden Arztes

Der semiquantitative Werte liefernde Reihenverdünnungstest ist für die Routine zu arbeitsaufwendig und muß daher für spezielle Fälle reserviert bleiben, wie z. B. für die Resistenzbestimmung bei der Behandlung der Endocarditis lenta.

Der fast ausschließlich verwendete Blättchentest liefert durchaus brauchbare Werte und sollte nicht als minderwertig angesehen werden.

Die im Labor bei der Anfertigung des Antibiogramms möglichen Fehler sind bekannt. In einem bakteriologischen Labor, in dem täglich eine größere Anzahl solcher Untersuchungen durchgeführt wird, lassen sich diese Fehler in Grenzen halten. Kontrollen laufen hier immer parallel. Problematischer sind Resistenzbestimmungen, die nur gelegentlich angefertigt werden, wie z. B. neuerdings in der Arztpraxis.

Mit mehr Besorgnis beobachte ich dagegen immer wieder, wie kritiklos der behandelnde Arzt am Krankenbett dem Antibiogramm gegenübersteht. Durch die immer mehr zunehmende Abhängigkeit vom Labor - bedingt durch Einführung immer spezialisierterer Methoden - leben wir in einer Zeit der Befundgläubigkeit. Der Bakteriologe an seinem Arbeitsplatz kann nicht in allen Fällen entscheiden, ob ein angezüchtetes Bakterium nun auch wirklich als Krankheitserreger in Frage kommt. Er wird im Zweifelsfall eher einmal eine Resistenzbestimmung mehr anfertigen als zu wenig. Man erlebt immer wieder, daß das Antibiogramm gewissermaßen als Aufforderung zur Behandlung verstanden wird.

Ein positiver Befund im Antibiogramm allein verpflichtet noch nicht zur Anwendung von Antibiotika.

Aufgrund meiner Erfahrung, die sich auf Klinik und Labor gleichermaßen erstreckt, sind Mißerfolge bei der Antibiotikabehandlung überwiegend auf die unsachgemäße Gewinnung und Beförderung der zur Untersuchung eingeschickten Proben zurückzuführen.

Der behandelnde Arzt sollte deshalb eine geistige Checkliste parat haben. Sobald er das vom Labor erstellte Antibiogramm in die Hand nimmt, und noch bevor er daraus therapeutische Schlüsse zieht, sollte er sich folgende Fragen stellen:

1. War das Material repräsentativ?
2. War die Aufbewahrung der Probe bis zum Transport und der Transport der Probe zum Labor optimal?
3. Ist das Material unter antibiotischer Therapie gewonnen worden?
4. War der Begleitzettel richtig ausgefüllt?
5. Ist die Antibiotikatherapie überhaupt erforderlich?
6. Kommt die isolierte Bakterienart, von der das Antibiogramm erstellt wurde, als Krankheitserreger in Frage?
7. Sind die isolierten Bakterien, von denen das Antibiogramm stammt, direkt oder erst nach Anreicherung gewachsen?

Zu 1. und 2.
In einer unserer Kliniken werden z. B. Mittelstrahlurine durch die Patienten selbst schon morgens nach dem Wecken gewonnen. Die Proben bleiben dann bis zum Einsammeln 3 h im Zimmer der Patienten stehen, weil die Klinikroutine es angeblich unmöglich macht, sie vorher in den Kühlschrank zu bringen. Bedenkt man, daß sich gerade die opportunistischen Naßkeime, wie Pseudomonas, Enterobakter, Serratia und Proteus auch bei Zimmertemperatur mit einer Reproduktionszeit von 20 min uneingeschränkt vermehren, so ist zu verstehen, daß die aus diesen Proben ermittelten Keimzahlen nicht stimmen können.

Ähnliches gilt für die Sputumproben. Meist bleibt es dem Patienten überlassen, was (Speichel statt Spucke) er in das ihm vom Personal hingestellte Versandgefäß einfüllt und wann er dies tut (nach dem Zähneputzen, nachts oder nach dem Frühstück). Die Proben stehen oft ungebührlich lange und müssen dann, wenn vom Labor als überaltert erkannt, zurückgewiesen werden. Manchmal ist es jedoch im Labor nicht mehr zu eruieren, wie alt die Proben sind, und dann werden in die Probe hineingelangte opportunistische Keime isoliert und getestet. Der vom Labor gelieferte Befund ist für den behandelnden Arzt oft eine willkommene Erklärung für die sicher anderswie bedingte Pneumonie, und das Antibiogramm gibt dann Anlaß zu unnötiger oder zu falscher antibiotischer Behandlung.

Wie kritiklos derart erstellte bakteriologische Befunde im Krankenhausalltag verwendet werden, geht aus folgender Geschichte hervor: Ein nahegelegenes Krankenhaus hat nur ein klinisch-chemisches Labor und schickte bis vor kurzem die bakteriologischen Proben nach außerhalb zur Untersuchung. Bei der Mehrzahl dieser Proben handelte es sich um Mittelstrahlurine. Um Kosten zu sparen, und weil die pharmazeutische Industrie zu dieser Zeit die praxisnahe Bakteriologie propagierte, mußte eine der im klinisch-chemischen Labor tätigen technischen Assistentinnen die bakteriologischen Harnuntersuchungen übernehmen. Die dazu erforderliche Methode hat sie bei uns erlernt. Wenige Wochen danach rief sie uns verzweifelt an, weil die dortigen Stationsärzte der Ansicht waren, daß ihre Technik nicht stimme. Von dem auswärtigen Labor hätten sie häufig Befunde mit hohen Keimzahlen und brauchbarem Antibiogramm erhalten. Jetzt seien die meisten Urine steril oder ohne signifikante Keimzahl. Die ursprünglich in kleiner Zahl in den Proben enthaltenen Bakterien hatten sich auf dem Transport sekundär vermehrt.

Zu 3.
Hier sind nicht nur falsch negative Befunde zu erwarten, sondern auch falsch positive.

Es könnte sein, daß ein zweiter am Krankheitsgeschehen beteiligter Erreger durch die bislang inadäquate Antibiotikatherapie lediglich gehemmt ist und nach dem Umsetzen auf ein dem Antibiogramm entsprechendes neues Antibiotikum sich wieder ungehemmt vermehrt.

Zu 4.
Die nicht angegebene oder falsch angegebene Diagnose kann dazu verleiten, daß beim Ablesen Bakterien nicht beachtet werden, die als Kontaminanten bekannt sind. Bei Patienten mit darniederliegender körpereigener Abwehr können diese Keime unter Umständen Krankheitswert haben.

Bei exakt angegebener Diagnose ist das Labor auch eher geneigt, mehr als nur die Routineverfahren anzuwenden und für das Antibiogramm die Zahl der zu testenden Substanzen zu erhöhen.

Mangelhafte Angaben über die gewünschte Untersuchung sind imstande, unzulängliche Befunde zu liefern. So ist z. B. die Aufforderung, Stuhl auf pathogene Keime zu untersuchen, mit einem technisch anders geartetem Untersuchungsgang verbunden als der Nachweis von Salmonellen oder Shigellen. Es lohnt sich immer, den Einsendeschein genau auszufüllen.

Zu 5.
Zwischen Gewinnung des Materials und dem Eintreffen des bakteriologischen Befundes einschließlich des Antibiogramms vergehen in der Regel ein bis mehrere Tage. Ist eine antibiotische Therapie jetzt überhaupt noch erforderlich? Zu bedenken ist auch, daß nachgewiesene potentiell pathogene und auch manche pathogene Bakterien, wie z. B. die enteritischen Salmonellen, noch keine Begründung für eine antibiotische Behandlung sind, auch wenn sie nach dem Antibiogramm "noch so bös" aussehen. In der Klinik werden von den enteritischen Salmonellosen nur noch jene behandelt, die Zeichen einer Generalisierung zeigen, dagegen im Labor alle isolierten Salmonellen auf ihre Resistenz geprüft. Der Arzt entscheidet, ob das Antibiogramm genutzt wird oder nicht.

Zu 6.
Diese Frage habe ich angeführt, weil von seiten der Kliniken oder der behandelnden Ärzte immer wieder der Wunsch geäußert wird, auch Hautkeime, wie Staphylococcus epidermidis oder diphteroide Bakterien, zu testen. Vielleicht wäre hier eine Wiederholung der Untersuchung mit einer weiteren Probe sinnvoller als eine nutzlose antibiotische Therapie bei Keimen, die mit großer Wahrscheinlichkeit apathogen sind. Nur in wenigen Ausnahmen kommen sie auch als Krankheitserreger in Frage und dann meist als Erreger chronischer Infekte. Als Beweis gilt hier ausschließlich der wiederholte Nachweis desselben Bakteriums, und dazu gibt es bei chronischen Infekten genügend Zeit.

Zu 7.
Eingesandte Proben, wie Liquor oder Punktate aus Pleura, Blase, Gallenblase, Zysten und Gelenken, werden in der Regel angereichert, um spärlich darin enthaltene oder durch laufende bzw. vorausgegangene Antibiotikabehandlung in der Vermehrung gehemmte Bakterien doch noch zu erfassen. Andererseits ist natürlich die Kontaminationsgefahr der Proben einerseits und der zur Anreicherung benutzten Medien andererseits recht groß. Theoretisch genügt eine Bakterienzelle, um ein sol-

ches Medium mit Leben zu füllen. Handelt es sich um typische Kontaminanten, so werden sie bereits vom Labor als solche definiert, und es wird kein Antibiogramm angefertigt. Handelt es sich um potientell pathogene Keime oder um opportunistische Keime, so wird man sie natürlich auf ihre Antibiotikaempfindlichkeit testen. In diesem Falle müßte der behandelnde Arzt beim Lesen des Vermerks "nach Anreicherung gewachsen" dann sorgfältig prüfen, ob sich dieser bakteriologische Befund mit dem klinischen Bild in Einklang bringen läßt und die Behandlung davon abhängig machen. Das Antibiogramm ist hier nur vorsorglich angefertigt worden und ist nicht als Anweisung zur Antibiotikatherapie zu verstehen.

Gleiches gilt auch für die zur bakteriologischen Kontrolle eingesandten Katheterspitzen, die ihrer geringen Größe wegen nur in Anreicherungsmedien eingebracht werden können. Wachsen Bakterien darin, die als Sepsiserreger in Frage kommen, so wird auch hier vom Labor vorsorglich ein Antibiogramm angefertigt, das aber nur dann verwendet werden sollte, wenn beim Patienten klinisch Zeichen einer Sepsis bestehen oder auftreten und der Erreger nicht auf eine andere Art isoliert werden konnte, z. B. aus Blutkulturen.

Theoretisch gilt diese Zurückhaltung sogar für positive Blutkulturen, wenn statt des quantitativen Gußplattenverfahrens nur Anreicherungsmedien verwendet werden, in die das Blut am Krankenbett direkt hineintransfundiert wird. Es handelt sich hier nur um ein Anreicherungsverfahren, d. h., selbst wenn nur ein Bakterium in das Medium hineingelangt, wird es sich darin vermehren. Die von der normalen Flora der Haut oder der Schleimhäute stammenden, in Blutkulturen zur Vermehrung gelangten Bakterien sind in der Regel als Kontaminanten zu erkennen und haben höchstens bei der Sepsis lenta pathogene Bedeutung. Kritischer wird die Beurteilung ins Blut gelangter koagulasepositiver Staphylokokken und evtl. Darmkeine, wie E. coli, Bakteroides oder Enterokokken. Wie wir heute wissen, kommen auch beim Gesunden solche passageren Bakteriämien vor, die nicht in eine Septikämie ausarten, so z. B. nach Zahnextraktionen, beim Zähneputzen oder bei der Palpation des Abdomens.

Es ist verständlich, daß mit Ausnahme der rein saprophytären Keime von allen aus Blutkulturen isolierten Bakterien, ob pathogen oder nur potentiell pathogen, ein Antibiogramm angefertigt wird. Das darf nicht zu einer voreiligen Antibiotikabehandlung verleiten. Vielmehr ist bei Infektionen, mit Ausnahme der Pneumonie, der Sepsis und der Meningitis, der wiederholte Nachweis desselben Erregers mit demselben Antibiogramm, das hier als Kennkarte dient, zur Bestätigung der Diagnose zu fordern.

Sepsis, Pneumonie und Meningitis dulden dagegen keinen Therapieaufschub. Meist bleibt vor der Behandlung nur so viel Zeit, daß lediglich eine oder zwei Blutkulturen angelegt werden können. Die dabei isolierten Bakterien sind dann in der Regel auch identisch mit dem Krankheitserreger und das von ihm hergestellte Antibiogramm brauchbar.

II. Auswahl und Dosierung der Antibiotika

Ziel der systemischen Antibiotikabehandlung ist es, ausreichend hohe Konzentrationen des Mittels im Blut und im Gewebe zu erreichen und sie dort für die Zeit der Behandlung entweder dauernd oder nur mit kurzen Intervallen, in denen der Blutspiegel abfallen kann, aufrechtzuerhalten bis die Infektion beherrscht ist. Dazu ist die Kenntnis der Pharmakokinetik der hierbei einzusetzenden Mittel Voraussetzung. Zu beachten ist, daß keines der gebräuchlichen Antibiotika frei von Nebenwirkungen ist. Das gilt gleichermaßen für solche mit breiter als auch jene mit schmaler therapeutischer Breite, wenn auch quantitative Unterschiede bestehen.

Die Palette der im Antibiogramm getesteten Präparate ist meist mit den einsendenden Ärzten abgestimmt und die Zahl der geprüften Substanzen allgemein ausreichend für die Praxis- und Klinikroutine. In speziellen Fällen wird das Labor von sich aus oder nach Rücksprache das Antibiogramm erweitern oder in ganz speziellen Fällen den Reihenverdünnungstest durchführen. Die im Blättchentest geprüften Antibiotikakonzentrationen entsprechen Blutspiegeln bei mittlerer Dosierung. Daß verabreichte höhere Dosen eines Antibiotikums, das im Antibiogramm als nicht wirksam beurteilt wurde, doch noch Bakteriostase oder Bakterizidie bewirken, ist möglich.

Die Auswahl des optimalen Antibiotikums hängt in erster Linie vom Erreger, dem Mikroorganismus ab, den es zu eliminieren gilt, erst in zweiter Linie vom Patienten. Unter Umständen wird man in bestimmten Situationen, in denen zwischen dem Einsatz eines harmlosen, aber weniger potenten und einem potenteren, aber mit deutlichen Nebenwirkungen behafteten Antibiotikum zu wählen ist, den Patienten bewußt belasten.

In verzweifelten Situationen werden auch Mittel einzusetzen sein, die bereits bestehende Organschäden verstärken, so z. B. Streptomycin bei der Behandlung einer Tb-Meningitis bei Patienten mit bereits geschädigtem Gehör.

Bei der Auswahl eines von mehreren als wirksam angegebenen Antibiotika sind folgende Gesichtspunkte zu berücksichtigen:
1. Bei rasch verlaufenden Infektionen und bei eingeschränkter Immunabwehr sind bakterizide Mittel vorzuziehen.
2. Die bakteriostatischen Antibiotika sind eher bei chronischen Infektionen und dann auch nur bei intakter körpereigener Abwehr sinnvoll. Ihr Wert bei intrazellulärem Sitz der Krankheitserreger ist unbestritten, z. B. bei Brucellose, Pasteurellose und den Rickettsiosen.
3. Antibiotika mit schmalem Spektrum sind jenen mit breitem Spektrum vorzuziehen, weil sie weniger in die natürliche Körperflora des Menschen eingreifen.

Wenn z. B. nach dem Antibiogramm Penicillin, Ampicillin, Carbencillin und Oxacillin als wirksam angegeben sind, so ist auf jeden Fall das Penicillin zu geben, sofern keine Gegenindikation besteht, denn Gegenindikationen würden hier sowieso für die ganze Gruppe gelten.
4. Bei schwerkranken Patienten ist die parenterale Applikation der oralen vorzuziehen. Sie sind sicherer hinsichtlich der eingebrachten Dosis und des angestrebten Blutspiegels. Parenterale Gaben sind auch bei unzuverlässigen Patienten vorzuziehen. Außerdem fehlen gerade bei den potentesten Antibiotika, die wir haben, brauchbare oral zu gebende Darreichungsformen. Das oral zu nehmende Carbenicillinpräparat Carindacillin führt nur zu unzureichenden Blutspiegeln, die speziell für gramnegative Erreger zu niedrig liegen.

Dem Cefalexin sind wegen der großen Tablettenzahl bei ca. 8,0 g während eines Tages Grenzen gesetzt. Es ist außerdem unwirksam gegen Enterokokken im Vergleich zum Cephalotin.
5. Die Kombination zweier Antibiotika kann sinnvoll sein, sie kann aber auch schädlich wirken. Für die in Tabelle 1 angeführten Möglichkeiten gilt auch heute noch die Regel: Gleiches mit Gleichem und nicht mischen.

Tabelle 1

bakteriostatisch	+	bakteriostatisch	= additiver Effekt
bakteriostatisch	+	bakterizid	= kann antagonistisch wirken
bakterizid	+	bakterizid	= kann synergistisch wirken

Die Kombination zweier bakterizider Antibiotika wird heute weitgehend dafür genutzt, um über die einem einzelnen der beiden Kombinationspartner gesteckte Wirkungsgrenze hinaus zu gelangen. Hierher gehört die Kombination von Trimethoprim mit Sulfomethoxazol sowie die Kombination von Gentamycin mit den verschiedenen Penicillinpräparaten oder Cephalosporinen.

Tabelle 2

bakteriostatisch oder vorwiegend bakteriostatisch	bakterizid oder vorwiegend bakterizid
Tetracycline	alle Penicilline
Chloramphenicol	Cephalosporine
Erythromycin	Gentamycin/Tobramycin
Clindamycin	Streptomycin
Lincomycin	Nalidixinsäure
Nitrofurantoin	
Trimethoprim + Sulfamethoxazol	

Kombinationspräparate sind dagegen von der pharmazeutischen Industrie vorgefertigte Kombinationen, die dem Arzt das Mischen der einzelnen Komponenten ersparen sollen. Kliniken und Krankenhäuser sind aber Ausbildungsstätten für angehende Ärzte oder Fachärzte, und es ist sicher lehrreicher, wenn sie gezwungen sind, beide gesondert zu verordnen und zu applizieren. Die Erfahrung zeigt, daß manche Ärzte nicht imstande sind, die Einzelbestandteile von Kombinationspräparaten zu benennen.

Bei der Kombination von Antibiotika ist darauf zu achten, daß keine Mittel mit Parallelresistenz oder Paralleltoxizität kombiniert werden.

Dosierung

Zu niedrige Dosierung ist auf jeden Fall zu vermeiden, sie fördert die Ausbildung resistenter Keime und fördert ebenso den Hospitalismus wie unnötige Antibiotikagaben.

Für den Klinikbereich in Ulm, den ich übersehe, gilt eher das Gegenteil. Es wird ganz allgemein hoch dosiert, in vielen Fällen werden auch Maximaldosen verabreicht. Die Erklärung dafür ist, daß durch die zur Verfügung stehenden Speziallaboratorien Organschäden rasch erkannt werden können.

Die klassischen Infektionskrankheiten interessieren hier nicht, die unkomplizierten bakteriellen Infekte sind nicht problematisch. Im Vordergrund des Interesses stehen die bei der Intensivpflege generalisierten Infektionen mit opportunistischen Keimen und Enterobacteriacaeen.

Was deren Behandlung anbetrifft, so ist mit der Antibiotikagabe sofort zu beginnen, nicht erst, wenn das Antibiogramm eintrifft. Vor der Verabreichung der ersten Dosis müssen die für die bakteriologischen Untersuchungen erforderlichen Proben abgenommen werden, speziell Blutkulturen, und zwar möglichst mehr als eine.

Es muß breit abgedeckt werden und erst, wenn das Antibiogramm vorliegt, ist die Behandlung danach auszurichten. Die verordneten Dosen sollen so hoch wie möglich liegen:

Cephalotin	12 - 16 - 20 g
Penicillin	40 Mill.E oder mehr
Oxacillin	10 - 15 g
Carbenicillin	30 - 40 g.

Bei hohen Dosen Penicillin ist mit eventuellen Elektrolytverschiebungen zu rechnen.

Die Dauer der Behandlung ist in jedem einzelnen Fall individuell zu entscheiden. Allgemein gilt:
Akute Infekte werden einige Tage, chronische Infekte einige Wochen über die Besserung der klinischen Parameter hinaus behandelt. Bei Meningitiden ist die Normalisierung des Liquorbefundes ausschlaggebend. Bei der Endocarditis lenta soll die Gesamtdauer der Behandlung nicht kürzer als 4 - 6 Wochen sein. Für die Staphylokokken- wie auch für die gramnegative Sepsis ist meines Erachtens eine über die klinische Besserung und Sanierung der Infektion hinausgehende Behandlung von 2 - 3 Wochen mit relativ hohen Dosen erforderlich.

Verlaufskontrollen unter der Behandlung einer Sepsis sind in Abständen von 2 - 3 Tagen angebracht, um
1. eine sekundäre Resistenzentwicklung zu erfassen und
2. zur Erkennung eines eventuellen Keimwechsels sowie
3. zur Sicherung der Wirkung des angewandten Mittels.

Zur Erfolgskontrolle dienen neben der Besserung der klinischen Symptome bakteriologische Kontrollen. Diese sollten erst 3 oder gar mehr Tage nach Absetzen der Antibiotika vorgenommen werden. Wie oft man sie noch wiederholen soll, ist schwer zu entscheiden, das wird von der Schwere der überstandenen Sepsis und vom Erreger abhängen, der sie verursacht hat. Bei der Staphylokokkensepsis, die schon früh zur Metastasenbildung führt, ist eine längere Kontrollzeit anzuschließen als bei der gramnegativen Sepsis.

Zusammenfassung der Diskussion zum Thema: „Mikrobiologische Voraussetzungen einer rationalen Antibiotikatherapie"

FRAGE:
Welche Forderungen stellt der Bakteriologe an Aufbewahrung und Versand von Untersuchungsmaterial?

ANTWORT:
Neben der genauen Bezeichnung der Röhrchen und Begleitzettel mit Patientenchiffre und Diagnose bzw. Verdachtsdiagnose sollte die Dringlichkeit der Untersuchung vermerkt sein. Die Proben sollen nach Möglichkeit sofort durch Boten der Untersuchungsstelle zugeschickt werden. Läßt sich eine kurzfristige Aufbewahrung nicht vermeiden, so werden alle Materialien im Kühlschrank aufgehoben, mit Ausnahme von Liquor, Blut und Punktaten, die im Brutschrank bei 37 °C aufzubewahren sind.

FRAGE:
Welche Möglichkeiten der Bedside-Diagnostik bei akuten schweren Infektionen, wie etwa einer Meningitis, gibt es?

ANTWORT:
Bei Verdacht auf akute lebensbedrohliche Infektionen sollte aus repräsentativem Untersuchungsmaterial ein Methylenblau- oder ein Grampräparat zur ersten diagnostischen Information angefertigt werden. Ein Grampräparat ist zwar aussagekräftiger, aber technisch schwieriger herzustellen als ein Methylenblaupräparat. Ein technisch nicht einwandfreies Grampräparat kann leicht zu diagnostischen Irrtümern führen. Die Möglichkeit der Anfertigung solcher Präparate muß auf Aufnahmestationen und Intensivtherapieeinheiten jederzeit möglich sein.

FRAGE:
Welche Bedeutung haben sogenannte Eintauchverfahren (Uricult, Urotube, Merckognost etc.) in der Bedside-Diagnostik?

ANTWORT:
Eintauchverfahren kommen nur für die Diagnostik von Harnwegsinfekten in Frage. Sie dienen der Ermittlung der Keimzahl des Mittelstrahlurins, geben aber bei nicht exakter Einhaltung auch falsch-positive Ergebnisse. Eine Differenzierung gewachsener Keime ist nicht mit hinreichender Sicherheit möglich. Die mit Agar beschichteten Objektträger der Eintauchverfahren sind aber als Transportmedien gut brauchbar. Es sollte gleichzeitig noch ein Röhrchen mit Urin mitgeschickt werden, damit der Bakteriologe parallel eine Resistenzbestimmung ansetzen kann und so Zeit gewonnen wird. Wichtig ist die genaue Einhaltung der Verfahrensvorschriften. Der Objektträger wird 1/2 min in den in einem sterilen Auffanggefäß gesammelten Mittelstrahlurin eingetaucht, anschließend der Urin abgekippt und der auf dem Objektträger verbleibende Urin mit Fließpapier abgesaugt.

FRAGE:
Welche Bedeutung hat der Candidaselektivagar (Nickerson-Medium) in der Pilzdiagnostik?

ANTWORT:
Das Nickerson-Medium ist kein Selektivmedium für Candida, es wachsen

auch andere Pilze und Bakterien. In Verbindung mit einer mikroskopischen Diagnostik kann das Verfahren wertvoll sein.

FRAGE:
Sind spezielle Methoden der Materialgewinnung, wie Blasenpunktion und die transtracheale Aspiration, so ungefährlich, daß sie als Routinemethoden für die Klinik empfohlen werden können?

ANTWORT:
Die eigenen Erfahrungen einiger Teilnehmer des Workshop sowie Angaben in der Literatur bestätigen die weitgehende Komplikationsfreiheit dieser Verfahren bei richtiger Technik. Sie können daher bei bestimmten Indikationen, wenn Zweifel an der Repräsentativität eines Mittelstrahlurins oder eines auf normalem Wege gewonnenen Sputums bestehen, für die Klinik empfohlen werden.

FRAGE:
Welche Bedeutung hat der Limulus-Test zur Schnelldiagnose einer Sepsis?

ANTWORT:
Der Limulus-Test ist ein spezifischer und sehr empfindlicher Nachweis für Endotoxin. Bei Beherrschung der Methode dauert der Test nur wenige Stunden. Bei Sepsis durch gramnegative Keime ist die Übereinstimmung zwischen positiver Blutkultur und positivem Limulus-Test sehr gut. Da grampositive Bakterien kein Endotoxin bilden, fällt der Test bei Sepsis durch grampositive Keime in der Regel negativ aus. Nach der vorliegenden Literatur gibt es aber auch Fälle mit positivem Limulus-Test, ohne daß gleichzeitig eine Bakteriämie nachweisbar wäre.

FRAGE:
Was ist bei der Technik der Entnahme von Blutkulturen bei Sepsisverdacht zu beachten?

ANTWORT:
Bei Sepsisverdacht sollen nach Möglichkeit drei bis fünf Blutkulturen vor Beginn der Antibiotikatherapie abgenommen werden, in ganz dringenden Fällen, etwa bei Verdacht auf septischen Schock, im Abstand von wenigen Minuten. Wird eine Endocarditis lenta vermutet, soll auf jeden Fall mit der Antibiotikatherapie bis zum Nachweis des Erregers gewartet werden. Dazu ist unter Umständen eine größere Zahl von Blutkulturen erforderlich (10 oder mehr), die bei afebrilen Verläufen oder bei langen fieberfreien Intervallen jederzeit angelegt werden können. Am weitesten verbreitet sind als Abnahmemedien Liquoidröhrchen und Flaschen mit Bouillonmedien. Der Vorteil der Liquoidvenülen[R] beruht darauf, daß das Blut darin durch den Liquoidzusatz nicht gerinnt und deshalb dann im bakteriologischen Labor auf mehrere Spezialmedien verimpft werden kann. Dadurch gelingt evtl. der Nachweis von Bakterien, die auf einfachen Medien nicht anwachsen. Bei den Bouillonflaschen kann man dagegen unter Umständen schon nach wenigen Stunden ein Keimwachstum feststellen und die Keime evtl. mittels eines Grampräparates identifizieren. Es sollen aber immer gleichzeitig zwei Flaschen abgenommen werden, eine zum Nachweis von aeroben, die andere zum Nachweis von anaeroben Keimen. Die Rate positiver Blutkulturen ist bei arteriellen Entnahmen nicht größer als bei der venösen Punktion. Abgenommene Blutkulturen sollen nach Möglichkeit sofort in das bakteriologische Labor geschickt werden; ist das nicht möglich, müssen sie bis zur Versendung in einem Brutschrank bei 37 ^{o}C aufbewahrt werden.

FRAGE:
Welche und wie viele Chemotherapeutika sollen bei einer Resistenzbestimmung geprüft werden?

ANTWORT:
Die Zahl der zu testenden Chemotherapeutika im Hemmhoftest kann eingeschränkt werden, da die Ergebnisse, die mit einer Substanz gewonnen worden sind, auch für chemisch verwandte Stoffe gelten. Die Tabelle 1 ist eine Ergänzung und Erweiterung einer Zusammenstellung von KNOTHE, LINZENMEIER, NAUMANN und RITZERFELD (Dtsch. med. Wschr. 97, 303 (1972)). Die Präparate 1 - 9 der Tabelle sind in der Regel zu prüfen. Die Präparate 10 und 11 müssen zusätzlich bei Infektionen der Harnwege getestet werden. Die Präparate 12 - 15 kommen in Sonderfällen in Frage, vor allem dann, wenn der Basissatz 1 - 9 eine Mehrfachresistenz der untersuchten Keime aufweist. In diesen Fällen müssen dann auch diejenigen Präparate geprüft werden, die vielleicht durch kleine Abweichungen zum Ergebnis der Prüfsubstanz noch irgendeinen chemotherapeutischen Erfolg ergeben könnten. Dies gilt im einzelnen für:
1. Austestung aller Cephalosporine,
2. Prüfung von Doxycyclin und Minocyclin,
3. Prüfung der neueren Aminoglykoside Tobramycin, Amikazin und Sisomicin, die nicht unbedingt parallel zu Gentamycin oder Kanamycin reagieren. Streptomycin soll wegen seiner erheblichen Nebenwirkungen nur in Sonderfällen getestet werden.

Die Testung von Kombinationspräparaten ergibt in den meisten Fällen nur den Hinweis, ob das Gesamtpräparat, aber nicht welche Bestandteile wirksam sind. Dagegen ist im Blättchentest schon die Kombination Trimethoprim/Sulfamethoxazol vielfach wirksamer als jede der einzelnen Komponenten.

FRAGE:
Ergeben sich unterschiedliche Minimalforderungen für die Resistenzbestimmung je nach Keimart und je nach Herkunft des zu untersuchenden Materials?

ANTWORT:
Nach Keimart und nach Herkunft des Untersuchungsmaterials ergeben sich Minimalforderungen für die Auswahl von Chemotherapeutika für die Resistenzbestimmung im Hemmhoftest, die aus der Tabelle 2 ersichtlich sind (LINZENMEIER et al.: Dtsch. med. Wschr. 97, 303 (1972)).

FRAGE:
Welche Gründe gibt es für Diskrepanzen zwischen klinischem Erfolg und dem Ergebnis der Resistenzbestimmung?

ANTWORT:
Die Übertragung von in vitro-Ergebnissen auf die Verhältnisse am Patienten sind nicht ohne weiteres möglich und von zahlreichen Faktoren belastet, die außerhalb des direkten Verhältnisses Erreger/Chemotherapeutikum stehen. Die Tabelle 3 gibt Gründe für solche Diskrepanzen an.

Tabelle 1. Übertragbarkeit des Ergebnisses des Hemmhoftestes von einer Prüfsubstanz auf andere, chemisch verwandte Antibiotika

Prüfsubstanz	Ergebnis gilt auch für:
1. Penicillin G	Penicillin V Propicillin Azidocillin
2. Oxacillin	Methicillin Dicloxacillin Flucloxacillin
3. Ampicillin[1]	Pivampicillin Hetacillin Epicillin Amoxicillin
4. Cephalotin[1]	Cephaloridin Cephazolin/Cephapirin Cephazetril Cefradin (nur parenteral)
5. Chloramphenicol	...
6. Tetracyclin	alle Derivate
7. Gentamycin	Tobramycin, nur teilweise für andere Aminoglykoside
8. Carbenicillin[1]	Ticarcillin
9. Sulfanilamide	alle Derivate
10. Nitrofurantoin	...
11. Nalidixinsäure	Oxolinsäure
12. Erythromycin	Oleandomycin Spiramycin
13. Lincomycin	Chlordesoxy-Lincomycin
14. Polymyxin B	Colistin
15. Kanamycin	Neomycin Aminosidin Paromomycin

[1] gilt nicht für folgende oral zu verabreichende Substanzen mit geringen Serum-, aber hohen Urinspiegeln: Ciclacillin, Cephalexin, Cefradin, Indanyl-Carbenicillin.

Tabelle 2. Auswahl der zu testenden Antibiotika in Abhängigkeit von der Art der Keime und des Untersuchungsmaterials

Chemotherapeutikum	I	II		Keime aus	
	grampositive Keime und Neisserien	gramnegative Bakterien	III Liquor	IV Urin	V Stuhl
A. 1. Penicillin G	x	-	x	-	-
2. Oxacilline	x	-	(x)	-	s
3. Ampicillin	x	x	x	x	x
4. Cephalosporine	x	x	(x)	x	x
5. Chloramphenicol	x	x	x	x	x
6. Tetracycline	x	x	-	x	x
7. Gentamycin	x	x	x	x	x
8. Carbenicillin	-	x	x	x	-
9. Sulfanilamide	x	x	(x)	x	x
B. 10. Nitrofurantoin	/	/	/	x	/
11. Nalidixinsäure	/	/	/	x	/
C. 12. Erythromycin	x	-	-	-	s
13. Lincomycin	x	-	-	-	s
14. Polymyxine	-	x	(x)	x	x
15. Kanamycin	-	x	-	x	x

A = in der Regel zu prüfen
B = nur bei Urinkeimen (= IV)
C = in Sonderfällen

x = Prüfung sinnvoll
s = Prüfung nur bei S. aureus
- = Prüfung unnötig
/ = entfällt (siehe IV)

Tabelle 3. Antibiogramm und klinisches Ergebnis

	Der klinische Erfolg ist <u>besser</u> als das Testergebnis	Der klinische Erfolg ist schlechter als das Testergebnis
1. Entnahme und Versand	Die verantwortlichen Keime sind beim Versand abgestorben, für die Infektion nicht verantwortliche resistentere Keime haben überwuchert.	Bei langer Versanddauer haben sensible Sekundärkeime die verantwortlichen Erreger überwuchert.
2. Bakteriologische Technik	Die verantwortlichen Keime, z. B. Anaerobier oder Haemophilus influenzae, wurden nicht gezüchtet.	Die verantwortlichen resistenten Keime wurden nicht gezüchtet, wie z. B. oft langsam wachsende Pseudomonas, oder wurden in Mischkulturen übersehen. Pilze, Protozoen oder Viren sind für die Erkrankung verantwortlich, so daß eine Chemotherapie den Versuch am untauglichen Objekt darstellt. Nicht verantwortliche Sekundärkeime oder Keime der Normalflora wurden getestet.
3. Resistenzbestimmung	Vermeintlich beschickte Blättchen, verfallene Testsubstanzen.	Zu hoch dosierte Blättchen.
4. Abwehrlage	Die körpereigene Abwehr bedurfte nicht der Hilfe der Chemotherapie gegen zwar resistente, aber keineswegs sehr virulente Erreger bzw. gegen resistente Erregeranteile, die in der Resistenzbestimmung überwogen.	Versagen der Körperabwehr im Alter, bei Kachexie, bei Defekten des Immunsystems durch Kortikosteroide oder Immunsuppressiva.
5. Dosierung des Chemotherapeutikums	Hochdosierung oder lokale Anwendung hochkonzentrierter Lösungen.	Verzettelte Medikation, unregelmäßige Einnahme durch den Patienten, schlechte Resorption.
6. Pharmakokinetik	Überraschend gute Diffusion in sehr gut durchblutete Gewebe. Hohe Spiegel in Harn- und Gallenblase.	Schlechte Diffusion und niedrige Spiegel in Abszessen, Emphyemen, Narben, Fisteln, Knochen und Wundoberflächen. Geringe Diffusion in Liquorräume und in Zellen.

	Der klinische Erfolg ist besser als das Testergebnis	Der klinische Erfolg ist schlechter als das Testergebnis
7. Andere Ursachen	Infektionswechsel (selten).	Infektionswechsel, Superinfektion mit resistenten Hauskeimen. Abbau an sich wirksamer Chemotherapeutika durch Fermente wie Penicillinase, durch andere Keime aus der Misch- oder Normalflora.

Indikation und Durchführung einer Antibiotikatherapie in der operativen Medizin

Von S. Wysocki

Die Häufigkeit postoperativer Infektionen ist heute nicht anders als vor 50 Jahren, nicht weil die Antibiotika unwirksam sind, sondern weil Operations- und Narkosetechniken entwickelt wurden, die es erlauben, immer größere, risikoreichere Eingriffe bei immer älteren und damit infektgefährdeteren Patienten durchzuführen.

Die für die Intensivmedizin entwickelten Techniken, wie Beatmung oder parenterale Ernährung, bergen in sich ein erhöhtes Risiko für das Eindringen von Erregern und erhalten infektgefährdete Patienten am Leben, die ohne diese Möglichkeiten frühzeitig verstorben wären. Implantation von Fremdkörpern und Organverpflanzungen mit Immunosupression sind mit erhöhtem Infektrisiko belastet.

Eine Statistik aus den USA ergab bei 31,6 Mill. stationär behandelten Patienten und 18,8 Mill. Operationen 1,3912 Mill. postoperative Infektionen, d. h. 7,4 % aller operierten Patienten erlitten irgendeinen postoperativen Infekt.

Eine weitere in den USA erstellte Statistik zeigt die Verteilung auf die verschiedenen Infektionsarten.

Harnwegsinfektionen, im wesentlichen bedingt durch Verweilkatheter, dominierten mit 36,3 %, es folgten Wundinfektionen mit 25,3 %, Lungeninfektionen mit 15,4 %, Haut- und andere Infektionen mit 7 bzw. 16 %.

Eine Angabe über die Häufigkeit von postoperativen Wundinfektionen für die Gesamtzahl aller in einem Krankenhaus durchgeführten operativen Eingriffe sagt allerdings wenig aus. Voraussetzung für die Vergleichbarkeit solcher Angaben ist die Untergliederung in verschiedene Operationsgruppen. Leistenhernien und Appendektomien, Knochenoperationen und Darmresektionen, Thorakotomien und Operationen bei Hammerzehen sind eben bezüglich ihrer Wundinfektionsrate nicht miteinander vergleichbar.

Prospektive Untersuchungen über die Häufigkeit von Wundinfektionen in der Chirurgischen Universitätsklinik Heidelberg ergaben bei den verschiedenen Operationsgruppen folgende Ergebnisse:
Bei Leistenhernienoperationen 2,0 %. Bei Appendektomien 4,8 %, wenn es sich um eine akute, subakute oder chronische Appendizitis handelte. 35,7 % bei phlegmonöser und gangränöser Appendizitis. Kolonresektionen waren mit einer Infektrate von 28,0 % belastet. Magenresektionen hatten eine Infektrate von 8,1 %, wenn es sich um die Operation eines Ulkus handelte, 15,1 % wenn wegen eines Karzinoms operiert werden mußte.

Diese unterschiedliche Infekthäufigkeit ist erklärt
1. durch die höhere Infektgefährdung des Karzinompatienten und
2. durch die unterschiedliche bakterielle Besiedlung des Magens mit pathogenen Erregern.

Im meist hyperaziden Magensaft des Ulkusträgers sind fast ausschließlich nur Enterokokken nachweisbar, während beim Magenkarzinom regelmäßig eine Mischinfektion verschiedener pathogener Keime vorhanden ist. Auch das Lebensalter hat einen Einfluß auf das Infektrisiko. Magenresektionen wegen Ulkus bei über 50jährigen Patienten ergaben eine Infektrate von 11,5 %, bei den unter 50jährigen Patienten eine solche von 4,7 %, beim Magenkarzinom 16,0 % bei den über 50jährigen und 9,8 % bei den unter 50jährigen.

Auch die Operationsdauer wird immer wieder als Risikofaktor angeschuldigt. Das scheinen auch unsere eigenen Untersuchungen zu bestätigen.

Magenresektionen wegen Ulkus, die kürzer als die durchschnittliche Operationszeit dauerten, hatten 3,9 %, die über dem Durchschnitt liegenden 17,1 % Wundinfektionen, beim Magenkarzinom waren es 6,7 bzw. 24,2 %. Für dieses erhöhte Risiko die Operationsdauer anzuschuldigen, ist sicher eine Fehlinterpretation. Zwar kann man annehmen, daß die Wahrscheinlichkeit einer Luftinfektion bei steigender Operationsdauer zunimmt. Luftinfektionen stellen aber nur einen sehr kleinen Anteil aller Infektionen dar. Viel entscheidender ist, daß Operationen, die sehr lange dauern, eben schwierige Operationen sind, und daß es z. B. bei bedingt aseptischen Laparotomien unter schwierigen Verhältnissen sehr viel häufiger zu unkontrolliertem Austreten von infiziertem Hohlorganinhalt kommt.

Nicht nur der sehr alte Mensch, sondern auch der sehr junge ist infektgefährdeter. Bei Operationen im Kindesalter fand sich die höchste Wundinfektionsrate bei den 1 bis 28 Tage alten Säuglingen mit 20,5 %, die 2 bis 12 Monate alten Kinder hatten 14,7 %, die 1 bis 5 Jahre 13,3 % und die 6- bis 15jährigen eine Infektrate von 7,5 %. Auch bei diesem Kollektiv spielte die Operationsdauer eine Rolle für das Risiko, eine Wundinfektion zu erleiden. Bis zu 1 h lag die Infektrate bei 7,8 %, zwischen 1 - 2 h bei 13,6 % und zwischen 2 - 3 h bei 15,2 %.

Das Spektrum der als Infektionserreger vorkommenden Bakterien hat sich unter dem Einfluß der Antibiotika und als Folge des veränderten Patientengutes im Laufe der Jahre verändert (Abb. 1).

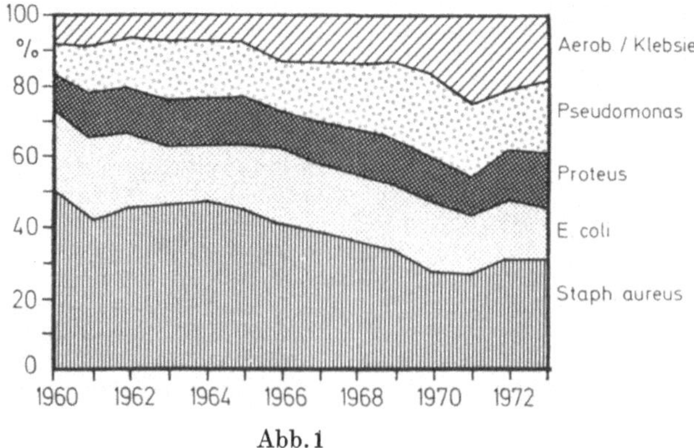

Abb. 1. Keimspektrum aller von 1960 - 1973 bei chirurgischen Patienten isolierten Erreger (Chirurgische Universitätsklinik Heidelberg)

Waren noch 1960 50 % aller isolierten Erreger hämolysierende Staphylokokken, so ist ihr Anteil bis 1973 auf etwa 30 % zurückgegangen. Eine deutliche Zunahme war bei den häufig antibiotikaresistenten Erregern

Aerobacter/Klebsiella und Pseudomonas aeruginosa nachweisbar. Eine ähnliche Entwicklung fand sich auch bei aus Urinkulturen angezüchteten Erregern (Abb. 2), wenn auch die Veränderungen nicht so gravierend waren. Staphylokokken sind als Infekterreger praktisch verschwunden. Pseudomonas aeruginosa und Aerobacter/Klebsiella haben langsam an Bedeutung zugenommen.

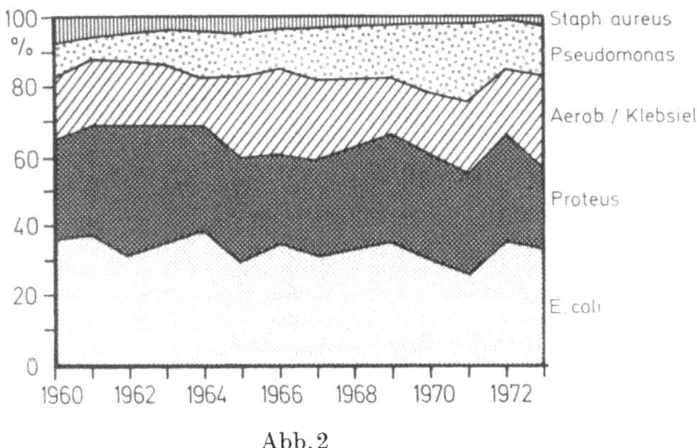

Abb. 2. Keimspektrum aller von 1960 - 1973 aus Urinkulturen isolierter Erreger (Chirurgische Universitätsklinik Heidelberg)

Bei postoperativen Wundinfektionen ist das Erregerspektrum je nach Art des Eingriffes sehr unterschiedlich. Zusammenstellungen des Erregerspektrums für die verschiedensten Operationen sind deshalb sehr hilfreich bei der Auswahl des Antibiotikums, da die Therapie im Falle eines postoperativen Infektes ohne Kenntnis des bakteriologischen Ergebnisses begonnen werden muß.

Postoperative Infektionen nach aseptischen Operationen (Tabelle 1) sind auch heute noch in 80 - 90 % der Fälle von Staphylococcus aureus verursacht. Mischinfektionen sind selten. Enterogene Keime spielen eine geringe Rolle. Bei bedingt aseptischen Operationen (Tabelle 2) dominieren gramnegative enterogene Keime, meist in Mischinfektion. 62 % Mischinfektionen stehen 38 % Monoinfektionen gegenüber.

Das gleiche Bild findet sich bei postoperativen Wundinfektionen im Kindesalter. Infektionen nach aseptischen Operationen waren in 77 % Monoinfektionen, in 23 % Mischinfektionen, bei bedingt aseptischen Operationen nur 29 % Monoinfektionen und 71 % Mischinfektionen.

Für die Anwendung von Antibiotika gelten bei chirurgischen Patienten andere Regeln als in der konservativen Medizin. In der konservativen Medizin ist oft das Antibiotikum allein eine echte kausale Therapie. In der operativen Medizin sind Antibiotika meist nur zusätzliche Hilfsmittel, die erst wirksam werden, wenn der richtige chirurgische Eingriff die Voraussetzung für die Wirksamkeit geschaffen hat. Die Entleerung von Eiterherden, die Ableitung des Wundsekretes nach außen, die Entfernung von Fremdkörpern und von devitalisiertem Gewebe sind zusammen mit der Ruhigstellung für den Erfolg der Infektbehandlung viel entscheidender als der Einsatz der Antibiotika. Es ist ein Trugschluß, zu glauben, daß die Antibiotika an den alten Grundregeln der chirurgischen Wundinfektionsbehandlung wesentliches geändert haben. Zu unterscheiden ist die kurative Antibiotikagabe bei bestehender Infektion und die prophylaktische Antibiotikagabe zur Verhütung einer eventuellen Infektion.

Tabelle 1. Bakteriologie von 70 postoperativen Wundinfektionen nach aseptischen Operationen

Art der isolierten Erreger	Anzahl der isolierten Erreger	Mono-infektion	Misch-infektion
insgesamt	77	63 = 90 %	7 = 10 %
Staphylococcus aureus	62	56 = 80 %	6
Streptococcus pyogenes	1	1	0
E. coli	2	2	0
Streptoc. anhaemolyticus	4	2	2
Pseudomonas aeruginosa	6	2	4
Clostridien	2	0	2

Tabelle 2. Bakteriologie von 100 postoperativen Wundinfektionen nach Magen- und Gallenoperationen

Art der isolierten Erreger	Anzahl der isolierten Erreger	Mono-infektion	Misch-infektion
insgesamt	200	38 = 38 %	62 = 62 %
Staphylococcus aureus	34	16	18
Streptococcus pyogenes	1	1	0
E. coli	55	8	47
Streptoc. anhaemolyticus	53	8	45
Proteus	21	1	20
Pseudomonas aeruginosa	18	3	15
Aerobacter aerogenes	11	0	11
Clostridien	7	1	6

Alle nicht lokal begrenzten Infektionen, wie Phlegmone, Lymphangitis, Lymphadenitis, Thrombophlebitis und Sepsis, sind klare Indikationen zur kurativen Antibiotikagabe, aber unter Berücksichtigung der bewährten Regeln der chirurgischen Infektbehandlung.

Indikationen für die lokale Anwendung von Antibiotika sind Gewebebezirke und abgekapselte Infekte, die auf dem Blutwege nur schwer oder nicht erreichbar werden, wie z. B. Abszeßresthöhlen. Inwieweit der erhoffte hohe Wirkstoffspiegel am Ort der Infektion wirksam wird, ist fraglich. In Abszeßmembranen und Schwarten liegende Erreger werden von lokal gegebenem Antibiotikum kaum erreicht. Die zusätzliche Behandlung mit tryptischen Lösungen zur Beseitigung des nekrotisierenden Gewebes kann die Wirksamkeit unterstützen.

Die Indikation für die lokale Anwendung von Antibiotika ist sehr begrenzt. Häufig sind desinfizierende Lösungen wie Chloramin oder Rivanol wirksamer. Offene granulierende Wunden reinigen sich meist besser mit physiologischer oder hypertonischer NaCl-Lösung.

Entscheidend für jede offene Behandlung von Wunden oder Resthöhlen ist der freie Abfluß des Sekretes. Angetrocknete Verbände und verstopfte Drainagen führen zum Rückstau des Sekretes und zum Fieberanstieg. Die guten Erfolge der Spüldrainage beruhen im wesentlichen auf der optimalen Sekretableitung. Der Zusatz von Antibiotika zur Spülflüssigkeit sollte auf wenige Stunden beschränkt bleiben, um das Risiko einer Superinfektion zu vermindern.

Die Indikationen für eine sinnvolle Antibiotikaprophylaxe sind auch nach 30jähriger Erfahrung mit diesen Substanzen nicht gesichert. Insgesamt wurden die an eine Prophylaxe gestellten Erwartungen enttäuscht.

Als gesichert darf gelten, daß eine Wunde oder ein Gewebegebiet, das mit der keimhaltigen Umgebung des Patienten auch in der postoperativen Phase in Verbindung steht, durch eine prophylaktische Antibiotikagabe nicht vor einer Keimbesiedlung bewahrt werden kann. Die Prophylaxe führt in diesen Fällen zu einer Selektion von resistenten Erregern, die dann letztlich das zu schützende Gewebegebiet besiedeln und zu einer schwerer zu therapierenden Infektion führen.

Zu erwägen ist die antibakterielle Chemoprophylaxe zur Verhütung von postoperativen Infektionen im Wundgebiet. Eine solche Prophylaxe kann die Infektrate vermindern, wenn folgende Voraussetzungen gegeben sind:
1. Der vermutete Erreger muß für das zur Prophylaxe verwendete Antibiotikum empfindlich sein und
2. ein ausreichend hoher Antibiotikaspiegel muß bereits zum Zeitpunkt der Kontamination im Gewebe erreicht sein.

Ein ausreichender Antibiotikaspiegel im Operationsgebiet kann es den natürlichen Abwehrkräften des Körpers erleichtern, die während der Operation in die Wunde gelangten Erreger zu eliminieren. Eine Superinfektion kann nicht stattfinden, da die Wunde am Ende der Operation gegenüber dem keimhaltigen Umgebungsmilieu des Patienten verschlossen wird.

Eine solche Prophylaxe zur Verhütung postoperativer Infektionen im Operationsgebiet kann auf 24 - 48 h beschränkt bleiben. Ob die während der Operation in die Wunde gelangten Keime eine Infektion verursachen oder nicht, ist nach dieser Zeit im wesentlichen entschieden. Andererseits wird durch einen nur kurzzeitigen Einsatz der Antibiotika die Möglichkeit von Nebenwirkungen möglichst klein gehalten. Eine solche Prophylaxe ist um so erfolgreicher, je gezielter sie durchgeführt werden kann. Bei rein aseptischen Operationen ergibt eine gezielte Prophylaxe gegen Staphylokokken eine 80- bis 90%ige Trefferwahrscheinlichkeit (s. Tabelle 1).

Bei bedingt aseptischen Laparotomien, bei denen Mischinfektionen mit gramnegativen enterogenen Keimen dominieren (Tabelle 2), ist eine gezielte Prophylaxe wesentlich schwieriger.

Daß eine solche Prophylaxe erfolgreich sein kann, bedeutet aber nicht, daß sie auch immer indiziert ist. Die Indikation ist nur gegeben, wenn das Risiko des Wundinfektes für den Patienten so groß ist, daß im Vergleich dazu die Nebenwirkungen des Antibiotikums gering eingeschätzt werden dürfen.

So bedeutet eine Wundinfektionsprophylaxe bei Leistenhernienoperationen, daß man 2 - 4 Patienten vor einer harmlosen Wundinfektion schützt, während gleichzeitig 96 - 98 Patienten den Nebenwirkungen der Antibiotika ausgesetzt werden. Eine Prophylaxe bei Sternotomien mit einer Infektrate von 4 - 7 % kann jedoch als Indikation angesehen werden, da die Infektion der Sternotomiewunde mit drohender Sternumosteomyelitis und Mediastinitis eine lebensbedrohliche Situation darstellt. Daß auch diese z. T. erfolgreiche Art der Wundinfektionsprophylaxe zwangsläufig in die Sackgasse führt, zeigt die Zusammenstellung in Abb. 3.

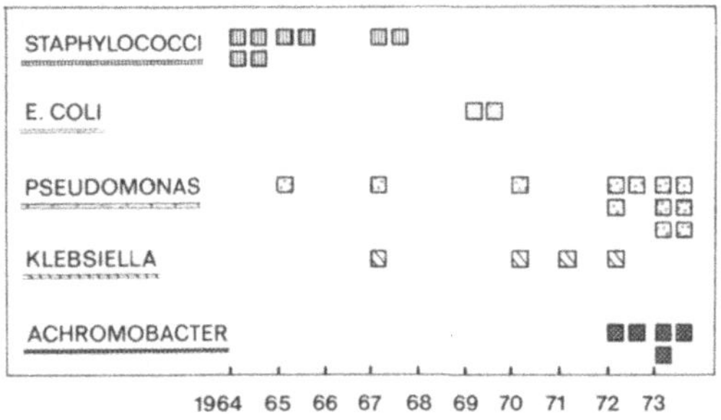

Abb. 3. Septische Infektionen bei Operationen mit dem extrakorporalen Kreislauf (Chirurgische Universitätsklinik Heidelberg)

Septische Infektionen mit Staphylokokken bei Operationen mit dem extrakorporalen Kreislauf in den Jahren 1964/65 veranlaßten uns, bei diesen Patienten eine gezielt gegen Staphylokokken gerichtete, hochdosierte Antibiotikaprophylaxe durchzuführen. In den folgenden Jahren gelang es dadurch, die Infektrate bei dieser Patientengruppe wesentlich zu senken. Im Verlauf der Jahre stieg jedoch dann die Infekthäufigkeit wiederum an. Nunmehr waren die Infekterreger ausschließlich gramnegative, besonders resistente Keime, wie Pseudomonas aeruginosa, Aerobacter/Klebsiella, und in den letzten Jahren, nachdem eine Prophylaxe mit Gentamycin und Cephalosporinen versucht worden war, auch Achromobakter.

Die Antibiotikaprophylaxe zur Verhütung einer postoperativen Pneumonie, einer Parotitis oder eines Harnwegsinfektes bei liegendem Dauerkatheter schadet mehr als sie nützt. Die Infekthäufigkeit wird nicht vermindert, die auftretenden Infektionen sind aber wegen resistenteren Erregerarten schwerer zu therapieren. Die Erfahrungen, insbesondere auf Intensivpflegestationen, haben gezeigt, daß bei beatmeten und tracheotomierten Patienten eine Antibiotikaprophylaxe zwangsläufig zu einem stetigen Erregerwechsel mit immer resistenteren Erregerarten führt (Abb. 4). Dominierten noch Anfang der 60er Jahre bei diesen Patienten Staphylokokkenpneumonien, so waren bereits 1966 Pseudomonas aeruginosa und Aerobacter/Klebsiella die dominierenden Erreger. Diese Entwicklung hat sich bis 1973 weiter verschärft. Der Anteil dieser resistenten Erreger ist weiter angestiegen, Staphylokokken sind nur noch selten als Infekterreger zu beobachten.

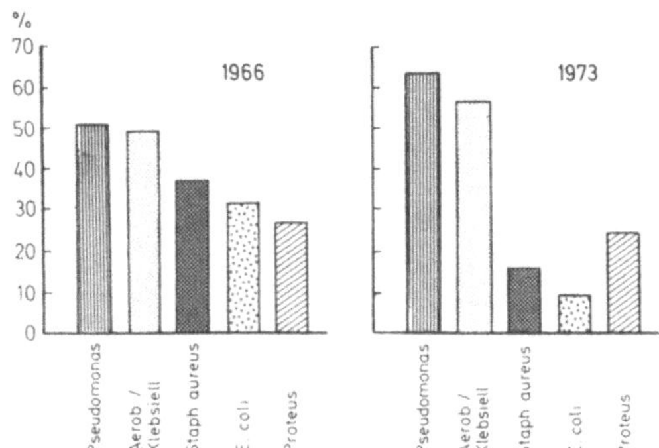

Abb. 4. Erregerspektrum von Trachealabstrichen bei tracheotomierten Patienten auf Intensivstation (Chirurgische Universitätsklinik Heidelberg)

Das gleiche gilt für die antibakterielle Prophylaxe bei offenen granulierenden Wunden, bei Verbrennungen und Erfrierungen sowie für den Versuch, durch eine Antibiotikaprophylaxe postoperative Harnwegsinfektionen zu verhüten. Die Verhütung solcher Infektionen ist kein chemotherapeutisches, sondern ein rein pflegerisches Problem.

Die gezielte Prophylaxe bei infektiösen Streuherden hat die besten Erfolge zu verzeichnen, so die Rheumaprophylaxen mit Penicillin G. Die Indikation zur Prophylaxe ist auch gegeben, wenn im infizierten Gewebe operiert werden muß, da es nicht selten während der Manipulation zur Einschwemmung von Bakterien in die Blutbahn kommt. Ist der Erreger durch eine vorhergehende bakteriologische Untersuchung bekannt, können septische Komplikationen durch einen ausreichend hohen Antibiotikaspiegel im Blut verhütet werden. Indikationen für eine solche Prophylaxe sind Sequestrotomien bei Osteomylitis, Débridement bei infizierten Verbrennungen, Entfernung infizierter Fremdkörper, Inzision und Wundrevision im phlegmonös entzündeten Gewebe. Auch hier ist eine Prophylaxe für 24 - 48 h ausreichend.

Eine Antibiotikaprophylaxe bei fehlender oder stark verminderter körpereigener Abwehr, insbesondere unter immunosupressiver Therapie, schadet mehr als sie nützt. Die Infektrate wird nicht vermindert, die auftretenden Infektionen sind durch resistentere Erreger verursacht.

Die Indikation für eine prophylaktische Antibiotikagabe zur Verhütung posttraumatischer Infektionen ist dagegen relativ weit zu stellen. Es ist zu berücksichtigen, daß es hier fließende Übergänge zwischen Prophylaxe und frühzeitiger Therapie gibt. Jede Verletzungswunde ist kontaminiert, nach 4 - 6 h ist bereits eine beginnende Infektion in Gang und eine echte Prophylaxe nicht mehr möglich. Bei allen Wunden, bei denen die lokalen Wundverhältnisse nicht durch primäre Wundexzisionen bereinigt werden können, wie z. B. große Trümmerverletzungen, Schuß- oder Bißwunden, ist eine lokalisierte Infektion auch durch Antibiotika nicht zu verhindern. Die Antibiotika können aber das angrenzende, normal durchblutete Gewebe vor einem Übergreifen der Infektion schützen.

Bei allen mit erheblicher Gewebezertrümmerung einhergehenden Verletzungen ist die Antibiotikaprophylaxe, und zwar mit Penicillin G oder einem penicillinasefesten Penicillin, schon deshalb unbedingt indiziert, weil durch eine Penicillingabe innerhalb der ersten 6 h nach der Verletzung der Ausbruch einer Gasbranderkrankung praktisch sicher verhindert werden kann. Das gleiche gilt für Amputationen bei arterieller Durchblutungsstörung.

Die großen Erfolge der Antibiotikaanwendung in der operativen Medizin dürfen nicht vergessen werden. Aber nur eine kritische Einstellung zur kurativen und insbesondere zur prophylaktischen Antibiotikagabe kann diese gute Wirksamkeit auch für die Zukunft erhalten.

Prophylaxe und Therapie bakterieller Infektionen in der Intensivtherapie

Von D. Spilker, J. Kilian, E. Hampe und F. W. Ahnefeld

Fortschritte in der Erkennung, Diagnostik und Behandlung von Störungen der vitalen Funktionen haben in den letzten Jahren die Behandlung von Patienten mit akuten, lebensbedrohlichen Erkrankungen, mit schweren Verletzungen und Verbrennungen und nach großen Operationen auch in extremen Altersklassen möglich gemacht. Die hierbei angewandten diagnostischen und therapeutischen Methoden verlangen einen großen apparativen Aufwand und ein besonders geschultes und erfahrenes ärztliches und pflegerisches Personal. Die Anwendung dieser Methoden und der rationelle Einsatz des Personals sind an die Einrichtung von besonderen Stationen - Intensivtherapieeinheiten - gebunden.

Die räumliche Konzentration von schwerkranken Patienten auf Intensivstationen birgt neben den Vorteilen der nur hier möglichen intensiven Überwachung und Behandlung auch die Gefahr einer schweren, oft tödlich verlaufenden Krankenhausinfektion mit gramnegativen Erregern in sich (2, 10, 24, 30, 31, 35).

Angaben in der Literatur über die Häufigkeit von Infektionen auf Intensivstationen differieren als Folge ganz unterschiedlicher Patientenkollektive beträchtlich (12, 30). Die Mortalität gramnegativer Pneumonien und Septikämien beträgt 30 - 80 % (2, 32, 35, 38), wobei besonders die Problemkeime Pseudomonas und Klebsiella eine hohe Sterberate aufweisen (38).

Einige Zahlen aus dem eigenen Bereich sollen die Bedeutung des Hospitalismus in operativen Intensivtherapiebereichen unterstreichen. Die Intensivstation des Departments für Anästhesiologie in Ulm ist provisorisch in zwei Räumen mit insgesamt 70 qm Grundfläche untergebracht. Es werden maximal 7 Patienten gleichzeitig behandelt, die durchschnittliche Belegung betrug in den letzten beiden Jahren 5,4 Patienten pro Tag. Im Zeitraum 1.1.1973 bis 30.11.1974 wurden insgesamt 510 Patienten aufgenommen, die Mortalität betrug 48,9 %. Der Anteil der Patienten, die länger als 24 h beatmet wurden, lag mit 81,6 % außerordentlich hoch und charakterisiert damit die Schwere der Erkrankungen unserer Patienten. Es handelte sich fast ausnahmslos um Schwerstverletzte und um Patienten mit komplizierten postoperativen Verläufen.

Tabelle 1 zeigt die Häufigkeit von Infektionen und deren Relation zum tödlichen Ausgang bei 38 Patienten, die nach einem Trauma verstorben sind und bei denen eine Sektion durchgeführt wurde. Die Patienten der ersten beiden Gruppen verstarben unmittelbar an ihren Verletzungen im traumatisch-hämorrhagischen Schock oder infolge eines zentralen Todes bei schweren Hirnverletzungen. Der Tod trat in Gruppe I im Mittel nach 21 h und in Gruppe II nach 52 h Aufenthalt auf der Intensivstation ein. In Gruppe I waren bei der Sektion keine Infektionen nachweisbar. Die Patienten der Gruppe II hatten alle eine Tracheobronchitis mit beginnender Pneumonie, die aber keinen Einfluß auf den letalen Ausgang hatte. Die Patienten in den Gruppen III und IV überlebten zunächst die akute traumatische Phase, mußten aber wegen bestehender oder sich entwickelnder posttraumatischer Ateminsuffizienz künstlich ventiliert werden. Sie starben im Mittel nach 9,4 Tagen (Gruppe III) bzw. nach 7,8 Tagen (Gruppe IV). Todesursache war bei allen Patienten der Gruppe III eine progrediente, nicht beeinflußbare respiratorische Insuffizienz. Es war aber nicht mit Sicherheit zu differenzieren, ob die zum Tode führende Hypoxie Folge der Pneumonie oder der unfallbedingten Lungenschädigung - Lungenkontusion, Fettembolie, Schocklunge - war. Die Patienten der letzten Gruppe wurden zwar auch alle künstlich beatmet, die Ateminsuffizienz stand aber nicht im Vordergrund, zum Todeszeitpunkt war der Gasaustausch unter künstlicher Beatmung ausreichend. Bei diesen Patienten war eine Infektion der entscheidende, zum Tode führende Faktor. Zwei dieser Patienten verstarben an einer Gasbrandinfektion. Die verbleibenden sieben Patienten hatten alle eine gramnegative Sepsis und starben im septischen Schock. Ausgangspunkt der Bakteriämie war in einem Fall eine von einer infizierten Fraktur ausgehende Phlegmone, bei einem anderen Patienten eine Peritonitis nach stumpfem Bauchtrauma und bei einem dritten eine Meningitis nach offener Hirnverletzung. Bei vier Patienten lag wahrscheinlich eine pulmogene Sepsis vor, da neben einer Pneumonie kein anderer Ausgangspunkt für eine Septikämie gefunden wurde.

Tabelle 1. Autoptisch gesicherte Infektionen bei 38 posttraumatisch verstorbenen Patienten (siehe Text)

38	posttraumatische Todesfälle
6	keine Infektion
5	Infektion ohne Bedeutung für den Verlauf
18	für den letalen Verlauf mitverantwortliche Infektionen
9	Infektionen als Haupttodesursache

Wir können also die Erfahrungen anderer Autoren (2, 4, 30, 32) bestätigen: Überleben schwerverletzte Patienten die akute Unfallphase, so sind im weiteren Verlauf Pneumonie und Sepsis, hervorgerufen durch gramnegative Hospitalkeime, die Haupttodesursachen. Bei 2/3 unserer verstorbenen Unfallpatienten war eine schwere Infektion mitentscheidende oder alleinige Todesursache.

Die Tabelle 2 zeigt eine Aufschlüsselung der positiven Blutkulturen in dem angegebenen Zeitraum. Danach wurde bei etwas mehr als 10 % aller Patienten eine Sepsis nachgewiesen. Bei 17 Patienten wurden 28mal grampositive Keime, bei 35 Patienten 44mal gramnegative Keime gezüchtet. Am weitaus häufigsten wuchsen Keime der Klebsiella-Enterobakter-Gruppe. Die hohe Mortalität von über 80 % bei gramnegativer Sepsis trotz gezielter Antibiotikatherapie entspricht den Berichten anderer Autoren (2, 38) und zeigt die weitgehende klinische Unbeeinflußbarkeit dieser Krankenhausinfektionen.

Die Häufigkeit und Mortalität der grampositiven Sepsis in dieser Aufstellung ergibt ein falsches Bild und bedarf einer Erklärung. Eine Staph. aureus-Sepsis trat bei neun der zwölf Patienten in den Monaten August/September/Oktober 1974 auf. Zu Beginn dieses Zeitraumes hatte ein Mitglied des Stationspersonals einen durch Staph. aureus hervorgerufenen Abszeß am Unterarm. Wir glauben, daß die Staph. aureus-Epidemie hierdurch ausgelöst wurde. Bei kritischer Beurteilung der Todesursachen können wir nur einen der Todesfälle - es handelte sich um eine Staph. aureus-Endokarditis mit multiplen septischen Metastasen - auf eine grampositive Sepsis zurückführen. Die anderen Patienten starben entweder an ihrem Grundleiden oder an einer später hinzugekommenen Superinfektion mit gramnegativen Keimen.

Tabelle 2. Positive Blutkulturen im Zeitraum 1.1.1973 - 30.11.1974

Aufnahmen: 510
verstorben: 248 (48,9 %)

	positive Blutkulturen n	Patienten n	verstorben n %
grampositiv			
Staph. aur.	23	12	4 = 33 %
Staph. epid.	4	4	1 = 25 %
Dipl. pneum.	1	1	1
	28	17	6 = 35 %
gramnegativ			
Klebs./Enterob.-Gr.	32	26	21 = 81 %
Pseudomon. aer.	9	7	6 = 86 %
Mima polym.	3	2	2
	44	35	29 = 83 %
Sa. grampositiv und gramnegativ	72	52	35 = 67 %

Hinweis auf eine noch höhere Frequenz gramnegativer Septikämien gibt Tabelle 3. In nahezu der Hälfte der negativen Blutkulturen konnten wir mit Hilfe des Limulus-Testes (19, 39) Endotoxin nachweisen.

Tabelle 3. Beziehung zwischen positivem Limulus-Test und Blutkulturen

Blutkultur		Limulus-Test +
positiv		
Staph. aureus	6	2
Klebs./Enterob.-Gr.	10	9
Pseudomon. aer.	4	4
Mima polym.	1	1
negativ	31	14

Drei Gründe sind für die hohe Infektionsrate bei Intensivtherapiepatienten anzuführen.

1. Die hygienischen Probleme bei der Überwachung und Behandlung schwerkranker Patienten mit den modernen Techniken der Intensivtherapie sind bisher nicht gelöst, zum Teil, weil die Bedeutung hygienischer Prinzipien gerade auch in Intensivtherapiebereichen nicht erkannt und nicht beachtet wird (6, 10, 13, 16, 21, 36). Baulicherseits fehlen oft einfachste hygienische Voraussetzungen für den Betrieb einer Intensiveinheit. Intensivstationen sind in der Regel überfüllt, der pro Bett geforderte Raumbedarf wird nur selten erfüllt. Trennung von sauberen und infektiösen Patienten ist in der Regel nicht möglich. So liegt ein Beatmungspatient mit instabilem Thorax neben einem eitrigen Platzbauch und beide werden von derselben Schwester betreut. Die in der Intensivtherapie angewandten Techniken sind oft invasiv und durchbrechen die natürlichen anatomischen Barrieren. Bakterien haben so direkten Zugang

zu Körperhöhlen über eingelegte Drainagen, zum Bronchialsystem über Trachealtuben, zum Blut über liegende Gefäßkatheter und zum Urogenitalsystem über Blasenkatheter. Apparative Ausrüstung wie Beatmungsgeräte, Befeuchter, Inhalationsgeräte, Vernebler und Hämodialyseanlagen sind häufig kontaminiert (13). Wichtigste Infektionsquellen sind die Patienten selbst und deren unmittelbare Umgebung. Infizierte Wunden, Trachealtuben und der Analbereich sind regelrechte Streuherde. Hände und Kleidung des Personals stellen die wichtigsten Keimverbreitungswege dar (13, 36). Intensivstationen sind der Brennpunkt des modernen Hospitalismus, sie sind "das Mekka für Mikroben" (21).

2. Die Selektion weitgehend resistenter gramnegativer Keime als Folge einer unkritischen, häufig prophylaktischen Antibiotikaanwendung auf Intensivstationen ist der zweite wesentliche Grund. In Amerika haben FINLAND und Mitarb. (22, 23, 38), in der deutschen Literatur u. a. LANG (15), PULVERER (28) und WYSOCKI (40) auf diesen Zusammenhang hingewiesen. Das Reservoir resistenter Keime wird durch den Circulus vitiosus Antibiotika - Hospitalismus - Infektion - Antibiotika immer wieder aufgefüllt und unterhalten.

3. Die dritte wesentliche Ursache für das hohe Infektionsrisiko sind die durch die zugrundeliegenden schweren Erkrankungen und Traumen geschädigten Abwehrmechanismen der Intensivpatienten. Die Infektanfälligkeit dieser Patienten war bisher nur eine Erfahrungstatsache, man sprach global von einer allgemeinen Abwehrschwäche und machte Immobilisation und die durch Schmerzen behinderte Bronchialtoilette für postoperative Pneumonien verantwortlich. In den letzten Jahren sind zunehmend Berichte über konkrete, durch Trauma und Operation hervorgerufene Defekte der komplizierten Immunabwehr erschienen. So wurden erniedrigte Immunglobulin- und Komplementtiter gefunden, Funktionsstörungen von Makrophagen, Granulozyten und des retikulo-endothelialen Systems beschrieben und Veränderungen der humoralen und zellulären Immunität festgestellt. Eine Zusammenstellung des bisherigen Wissens über erworbene Immundefekte nach Traumen und Operationen gibt eine Übersichtsarbeit von HOWARD und SIMONS (11). Die bisherigen Ergebnisse sind noch sehr lückenhaft, aber nach den Fortschritten auf dem Gebiet der angeborenen Immundefekte und in der Krebsforschung ist bald auch mit systematischen Untersuchungen der posttraumatischen und postoperativen Immundefekte zu rechnen.

Diese drei genannten Hauptgründe für die hohe Infektionsmorbidität und -mortalität sind auch die Ansatzpunkte für deren Bekämpfung (Abb. 1). Wir müssen die hygienischen Probleme angehen, versuchen, die körpereigenen Abwehrmechanismen zu stärken und eine rationale Antibiotikatherapie betreiben.

Am dringendsten ist eine Verbesserung der hygienischen Verhältnisse auf den Intensivstationen. Durch Bekämpfung der bekannten Infektionsquellen und -wege sollte es möglich sein, die Keimzahl entscheidend zu senken, wie in den Beiträgen von KANZ und GRÜN dargelegt wurde. Wichtigster Punkt ist die Unterbrechung der Keimverschleppung von Patient zu Patient durch das Personal. Da das Hin- und Herwechseln von Ärzten, Schwestern und Pflegern zwischen mehreren Patienten unumgänglich ist, ist die wichtigste Maßnahme die Händedesinfektion vor jeder Tätigkeit bei einem anderen Patienten, und sei es nur das Blutdruckmessen (13, 16). Die strikte Beachtung hygienischer Prinzipien bei allen diagnostischen und therapeutischen Maßnahmen und pflegerischen Praktiken stellt für das Personal eine erhebliche Belastung dar. Es gehören sehr viel Mühe und persönliche Disziplin dazu, sich immer wieder zum Einhalten der hygienischen Regeln zu zwingen.

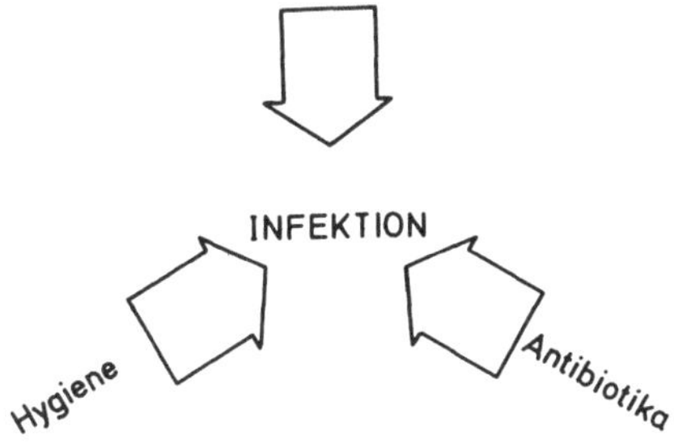

Abb. 1. Angriffspunkte für die Senkung der Infektionsraten auf Intensivstationen

Hygienisch einwandfreies Verhalten bei der Pflege der Patienten allein ist aber nicht in der Lage, das Infektionsrisiko auf Intensivstationen entscheidend zu vermindern, wie Untersuchungen von LOWBURY (20) und REINHARZ (29) zeigen. In jeder Intensiveinheit muß ein detaillierter Plan zur hygienischen Überwachung ausgearbeitet werden. In diesem Plan muß festgelegt sein, wie häufig Räume, apparative Ausrüstung, Personal und Patienten bakteriologisch kontrolliert werden. Nur so ist ein genauer Überblick über die jeweilige hygienische Situation und über die Effektivität der angewandten hygienischen Maßnahmen zu erhalten. Ein Hygienerat, bestehend aus einem Hygieniker, dem leitenden Arzt und der leitenden Pflegekraft der Station, soll in regelmäßigen Abständen zusammenkommen und anhand der Ergebnisse der bakteriologischen Kontrollen die bestehenden hygienischen Vorschriften ergänzen oder ändern. Diese Vorschriften sollen Rhythmus und Methoden der Sterilisation und Desinfektion von Räumen und Geräten festlegen. Es kann nicht der ausländischen Putzfrau überlassen bleiben, wie häufig, mit welchem Mittel und in welcher Konzentration Fußböden und Wände desinfiziert werden. Geräte, wie Absaugbehälter, Anfeuchter, Vernebler, Beatmungsgeräte, Schlauchsysteme der Beatmungsgeräte, Beatmungsbeutel, Blutdruckmanschetten, Stethoskope usw., müssen nach einem festen Plan gewechselt und sterilisiert werden. Die Durchführung eines solchen Programmes ist an eine genügend große Kapazität von Autoklaven, Gassterilisatoren, Aseptoren sowie an eine gute Organisation zur optimalen Ausnutzung der vorhandenen Kapazitäten gebunden. Eine genügende Anzahl der verschiedenen Behandlungsgeräte ist Voraussetzung, um regelmäßig wechseln zu können. Wir verfahren so, daß alle Geräte nummeriert sind und so festgelegt ist, an welchem Wochentag welches Gerät sterilisiert wird, unabhängig davon, wie lange es im Einsatz war.

Ein letzter wesentlicher Punkt in diesem Zusammenhang ist die bauliche Gestaltung von Intensivstationen. Wegen des leichteren Zugangs zu den Patienten und des rationelleren Einsatzes des Pflegepersonals sind heute die meisten Intensivstationen sogenannte offene Einheiten, in denen immer mehrere Patienten in einem Raum untergebracht sind. Einbettzimmer zur Isolation einzelner Patienten stehen, wenn überhaupt, nur wenigen ausgesuchten Patienten zur Verfügung. Angesichts der großen hygienischen Probleme wird aber in letzter Zeit die räumliche Isolation aller chirurgischen Intensivpflegepatienten gefordert (16, 33). LAUFMAN (16) und SMITH (33) schlagen sogar Isolationstechniken im Sinne eines "protected environment" (18), wie sie in einigen Zentren zur

Infektionsprophylaxe von Leukämiepatienten während hochdosierter zytostatischer Therapie angewandt werden, vor.

Wir selbst haben auf unserer Intensivstation ein Zweibettzimmer zu einem "sauberen" Bereich zu machen versucht, indem wir dort nur primär nicht infizierte Patienten, d. h. vorwiegend Unfallpatienten, aufgenommen haben. Der Raum wurde nur nach Wechsel der Schuhe und Kittel, nach Händedesinfektion und Anlegen von Mundschutz und Haarbedeckung betreten. In Abb. 2 ist der Effekt dieser Maßnahmen auf die Besiedlung des Trachealbaumes mit pathogenen gramnegativen Hospitalkeimen dargestellt.

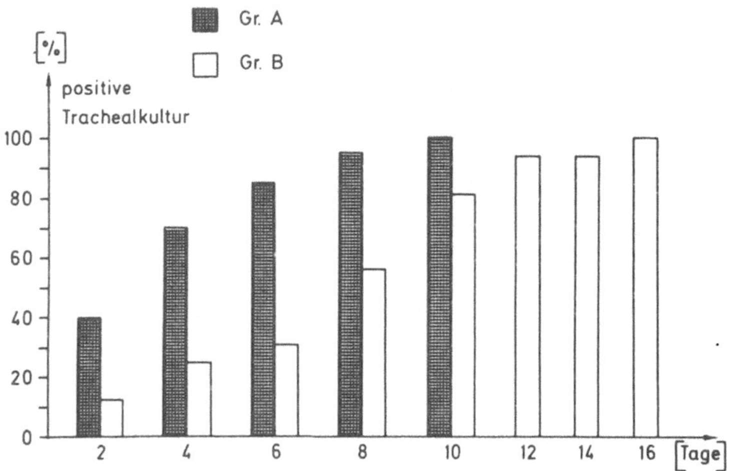

Abb. 2. Besiedlung der Trachea mit Hospitalkeimen bei intubierten Patienten in Abhängigkeit von der Liegedauer (siehe Text)

Verglichen wurden zwei primär nicht infizierte, intubierte Patientenkollektive. Die Patienten der Gruppe A waren in einem Vierbettzimmer, in dem keine Trennung von sauberen und infizierten Patienten möglich war, untergebracht, die Patienten der Gruppe B in dem oben beschriebenen Zweibettzimmer. Dargestellt ist der Anteil der Patienten mit positiven Trachealkulturen in Abhängigkeit von der Aufenthaltsdauer. In Gruppe A sind schon nach 4 Tagen die Atemwege von über 70 % der Patienten mit pathogenen gramnegativen Keimen besiedelt. In Gruppe B konnte durch die sicherlich noch sehr unvollkommenen Isolationsmaßnahmen zwar die Besiedlung nicht endgültig verhindert, sondern nur herausgezögert werden. Aber vielleicht ist dieser Zeitgewinn bei einigen Patienten gerade ausreichend, um eine schwere posttraumatische Ateminsuffizienz durch künstliche Beatmung zu überwinden, bevor eine schwere Infektion eintritt.

Wir sind aufgrund unserer Erfahrungen auch der Meinung, daß alle Mühen und Anstrengungen, hygienische Prinzipien bei der Pflege von Intensivpatienten zu beachten, ohne großen Erfolg sind, wenn man die Patienten nicht isolieren kann. Wir werden auf unserer neuen Intensivabteilung deshalb auch nur Ein- und Zweibettzimmer haben. Die strikte

Durchführung der isolierten Unterbringung aller Patienten ist wegen gegebener baulicher Voraussetzungen leider auch dort nicht möglich.

Die beschriebenen Immundefekte bei chirurgischen Patienten sind nach Ansicht einiger Autoren Folge der im Rahmen der postoperativen und posttraumatischen Katabolie auftretenden schweren Stoffwechselstörungen (7, 17). Erste Maßnahme zur Stärkung der körpereigenen immunologischen Abwehrkräfte ist daher eine optimale parenterale Ernährung. Die Arbeitsgruppe um DUDRICK (17) fordert aufgrund eigener Tierversuche eine ausreichende parenterale Ernährung gefährdeter chirurgischer Patienten zur Verbesserung der humoralen und zellulären Immunität. GIERHAKE und Mitarb. (7) konnten durch Aminosäurengabe den postoperativen Abfall der Immunglobuline reduzieren.

Aktive und passive Immunisierung waren vor Einführung der Chemotherapeutika die ersten Möglichkeiten, bakterielle Infektionen gezielt zu bekämpfen. Diese Methoden, die körpereigene Abwehr zu verbessern, rücken in letzter Zeit bei der Behandlung von Infektionen mit resistenten Keimen wieder in den Vordergrund.

Die prophylaktische und therapeutische Gabe von Gammaglobulinen wird seit vielen Jahren immer wieder von einzelnen Autoren empfohlen und von Herstellern angepriesen. Die vorliegenden positiven Berichte sind aber vorwiegend kasuistische Beiträge. Eine kontrollierte klinische Studie liegt unseres Wissens nicht vor. In einer tierexperimentellen Arbeit konnten TATA und WERNER (37) keine sichere Wirkung der Gammaglobuline bei Staphylokokkeninfektionen nachweisen. GIERHAKE und Mitarb. (7) berichten in einer vorläufigen Mitteilung über eine Verminderung postoperativer Infektionen von 22,8 % auf 7,7 % bei über 60-jährigen Patienten durch die prophylaktische Gabe von Immunglobulinen vom Typ IgA.

Eine aktive und passive Immunisierung zur Prophylaxe und Therapie von Pseudomonasinfektionen ist mit positiven Ergebnissen bei Verbrennungspatienten angewandt worden (1, 25). Die bisherigen Mitteilungen über Resultate dieser Methode zur Reduzierung von postoperativen und posttraumatischen Pseudomonasinfektionen sind widersprüchlich (9, 26). PIERSON (25) konnte tierexperimentell auch bei Infektionen mit Klebsiella-, Proteus- und Serratiastämmen mit aktiver und passiver Immunisierung die Überlebensrate verbessern. Die Schwierigkeit dieser Methoden liegt in der Tatsache, daß die Seren und Vakzinen typenspezifisch sein müssen, daß auf einer Station in der Regel aber mehrere Typen eines Erregers gleichzeitig vorliegen.

Das Problem der nicht beherrschbaren Infektionen mit gramnegativen Krankenhauskeimen ist zweifellos zu einem entscheidenden Teil das Ergebnis einer kritiklosen Anwendung der Antibiotika (2, 6, 12, 20, 23, 24, 27, 30, 33, 35, 38). Nach der angelsächsischen und der deutschsprachigen Literatur ist die epidemiologische Situation überall weitgehend identisch. Von Klinik zu Klinik ist lediglich unterschiedlich, ob Pseudomonas aer. oder Klebsiella der am häufigsten gefundene Keim ist. Noch selten, aber doch mit zunehmender Tendenz werden Erreger wie Serratia marcescens und Mima polymorpha isoliert.

In unserem Intensivtherapiebereich ist Klebsiella der Hauptproblemkeim. Klebsiellen sind für über 70 % unserer Hospitalinfektionen verantwortlich, danach folgen Pseudomonas und Staph. aureus mit knapp 10 %. In den Rest teilen sich Proteus, Coli, Pneumokokken, Serratia marcescens, Mima polymorpha und Staph. epidermidis. Candida haben wir nur ganz selten im Trachealabstrich oder im Urin gefunden, eine manifeste Infektion oder Sepsis nie mit Sicherheit nachweisen können.

Die Klebsiella- und Pseudomonasstämme, die wir auf unserer Intensivstation isolieren, sind im Antibiogramm nur noch gegenüber Gentamycin und Colistin empfindlich. Sie haben gegenüber Carbenicillin und Cephalotin im Laufe des Jahres 1974 eine Resistenz entwickelt. Trotz der in vitro-Wirksamkeit einiger Antibiotika ist es unsere Erfahrung, daß Infektionen mit gramnegativen Hospitalkeimen klinisch auch durch gezielte und hohe Dosierung der Antibiotika nicht beeinflußbar sind. Die hohe Mortalität spricht für sich. Die weitgehende Unwirksamkeit der zur Verfügung stehenden Antibiotika bei der Behandlung dieser Infektionen ist auch die Meinung vieler anderer Autoren (2, 6, 27, 31, 35).

Die prophylaktische Antibiotikagabe ist immer noch ein viel diskutiertes Thema. Es herrscht allgemeine Einigkeit darüber, daß eine ungezielte Prophylaxe in jedem Fall abzulehnen ist, da nach Zerstörung der normalen Bakterienflora resistente Keime ungehindert wuchern können. LANG (15) formuliert das Problem folgendermaßen: "Eine ungezielte Prophylaxe ist nicht nur nutzlos, sondern sogar schädlich, und zwar nicht nur in bezug auf die allgemeine Epidemiologie, sondern häufig auch in bezug auf den individuellen Fall".

Diese Grundsätze sind auf Intensivstationen wegen der gerade hier sehr leichten Ausbreitung resistenter Keime besonders zu beachten. Die häufig praktizierte und auch in der Literatur beschriebene generelle Antibiotikaprophylaxe (3, 34) ist entschieden abzulehnen. KUCHER und STEINBEREITHNER (14) vertreten in ihrem Lehrbuch der Intensivtherapie eine gezielte Prophylaxe, stellen aber dann eine so große Liste von Indikationen hierfür auf, daß danach bei dem Patientengut unserer Station ausnahmslos jeder Patient von Anfang an mit Antibiotika zu behandeln wäre.

Eine gezielte Antibiotikaprophylaxe hat sich sinnvollerweise gegen die zu erwartenden Infektionserreger zu richten, d. h. also auf Intensivstationen gegen die dort vorhandenen gramnegativen Bakterien. Diese Keime sind aber, wie wir gesehen haben, weitgehend resistent, und eine Prophylaxe ist daher prinzipiell gar nicht möglich. Die Gabe von Antibiotika würde im Gegenteil die sensiblen Keime eliminieren und das Feld ganz den Problemkeimen überlassen. So weist auch eine Vielzahl von vor allem amerikanischen Autoren in den letzten Jahren darauf hin, daß Besiedlung und Infektion bei Intensivpatienten mit resistenten gramnegativen Keimen durch Antibiotika nicht zu verhindern sind, sondern das Infektionsrisiko antibiotisch behandelter Patienten sogar größer ist (2, 4, 31, 33, 35). ASHBAUGH und Mitarb. (2) fanden in einer retrospektiven Untersuchung von Beatmungspatienten eine höhere Mortalität bei Patienten, die antibiotisch vorbehandelt waren: "The group of patients receiving no prophylactic antibiotics had a much better survival rate".

Eine Prophylaxe der schweren Hospitalinfektionen, die wir auf Intensivstationen so fürchten, besteht in erster Linie in der Vermeidung jeglicher prophylaktischer Antibiotikagabe. Nach unserer Meinung können hiervon nur zwei Ausnahmen gemacht werden. Es handelt sich dabei einmal um Patienten, bei denen wegen schwerer offener Frakturen mit ausgedehnten Weichteilverletzungen ein Gasbrand befürchtet werden kann. Die zweite Ausnahme sind Patienten, bei denen es nach einer Herzklappenoperation zum Aufflackern einer Sepsis lenta kommen kann. Bei diesen beiden Gruppen ist nach Ansicht einiger Autoren die prophylaktische Penicillingabe indiziert (2).

PRICE und SLEIGH (27) veröffentlichten im Lancet 1970 einen Bericht über eine Klebsiellenepidemie auf einer neurochirurgischen Intensivstation, der sie nur durch den absoluten Entzug aller Antibiotika für ein halbes Jahr Herr werden konnten. In dieser Zeit fiel nicht nur die Zahl der Klebsielleninfektionen auf Null ab, auch alle anderen Infektionen gingen schlagartig zurück.

Indikation für eine Antibiotikatherapie bei Intensivpatienten ist allein der manifeste schwere Infekt. Nicht jeder positive bakteriologische Befund mit pathogenen Keimen, auch nicht die eitrige Tracheobronchitis, die bei intubierten Patienten auf Dauer nicht zu vermeiden ist, stellen eine Indikation dar. Erst ein positiver bakteriologischer Befund in Verbindung mit eindeutigen klinischen und röntgenologischen Zeichen einer Pneumonie z. B. zeigen eine antibiotische Therapie an (2, 31, 35). Alle möglichen Infektionsorte sind genauestens bakteriologisch zu überwachen, damit bei Auftreten einer Infektion sofort gezielt gehandelt werden kann. Sind mehrere Antibiotika wirksam, so sollen solche mit einem engen Wirkungsspektrum gewählt werden, bakterizide Präparate haben den Vorzug gegenüber bakteriostatischen.

Bei klinischem Verdacht auf eine foudroyante Sepsis oder einen septischen Schock ist natürlich sofort zu handeln, ohne das Ergebnis des Antibiogramms abzuwarten. Die Auswahl der Medikamente hat sich nach den aufgrund des klinischen Bildes und der epidemiologischen Situation zu erwartenden Erregern zu richten. In diesem Fall ist ein breites Spektrum vorzuziehen und eine Kombination, z. B. von Carbenicillin und Gentamycin, anzuwenden.

Literatur

1. ALEXANDER, J. W., FISHER, M. W., MAC MILLAN, B. G.: Immunological control of pseudomonas infection in burn patients: a clinical evaluation. Arch. Surg. 102, 31 (1971).

2. ASHBAUGH, D. G., PETTY, T. L.: Sepsis complicating the acute respiratory distress syndrome. Surg. Gynec. Obstet. 135, 865 (1972).

3. BAUER-EHNES, H.: Antibiotika-Therapie bei Intensivbehandlungsfällen. In: Intensivbehandlung und ihre Grenzen. (eds. K. HUTSCHENREUTER, K. WIEMERS). Anaesthesiologie und Wiederbelebung, Bd. 55, p. 65. Berlin-Heidelberg-New York: Springer 1971.

4. BLAISDELL, F. W., SCHLOBOHM, R. M.: The respiratory distress syndrome: a review. Surgery 74, 251 (1973).

5. BURDON, D. W., WHITBY, J. L.: Contamination of hospital disinfectants with pseudomonas species. Brit. med. J. 2, 153 (1967).

6. COLQUHOUN, J., HARRIS, D. M.: Problems of infection in an intensive care unit. Proc. roy. Soc. Med. 64, 1281 (1971).

7. GIERHAKE, F. W., HEIDE, K., SCHWICK, H. G.: Immunologie chirurgischer Infektionen. Therapiewoche 23, 1931 (1973).

8. GIERHAKE, F. W., PLOCK-KÖMNICK, D., TORRAU, E., HEIDE, K., SCHAPER, G.: Postoperative Verminderung der Immunglobuline und des Komplements und ihre mögliche Bedeutung für infektiöse Komplikationen. Arch. klin. Chir., Suppl. Chir. Forum, p. 385 (1973).

9. GRIFFEN, W. O.: Diskussionsbemerkung zu POLK et al. (26). Ann. Surg. 177, 613 (1973).

10. HARRIS, D. M.: Staphylococcal infection in an intensive care unit and its relation to infection in the remainder of the hospital. J. Hyg. (Camb.), 71, 341 (1973).

11. HOWARD, R. J., SIMMONS, R. L.: Acquired immunologic deficiencies after trauma and surgical procedures. Surg. Gynec. Obstet. 139, 771 (1974).

12. JOHANSON, W. G., PIERCE, A. K., SANFORD, J. P., THOMAS, G. D.: Nosocomial respiratory infections with gram-negative bacilli. Ann. intern. Med. 77, 701 (1972).

13. KANZ, E.: Therapeutische Techniken und pflegerische Praktiken in der Sicht des Hygienikers. Prakt. Anästh. 9, 1 (1974).

14. KUCHER, R., STEINBEREITHNER, K.: Medizinische Hygiene im Betrieb einer Intensivbehandlungseinheit. In: Intensivstation, -pflege, -therapie (eds. R. KUCHER, K. STEINBEREITHNER), p. 210. Stuttgart: Thieme 1972.

15. LANG, W.: Antibiotikaprophylaxe. Internist 14, 303 (1973).

16. LAUFMAN, H.: The infection hazard of intensive care. Surg. Gynec. Obstet. 139, 413 (1974).

17. LAW, D. K., DUDRICK, S. T., ABDON, N. J.: The effect of dietary protein depletion on immunocompetence: the importance of nutritional repletion prior to immunologic induction. Ann. Surg. 179, 168 (1974).

18. LEVINE, A. S., SIEGEL, S. E., SCHREIBER, A. D., HAUSER, J., PREISLER, H., GOLDSTEIN, J. M., SEIDLER, F., SIMON, R., PERRY, S., BENNETT, J. E., HENDERSON, E.: Protected environments and prophylactic antibiotics. New Engl. J. Med. 288, 477 (1973).

19. LEVIN, J., POORE, T. E., ZAUBER, N. P., OSER, R. S.: Detection of endotoxin in the blood of patients with sepsis due to gram-negative bacteria. New Engl. J. Med. 283, 1313 (1970).

20. LOWBURY, E. J. L., THOM, B. T., LILLY, H. A., BATT, J. R., WHITTEL, K.: Sources of infection with pseudomonas aeruginosa in patients with tracheostomies. J. Med. Microbiol. 3, 39 (1970).

21. MARGET, W., DASCHNER, F.: Die Intensivpflege-Station: das Mekka für Mikroben. Fortschr. Med. 89, 895 (1971).

22. MC GOWAN, J. E., FINLAND, M.: Usage of antibiotics in a general hospital: effect of requiring justification. J. infect. Dis. 130, 165 (1974).

23. MC GOWAN, J. E., FINLAND, M.: Infection and antibiotic usage at Boston City Hospital: changes in prevelence during the decade 1964 - 1973. J. infect. Dis. 130, 421 (1974).

24. NORTHEY, D., ADESS, M. L., HARTSUCK, J. M., RHOADES, E. R.: Microbial surveillance in a surgical intensive care unit. Surg. Gynec. Obstet. 139, 321 (1974).

25. PIERSON, C., FELLER, J.: A reduction of pseudomonas septicemias in burned patients by the immune process. Surg. Clin. N. Amer. 50, 1377 (1970).

26. POLK, H. C., BORDEN, S., ALDRETE, J. A.: Prevention of pseudomonas respiratory infection in a surgical intensive care unit. Ann. Surg. 177, 607 (1973).

27. PRICE, D. J. E., SLEIGH, J. D.: Control of infection due to klebsiella aerogenes in a neurosurgical unit by withdrawal of all antibiotics. Lancet II, 1213 (1970).

28. PULVERER, G., GHO, Ch., SPIECKERMANN, Ch.: Etiology of pyrogenetic and urinary tract infections in the region of Cologne. III. Bayer-Symposion, p. 31. Berlin-Heidelberg-New York: Springer 1971.

29. REINARZ, J. A., WELLS, D. E., MURPHY, T. E.: An evaluation of tracheostomy care in control of pseudomonas colonization - a Trojan horse. Clin. Res. 16, 56 (1968).

30. SCHIMPFF, S. C., MILLER, R. M., POLAKAVETZ, S., HORNICK, R. B.: Infection in the severely traumatized patient. Ann. Surg. 179, 352 (1974).

31. SCHLENKER, J. D., BORRIOS, R.: Gram-negative pneumonias in surgical patients. Arch. Surg. 106, 267 (1973).

32. SIMMENDINGER, H. J., PACKSCHIES, P.: Komplikationen bei der Intensivbehandlung des Thoraxtraumas. Prakt. Anästh. 9, 343 (1974).

33. SMITH, H.: Opportunistic infection. Brit. med. J. 2, 107 (1973).

34. STEINBEREITHNER, K., KREUN, J., SCHERTLER, R., VECSEI, V., BAUER, F.: Bronchopulmonale Infektion als Komplikation der Langzeitbeatmung. In: Lungenveränderungen bei Langzeitbeatmung. (eds. K. WIEMERS, K. L. SCHOLLER), p. 52. Stuttgart: Thieme 1973.

35. STEVENS, R. M., TERES, D., SHILLMAN, J. J., FEINGOLD, D. S.: Pneumonia in an intensive care unit. Arch. intern. Med. 134, 106 (1974).

36. STÖCKEL, H., JUST, O. H., KANZ, E.: Hygienisch-bakteriologische Probleme in der Intensivbehandlung. Arch. klin. Chir. 332, 545 (1972).

37. TATA, P. S., WERNER, E.: Tierexperimentelle Untersuchungen zur Frage des passiven Schutzes durch intravenöse Immunglobulinpräparate. Res. exp. Med. 164, 175 (1974).

38. TILLOTSON, J. R., FINLAND, M.: Bacterial colonization and clinical superinfection of the respiratory tract complicating antibiotic treatment of pneumonia. J. infect. Dis. 119, 597 (1969).

39. WILDFEUER, A., HEYMER, B., SPILKER, D., SCHLEIFER, K. H., VANEK, E., HAFERKAMP, O.: Use of limulus-test to compare the biological activity of peptidoglycan and endotoxin. Z. Immun Forsch. (im Druck).

40. WYSOCKI, S., DRÜMER, H. W.: The changing pattern of infecting organisms. III. Bayer-Symposion, p. 25. Berlin-Heidelberg-New York: Springer 1971.

41. ZIMMERMANN, W., BALDAUF, G.: Kaltvernebler aus bakteriologischer Sicht. Dtsch. med. Wschr. 98, 227 (1973).

Indikationen und Durchführung einer Antibiotikatherapie in der operativen Medizin: Gynäkologie

Von H. A. Hirsch

1. Infektionserreger

Bei der großen Mehrzahl der gynäkologisch-geburtshilflichen Infektionen handelt es sich um eine Aszension von bzw. Kontamination mit Vaginalkeimen. Ausnahmen bilden hämatogene Infektionen, wie Tuberkulose, Lues, Toxoplasmose, evtl. Listeriose, und die selten septischen Erkrankungen extragenitaler Genese in der Schwangerschaft sowie Wundinfektionen nach Laparotomien, bei denen neben den Vaginalkeimen Hautkeime, insbesondere Staphylokokken häufiger vorkommen. Entgegen früheren Auffassungen besteht die Vaginalflora gesunder Frauen neben Döderlein-Bakterien aus einer bunten Palette verschiedener grampositiver und -negativer Keime einschließlich Anaerobier (Bakteroides) und Mykoplasmen (16).

2. Therapie

Auf die Behandlung von Infektionen mit bekanntem bzw. nachgewiesenem Erreger, wie Lues, Gonorrhö, Listeriose, Tuberkulose, sowie von Harnweginfektionen soll hier nicht eingegangen werden. Extragenitale Infektionen in der Schwangerschaft interessieren nur im Hinblick auf die speziellen Nebenwirkungen der Antibiotika in der Gravidität (siehe unten).

2. 1. Frühbehandlung beginnender Infektionen

Bei Behandlungsbeginn der in Tabelle 1 enthaltenen Infektionen liegt in der Regel noch kein bakteriologisches Untersuchungsergebnis vor. Die Wahl des Antibiotikums muß sich somit nach den erfahrungsgemäß vorkommenden Erregern richten und besonders die antibiotikaresistenten Keimarten berücksichtigen. Sie sind in Tabelle 1 aufgeführt. Nicht genannt sind empfindliche Keime wie aerobe und anaerobe Streptokokken, anaerobe Staphylokokken u. a., die ohnehin praktisch gegen alle gebräuchlichen Antibiotika empfindlich sind.

Tabelle 1. Für die Chemotherapie wichtige Erreger bei einigen geburtshilflichen und gynäkologischen Infektionen

Aborte:	Enterobakt., Bakteroides, Enterok., Cl. perfring.
Intrauterine Infektionen:	Enterobakt., Bakteroides, Enterok., Mykoplasmen
Adnexitis:	(Enterobakt.), Bakteroides, (Enterok.), Mykoplasmen, Gonok.
Postoperative Infektionen:	Enterobakt., Bakteroides, Enterok., Staphylokokken
Mastitiden:	Staphylokokken

2. 1. 1. Chemotherapie

Wenn man von Chloramphenicol absieht, so bleiben als Antibiotika heute in dieser Situation eine Kombination eines Breitspektrum-Penicillins oder Cephalosporins gegen Enterobakterien und Enterokokken und Lincomycin bzw. Clindamycin vor allem wegen der häufig vorkommenden Bakteroidesstämme. Bei Hinweis auf eine Klebsiella- oder Pseudomonas-Infektion sollte die Kombination auch Gentamycin oder Carbenicillin enthalten.

2. 1. 2. Zusätzliche Behandlung

Neben der Chemotherapie ist selbstverständlich eine entsprechende operative Behandlung, wie Eröffnung und Drainage von Abszessen und infizierten Hämatomen, Entleerung des Uterus, evtl. Hysterektomie etc., unerläßlich (2, 17, 18).

2. 2. Chemotherapie in der Schwangerschaft

2. 2. 1. Pharmakokinetik

Bei der Behandlung intrauteriner Infektionen muß das Antibiotikum im Fruchtwasser und im Feten therapeutisch wirksame Konzentrationen erreichen. Dazu ist die Anwendung hoher Dosen nötig. Im Fruchtwasser entsteht in der Spätschwangerschaft bei hochdosierter Dauerinfusion oder entsprechenden wiederholten Einzelgaben nach 5 - 7 h ein steady state. Mit einer Dauerinfusion von verschiedenen Antibiotika wurden die in Tabelle 2 angegebenen Konzentrationen im Fruchtwasser und Nabelschnurserum gemessen (1, 4, 6, 12).

2. 2. 2. Nebenwirkungen

Die Nebenwirkungen von Chemotherapeutika betreffen in der Schwangerschaft die Mutter und das Kind. Teratogene Schäden sind bisher nicht nachgewiesen. Tetracycline führen in der Schwangerschaft zu Schäden an den Milchzähnen des Kindes sowie zu einer allerdings reversiblen Hemmung des Knochenwachstums. Nach hohen Dosen bei der Behandlung von Pyelonephritiden sind mütterliche Todesfälle infolge Lebertoxizität bekannt geworden. Aminoglykoside können bei Mutter und Kind Schäden am 8. Hirnnerven verursachen. Sulfonamide, insbesondere langwirkende, können durch kompetitive Verdrängung des Bilirubins aus der Eiweißbindung die Entstehung eines neonatalen Ikterus fördern. Das bei der Behandlung Neugeborener beschriebene Grey-Syndrom wurde bei Verabreichung von Chloramphenicol an die schwangere Mutter nicht beobachtet (8, 10, 13, 18).

3. Prophylaxe

Zahlreiche Untersuchungen aus den letzten Jahren haben die Wirksamkeit einer richtig durchgeführten Chemoprophylaxe bei verschiedenen infektionsgefährdeten chirurgischen Eingriffen, darunter Hysterektomien und abdominalen Schnittentbindungen erwiesen (11). Tabelle 3 zeigt als Beispiel die postoperative Morbidität nach vaginaler Hysterektomie mit und ohne perioperative Prophylaxe mit 5 Dosen von 1 g Cephazetril (9). Andere Autoren kamen zu ähnlichen Ergebnissen (Literatur bei 11).

Des weiteren führt bei der abdominalen Schnittentbindung eine perioperative Antibiotikaprophylaxe zu einer deutlichen Reduktion der Infektionsmorbidität (Literatur bei 11). Mit 5 Dosen einer Kombination von 1 g Ampicillin und 300 mg Clindamycin sank die Häufigkeit von Fieber um das 3fache, von Wundinfektionen um das 5fache und von Endometritiden um das mehr als 15fache (5). Die Initialdosis wurde ca. 20 - 30 min präoperativ verabreicht und enthielt die doppelte Menge der Antibiotika. Die Wirkung der Chemoprophylaxe ist bei Schnittentbindungen

Tabelle 2. Antibiotikakonzentrationen im mütterlichen Serum, Nabelschnurserum und im Fruchtwasser nach intravenöser Gabe verschiedener Antibiotika als Dauerinfusion (1, 4, 6, 12) und als wiederholte Einzelinjektionen (1, 6, 12) in mcg/ml

	Dosis/h	Antibiotikakonzentrationen			Latenzzeit für Fruchtwasserspiegel	
		Mütterl. Serum	Nabelschnur-serum	Fruchtwasser	therapeutisch wirksame Konzentrationen+	maximale Konzentrationen
	in g	(mcg/ml)	(mcg/ml)	(mcg/ml)	(h)	(h)
Cephazetril	0,5	28 - 34	12 - 25	9 - 14	1 1/2 - 2	6 - 7
Ampicillin	1,0	20 - 30	12 - 22	25 - 30	2 - 3	8 - 9
Ticarcillin	2,0	130 - 220	90 - 115	80 - 90	1 - 2	5 - 6
Gentamycin	0,04	4 - 5	3 - 4	4 - 5	4 - 5	10 - 12

+MHK_{50} der wichtigsten Erreger intrauteriner Infektionen

nach einem länger dauernden vorzeitigen Blasensprung besonders deutlich ausgeprägt.

Tabelle 3. Infektionsmorbidität nach vaginaler Hysterektomie ohne und mit perioperativer Prophylaxe mit 5 Dosen von 1 g Cephazetril (aus 9)

	Antibiotika-Prophylaxe nein (n = 82)	ja (n = 152)	P
	%	%	
Fieber > 38 °C	30,5	11,8	< 0,001
Stumpfinfektion	2,4	3,9	n. s.
Harnwegsinfektion	63,4	50,0	< 0,05
Alle Komplikationen	74,4	57,2	< 0,05

Im Laufe der Geburt kommt es nach Blasensprung zu einer zunehmenden Besiedlung des Fruchtwassers mit Vaginalkeimen. Bei Untersuchungen über die Passage verschiedener Antibiotika zum Feten und ins Fruchtwasser fanden wir als Nebenbefund eine deutliche Abnahme sowohl des Keimgehaltes des Fruchtwassers (Abb. 1) als auch der postpartalen Infektionsmorbidität (Tabelle 4), die nach lang dauernder Anwendung einer internen Kardiotokographie deutlich erhöht ist (3, 14).

Tabelle 4. Postpartale Infektionsmorbidität ohne und mit hochdosierter Antibiotikagabe intra partum vom Anlegen der internen Kardiotokographie bis zur Geburt. Dosierung: Cephazetril 0,5 g/h, Ampicillin 1,0 g/h, Gentamycin 0,04 g/h (aus 14)

	keine Antibiotika (n = 61)	Antibiotika (n = 87)	P
	%	%	
Fieber > 38 °C	41	6	< 0,001
Harnwegsinfektionen	16	8	n. s.
Antibiotikatherapie postpartal	40	19	< 0,01

3. 1. Indikation für eine Chemoprophylaxe

Unter der Geburt scheint eine Chemoprophylaxe bei Häufung verschiedener Risikofaktoren, wie lang dauernder vorzeitiger Blasensprung, interne Kardiotokographie, häufige innere Untersuchungen, protrahierter Geburtsverlauf, vor allem bei bevorstehender Schnittentbindung, angezeigt zu sein. Obwohl die Wirkung einer Chemoprophylaxe bei der vaginalen Hysterektomie erwiesen ist, dürfte sie in der Regel nicht erforderlich sein. Ist jedoch die Infektionsmorbidität aus welchen Gründen auch immer hoch, so führt eine kurz dauernde perioperative Prophylaxe mit 3 - 5 Dosen eines halbsynthetischen Penicillins oder Cephalosporins auch bei längerer Anwendung zu einer Abnahme der Zahl und des Schweregrades postoperativer Infektionen (15).

Eine weitere, von Kardiologen gestellte Indikation für eine Chemoprophylaxe ist die Geburt und andere operative Eingriffe am Genitale bei Frauen mit Herzfehlern und Herzklappenprothesen (7, 18).

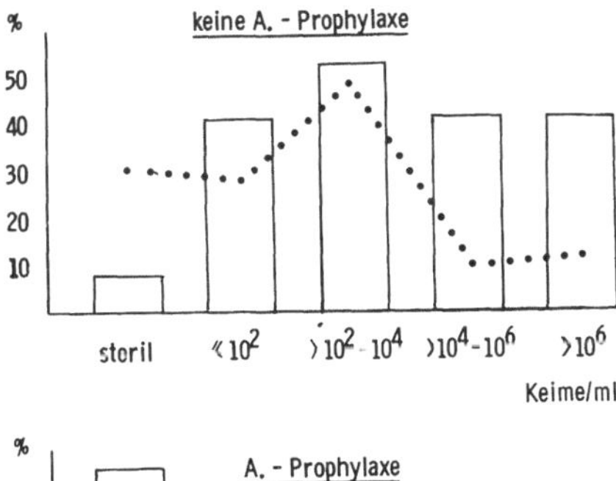

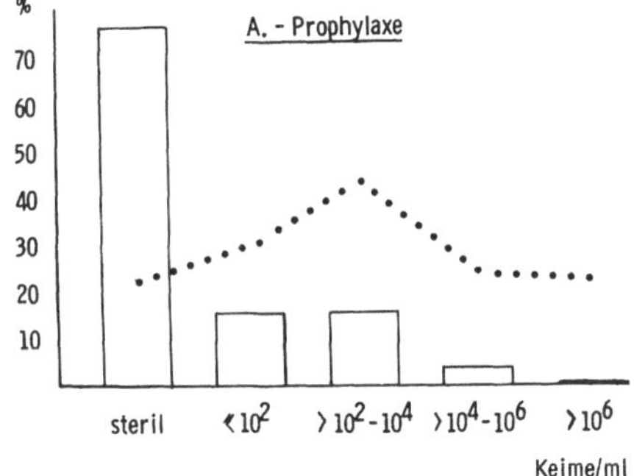

Abb. 1. Keimzahlen im Fruchtwasser bei vorzeitigem bzw. frühzeitigem Blasensprung zu Beginn der intrauterinen Kardiotokographie (gestrichelte Linie) und bei der Entbindung (Säulen) bei Gebärenden mit und ohne intrapartale Antibiotikaprophylaxe; Dauer der internen Kardiotokographie: mehr als 4 h (aus 3)

Zusammenfassung

Die Erreger gynäkologisch-geburtshilflicher Infektionen sind in erster Linie Vaginalkeime, d. h. letzten Endes Darmkeime. Neben Enterobakterien sind Anaerobier, insbesondere Bakteroides-Spezies die häufigsten Keimarten. Gegen letztere haben sich unter den allgemein gebräuchlichen Antibiotika Lincomycin und Clindamycin als am wirksamsten erwiesen. Intrauterine Infektionen im letzten Schwangerschaftsdrittel erfordern eine sehr hohe Dosierung, um beim Feten und im Fruchtwasser therapeutisch wirksame Konzentrationen zu erreichen. Eine Chemoprophylaxe erscheint bei Schnittentbindungen mit einer Häufung infektionsgefährdender Risikofaktoren angezeigt.

Literatur

1. BRUN DEL RE, R., HALLER, U., SCHMID, E., HIRSCH, H. A.: Materno-fetale Passage von Ticarcillin. In: Perinatale Medizin, Bd. V (eds. J. W. DUDENHAUSEN, E. SALING). Stuttgart: Thieme 1974.

2. CHARLES, D., FINLAND, M.: Obstetrics and Perinatal Infections. Philadelphia: Lea & Febiger 1973.

3. DAHLER, R., DECKER, K., HIRSCH, H. A.: Bakterielle Besiedlung des Fruchtwassers unter der Geburt: 1. Einfluß des internen CTG; Sectio-Morbidität. 7. Deutscher Kongreß für Perinatale Medizin, Berlin 1974.

4. DAUBENFELD, O., MODDE, H., HIRSCH, H. A.: Transfer of gentamicin to the foetus and the amniotic fluid during a steady state in the mother. Arch. Gynäk. 215 (1974).

5. DECKER, K., HERBST, S., HIRSCH, H. A.: Perioperative Antibiotikaprophylaxe bei Sectio caesarea. 40. Tagung Deutsche Gesellschaft für Gynäkologie und Geburtshilfe, Wiesbaden 1974.

6. DREHER, E., SCHMID, E., HIRSCH, H. A.: Übertritt von Ampicillin zum Feten und ins Fruchtwasser beim steady state der Mutter und bei Einzelinjektionen. In: Perinatale Medizin, Bd. IV (eds. J. W. DUDENHAUSEN, E. SALING). Stuttgart: Thieme 1973.

7. FINLAND, M.: Chemoprophylaxis of infectious diseases. Disease-a-Month. Chicago: The Year Book Publishers Inc. Dec. 1959.

8. HALLER, J.: Arzneimitteltherapie während der Gravidität. Dtsch. Ärztebl. 12, 860 (1974).

9. HERBST, S., DAHLER, R., LEBER, D.: Perioperative Antibiotikaprophylaxe bei abdominalen und vaginalen Hysterektomien. 40. Tagung Deutsche Gesellschaft für Gynäkologie und Geburtshilfe, Wiesbaden 1974.

10. HIRSCH, H. A.: Behandlungsvorschläge für die wichtigsten Infektionen in der Schwangerschaft. Gynäkologe 2, 41 (1969).

11. HIRSCH, H. A.: Antibiotikaprophylaxe in der Frauenheilkunde. Gynäkologe 5, 232 (1972).

12. HIRSCH, H. A., HERBST, S., LANG, R., DETTLI, L., GABLINGER, A.: Transfer of a new cephalosporin antibiotic to the foetus and the amniotic fluid during a continuous infusion (steady state) and single repeated intravenous injections to the mother. Arch. Gynäk. 216, 1 (1974).

13. KOBYLETZKI, D. VON: Probleme der Chemotherapie während der Schwangerschaft und Stillzeit im Hinblick auf die Frucht bzw. das Kind. Gynäkologe 2, 36 (1969).

14. LANG, R., DECKER, K., DAUBENFELD, O., HIRSCH, H. A.: Bakterielle Besiedlung des Fruchtwassers unter der Geburt: 2. Einfluß einer systemischen Antibiotikaprophylaxe. 7. Deutscher Kongreß für Perinatale Medizin, Berlin 1974.

15. LEDGER, W. J.: Entstehung und Vermeidung postoperativer Infektionen aus der Sicht des Klinikers. 40. Tagung Deutsche Gesellschaft für Gynäkologie und Geburtshilfe, Wiesbaden 1974.

16. MEAD, P. B., LOURIA, D. B.: Antibiotics in pelvic infections. Clinical Obstet. and Gynec. New York: Harper & Row, 12, No. 1, 219 (1969).

17. MONIF, G. R. G.: Infectious diseases in obstetrics and gynecology. New York: Harper & Row 1974.

18. WALTER, A. M., HEILMEYER, L.: Antibiotika-Fibel, 3. Auflage. Stuttgart: Thieme 1969.

Prophylaxe und Therapie bakterieller Infektionen: Urologie

Von R. Hubmann

Die Prophylaxe und Therapie bakterieller Infektionen in der Urologie kann in einem Koreferat nur orientierend dargestellt werden. Besonders die Prophylaxe hat in der Urologie eine große Bedeutung. Ihre Durchführung weist noch eine Vielzahl unzureichend gelöster Probleme auf. Als erstes sollen epidemiologische Fragen kurz angesprochen werden.

1. Epidemiologische Vorbemerkungen

In urologischen Kliniken weisen ganz allgemein 40 - 70 % aller Patienten bakterielle Infektionen des Urogenitalsystems auf (16, 17). Das angesprochene Organsystem bildet zwar insbesondere beim Mann eine Einheit, für bakteriologische, klinische und therapeutisch-pharmakokinetische Belange haben jedoch die Bereiche Nierenparenchym, Blase, Prostata (sowie die übrigen männlichen Adnexe) und Urethra jeweils ihre Besonderheiten.

Tabelle 1. Häufigkeit der Erreger bei Infektionen der Nieren und der ableitenden Harnwege (getrennt nach einem internistischen und einem mehr urologischen Untersuchungsmaterial)

E. coli-Gruppe	66 - 35 %
Enterokokken	14 - 28 %
Proteus-Gruppe	11 - 36 %
Aerobacter aerogenes	4 - 20 %
Pseudomonas aeruginosa	7 - 10 %
Staphylococcus aureus	1 - 3 %

In den 60er Jahren waren nach mehreren Sammelstatistiken entsprechend den Klinikbereichen im Urin die in Tabelle 1 angeführten Erregerspezies nachzuweisen (8). In einer urologischen Großstadtklinik wurden im letzten Quartal 1974 folgende Bakterien (Tabelle 2) aus dem Urin gezüchtet. Erfaßt wurden ausschließlich Patienten mit obstruktiven Erkrankungen der Niere und der ableitenden Harnwege, überwiegend Nierenbeckensteine sowie Tumoren der Blase und Prostata (Keimzahl über 100.000). 100 Kranke betraten und verließen die Klinik im gleichen Zeitraum ohne eine Infektion. Bei 100 Patienten bestand zu 76 % bereits bei der Aufnahme eine floride Entzündung. Erschreckend hoch ist die Zahl der Klebsiellainfektionen bei der Aufnahme und besonders bei der Entlassung. Die klinischen Auswirkungen, z. B. auf die Wundheilung und den sonstigen postoperativen Verlauf, waren dagegen minimal (1 sekundäre Wundheilung unter Imurek- und Kortisontherapie).

EYER hat mehrfach betont, daß dieser Hospitalismus (Klebsiellagruppe, Pseudomonas und evtl. Providencia) nur sekundär ein bakteriologisches, primär aber ein hygienisches Problem ist, kaum anders als zu Zeiten von SEMMELWEIS und LISTER (5, 12).

Tabelle 2. Bakteriologische Befunde bei 100 Patienten mit Erkrankungen der Nieren und der ableitenden Harnwege (3. Quartal 1974)

	bei Aufnahme	bei Entlassung
E. coli	18 (10/8)[x)]	13 (11/ 2)[x)]
Proteus	21 (1/20)	10 (4/ 6)
Klebsiella	20 (1/19)	44 (24/20)
Pseudomonas	12 (2/10)	19 (1/18)
Enterokokken	23 (6/17)	7 (0/ 7)
Staphylococcus aureus	1	0
Hefen	4	5
steril	24 (23/1)	27 (12/15)
Mischinfektionen	16	18

x) (kurze/lange - urol. Anamnese)

Die Infektionen werden in einer gut eingerichteten Klinik fast ausschließlich im Stationsbereich erworben. Außerhalb der Klinik bilden die ambulanten Instrumentationen eine nicht unwesentliche Infektionsquelle. Bei liegendem Katheter ist die Möglichkeit eines sehr raschen Erregerwechsels im Laufe weniger Tage zu beachten.

2. Prophylaxe bei Instrumentationen

Jeder Katheterismus und jede Endoskopie bedürfen einer strengen Indikationsstellung. Die Restharnbestimmung kann röntgenologisch erfolgen; das retrograde Pyelogramm wurde weitgehend durch das Infusionsurogramm und andere spezielle Untersuchungstechniken wie Spät- oder Schichtaufnahmen ersetzt. Größte Zurückhaltung hinsichtlich Instrumentationen ist bei Entleerungsstörungen der oberen und unteren Harnwege, z. B. einer Harnstauungsniere durch einen Ureterstein, bei größerem Restharn oder bei Harnröhrenstrikturen geboten (Gefahr der Urosepsis). Jede Sondierung der Harnröhre sollte ein Minimum an traumatischen Läsionen setzen. Notwendige Instrumentationen haben unter möglichst aseptischen Kautelen zu erfolgen. Die entsprechenden Stichworte sind:
Genitaldesinfektion, Handschuhe, Abdecktuch, Einmalkatheter, Einmalgleitmittel mit Desinfektionsmittel und Lokalanästhetikum, optimaler Instrumentendurchmesser, optimale Instrumentenpflege und Sterilisation, urethroskopisches Vorgehen.

Das sogenannte Katheterfieber nach Instrumentationen entsteht durch Einpressen von Keimen (pathogene bzw. Harnröhrenflora) in das Corpus cavernosum urethrae durch Läsionen der zarten Urethralschleimhaut, insbesondere bei der ersten dem Eingriff folgenden Blasenentleerung mit infiziertem Urin (Abb. 1) (8, 20). Nach einer neueren Veröffentlichung ist die Häufigkeit von Infektionen nach Zystoskopien bei lokaler Asepsis und ohne medikamentöse Prophylaxe mit 3 - 5 % gering. Nach der Literatur hatten allerdings 40 - 60 % der Urosepsisfälle eine Instrumentation in der Anamnese (21). Eine Antisepsis als Prophylaxe während und nach Zystoskopien wurde mit Chlorhexidin-Diglukonat (1:5.000) in der Spülflüssigkeit versucht, wirkt jedoch nur optimal auf die physiologische Harnröhrenflora. Zur Instillation nach Instrumentationen werden auch Neomycinpräparationen angeboten (6, 12).

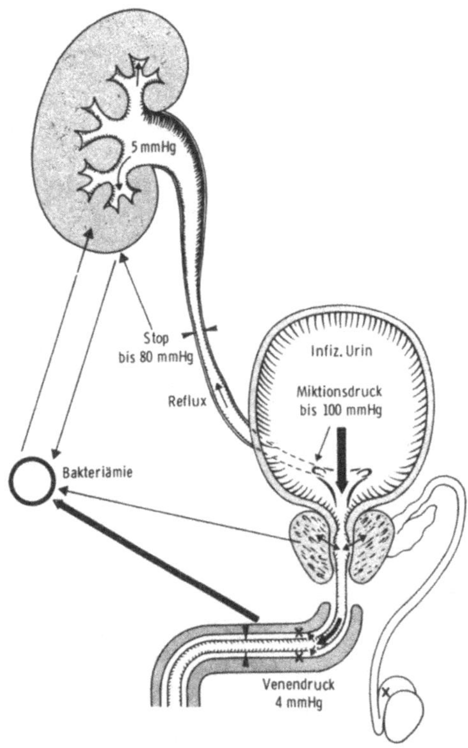

Abb. 1. Keiminvasion in das Urogenitalsystem nach Instrumentationen (18)

3. Intraoperative Prophylaxe

Die intraoperative Prophylaxe soll mit den folgenden Stichworten umrissen werden:

I. Allgemeine hygienische Maßnahmen

a) bei der Operation,
b) bei endovesikalen Eingriffen (Wasseraufbereitung, Wasserdruck usw.).

II. Optimale Operationstechnik

Gewebeschonung, Vermeidung einer Harnstauung, optimale Drainage von Hohlwegen und umgebendem Gewebe.

4. Postoperative Prophylaxe

Urologische Operationen sind häufig mit vorübergehender Einführung von Kathetern, Kunststoffschienen und Drainagenschläuchen verbunden. Dienen diese Fremdkörper der Ableitung von Urin aus den Harnwegen, so ist die Vermeidung einer Keimaszension, vor allem entlang der

Außenfläche der Katheter, ab dem dritten postoperativen Tag sehr schwierig. Die Entwicklung und Anwendung geschlossener Drainagesysteme mit Bakterienschleusen und gleichzeitiger Dauerspülung durch einen dreiläufigen Katheter (Charr 18) wurde in den letzten Jahren zunehmend vorangetrieben (2, 3, 10, 15) (Abb. 2).

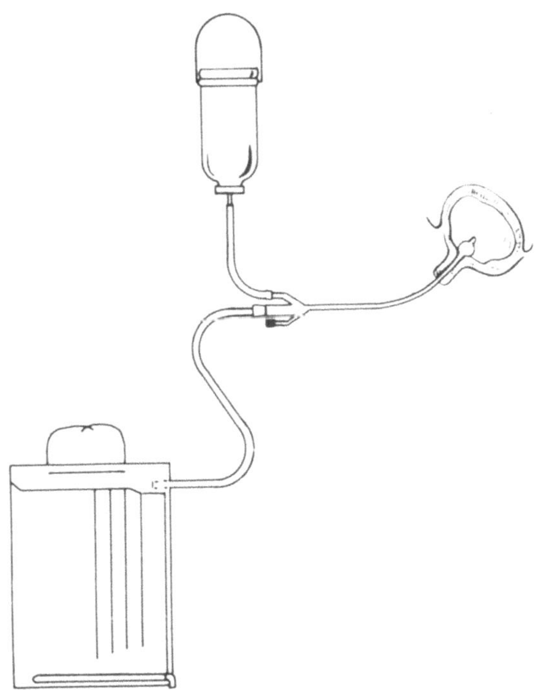

Abb. 2. Dauerspülung der Blase mit einem dreiläufigen Katheter

Die Dauerspülung ist nur an der Blase anwendbar und soll vor allem die durch eine Katheterurethritis aufsteigenden Keime sofort wieder eliminieren. Als "antibakterielle" Zusätze zur Spülung wurden Essigsäure 0,25 %, Salizylsäure 1:5.000, Nebacetin[R] und Neomycin-Polymyxin-Framycetin-Kombinationen empfohlen (s. u.). Verbände im Bereich der Eichel mit Neomycin-Bacitracinsalbe oder mit Desinfektionsmitteln getränkten Kompressen wirken ebenfalls der Keimverbreitung entgegen (1, 4, 24). Die Anlage einer suprapubischen Blasenfistel zur Vermeidung von Blaseninfektionen nach gynäkologischen Operationen halte ich für übertrieben.

Eine Nierenfistel, z. B. bei einer Nierenbeckenplastik, führt bei einer notwendigen Liegezeit von zwei Wochen immer zu einer Pyelonephritis. Diese Infektionen lassen sich bei postoperativ optimalen Abflußbedingungen bis auf 10 - 15 % der Fälle ausheilen (18, 25). Je ausgeprägter präoperativ Nierendestruktionen vorhanden sind, um so intensiver wird abschließend die Chemotherapie sein müssen. Persistierende Infektionen finden sich hauptsächlich bei stark eingeschränkter Restfunktion der betroffenen Niere.

5. Prophylaxe im pflegerischen Sektor

Der Infektionsprophylaxe im pflegerischen Bereich muß noch sehr viel mehr Beachtung geschenkt werden. Sie bietet z. Z. die meisten Probleme (3). Von Bedeutung sind im urologischen Bereich besonders:

a) Keimübertragung Patient zu Patient,
b) Keimübertragung Patient - Personal - Patient,
c) Keimübertragung Patient - Umgebung - Patient (z. B. die Toilette bei Dauerkatheterträgern).

Daraus resultieren:

a) bauliche Probleme,
b) hygienische Probleme (Bettendesinfektion, Personal- und Patientenerziehung usw.).

6. Therapie

Der erste Schritt in der Behandlung urologischer Infektionen ist die operative oder instrumentelle Beseitigung von obstruktiven Veränderungen an den ableitenden Harnwegen. Eine Vielzahl urologischer Operationen, insbesondere die organerhaltenden plastischen Eingriffe, dienen der Wiederherstellung optimaler Harntransportbedingungen (Abb. 3). Auch bei verstümmelnden Operationen, wie der Brickerblase (Iliumconduit) ist der Grundgedanke die Bildung eines sogenannten Niederdrucksystems zur Vermeidung einer pyelonephritischen Zerstörung der Nieren. Postoperativ ist eine rasche Entfernung eingelegter Katheter anzustreben.

Die Antibiotikatherapie folgt auch in der Urologie den allgemeinen Grundsätzen der antibakteriellen Chemotherapie (8). Die Kenntnis der Erreger, des Antibiogramms und der Nierenfunktion sind anzustreben. Eine ausreichend hohe Plasmakonzentration ist für die Pyelonephritis Behandlungsgrundlage (9). "Reserve"-Antibiotika wie Gentamycin und Carbenicillin sollten erst nach Katheterentfernung verabreicht werden.

Eine einfache Zystitis läßt sich auch mit Substanzen oder Dosen, die nur ausreichende Urinkonzentrationen unterhalten, behandeln. Die Diffusion von Chemotherapeutika in die Blasenschleimhaut, insbesondere bei Entzündungen, ist bekannt (9).

Die Urethritis erfordert eine Therapie mit entsprechenden Plasmakonzentrationen. Die gelegentliche Durchspülung der Harnröhre mit antibiotikahaltigem Urin bei der Miktion reicht für die Behandlung nicht aus.

Die Prostatitis (und Vesikulitis) nimmt hinsichtlich der Chemotherapie eine Sonderstellung ein. In die Prostatalumina diffundieren nur Substanzen mit hohem pK-Wert (Makrolidantibiotika, Sulfamethazin, Sulfanilamid, Trimethoprim, Doxycyclin) (7, 19, 22). Bei akuten Infektionen wird versucht, durch hohe Dosierungen diese pharmakokinetischen Probleme zu überspielen.

Zur ungezielten Behandlung akuter Infektionen in der Urologie ist aus bakteriologischer und pharmakologischer Sicht Ampicillin das Mittel der Wahl. Bei der akuten Urosepsis sind die Kombination von Ampicillin oder Carbenicillin mit Gentamycin zu empfehlen, bis bakteriologische Untersuchungen für eine gezielte Behandlung vorliegen.

Eine präoperative Chemotherapie ist selten angezeigt (infizierte Ausgußsteine, Darmkeimverarmung zur Harnleiterdarmimplantation).

Eine postoperative antibiotische Prophylaxe sollte nur bei allgemein gefährdeten Patienten oder plastischen Operationen, insbesondere mit

Drainagen in den oberen Harnwegen erfolgen (Vermeidung von entzündlichen bindegewebigen Narbenbildungen, von Phlegmonen im adventitiellen Fettgewebe oder einer Kavernitis). Allgemein gültige Schemata können nicht gegeben werden. Im Vordergrund steht die Erhaltung des Nierenparenchyms. Ist die Nierenfunktion ein- oder doppelseitig präoperativ geschädigt, so müssen weitere pyelonephritische Schübe notfalls durch eine Antibiotikaprophylaxe verhindert werden.

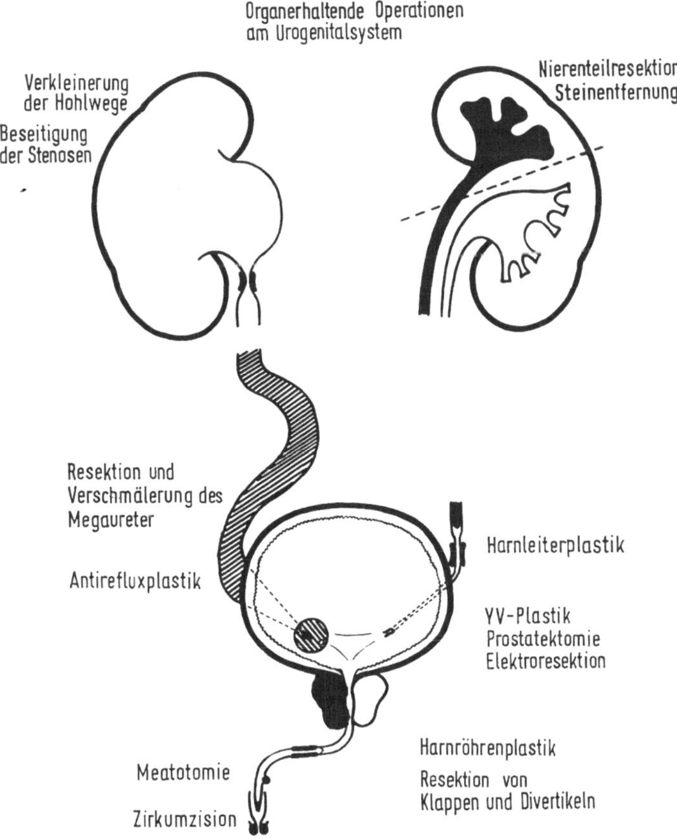

Abb. 3. Organerhaltende Operationen am Urogenitalsystem zur Beseitigung obstruktiver Veränderungen

Zur Langzeitrezidivprophylaxe bevorzugen wir die Unterhaltung bakterizider Antibiotikakonzentrationen im Harn (chronische Pyelonephritis, Harnleiterdarmimplantation).

Für die Lokalbehandlung, insbesondere der Zystitis mit oder ohne liegendem Katheter, haben sich durch zwei experimentelle Modellversuche jetzt neue Gesichtspunkte ergeben (13, 24). Von verschiedenen getesteten Substanzen waren bei einer Einwirkzeit von 30 min nur Rivanol (1 ‰), Kanamycin, Framycetin und Nebacetin[R] bedingt wirksam (24). Zur Dauerspülung wurde auch die Kombination von Neomycin (40 mg) und

Polymyxin B (200.000 Einheiten) auf 1 l isotonische Salzlösung über 24 h empfohlen (8, 26).

Tabelle 3. Infektionsprophylaxe bei Dauerkatheter

A. Ohne Dauerspülung (Verweildauer von 3 - 4 Tagen)

1. Aseptisches Einlegen des Katheters Charr 16 - 18 (Instillagel, Reinigung des Genitale mit quartärer Ammoniumbase).
2. Urinbeutel für geschlossenes System (2 l). Steril anschließen (Travenol- oder Bardbeutel).
3. Anschluß während der gesamten Liegezeit des Katheters möglichst nicht öffnen.
4. Nebacetin oder Furacinsalbenstreifen zweimal täglich dicht an der Harnröhrenmündung am Katheter befestigen.
5. Urin jeweils mit dem vorgesehenen Ablaufschlauch aus dem Beutel entleeren.

B. Mit Dauerspülung (längere Verweildauer)

1. Dreiläufigen Katheter Charr 18 aseptisch einlegen (nach Operationen im Blasenbereich evtl. Charr 20 - 22).
2. a) Dauerspülung postoperativ erforderlich (z. B. bei Blutung): ohne Infektion - physiologische Kochsalzlösung. Bei Infektion Zugabe antibakteriell wirksamer Substanzen.

   b) Dauerspülung als Infektionsprophylaxe oder bei Auftreten einer Bakteriurie (Kontrolle alle 3 - 4 Tage durch Urinkultur oder Urikult).
   Physiologische Kochsalzlösung mit Zusatz von:
   Essigsäure 0,25%ig, Rivanol 1 ‰,
   Antibiotikakombination von Neomycin 40 mg + Polymyxin B 200.000 Einheiten auf 1.000 ml.
   1.000 ml der Lösung über 24 h verteilen.

Literatur

1. BOCKER, R., FRÖHLICH, G.: Essigsäure-Dauerspülung der Harnblase bei chronisch hartnäckiger Cystitis. Verh. dtsch. Ges. Urol., pp. 290. Berlin-Heidelberg-New York: Springer 1974.

2. BRESSEL, M., BRÜHL, P.: Infektionsprophylaxe bei der Harnableitung durch ein Tropf-, Pump- und Saugsystem. Urologe A. 9, 28 (1970).

3. BRÜHL, P.: Die Pyelonephritis aus der Sicht des Urologen. Nieren- und Hochdruckkrankheiten 1, 73 (1972).

4. DRACH, G. W., LACY, S. S., COX, C. E.: Prevention of catheter induced post prostatectomy infection. Effects of systemic cephaloridine and local irrigation with neomycin polymyxin through closed drainage catheter system. J. Urol., Baltimore 105, 840 (1971).

5. GENSTER, H. G., KNUTH, O. E., MADSEN, P. O.: Harnwegsinfektion nach transurethraler Prostatektomie. Urologe A. 9, 32 (1970).

6. GILLESPIE, W. A., LENNON, G. G., LINTON, K. B., SLADE, N.: Prevention of urinary infection in gynaecology. Brit. med. J. 2, 423 (1964).

7. HOFSTETTER, A., SCHMIEDEL, A., FALGE, P., SCHWAB, R.: Antibiotikatiterbestimmungen im Prostataexprimat. Verh. Dtsch. Ges. Urol., pp. 117. Berlin-Heidelberg-New York: Springer 1973.

8. HUBMANN, R.: Unspezifische Entzündungen des Urogenitalsystems. In: Klinische Urologie (eds. C. E. ALKEN, W. STAEHLER), p. 98. Stuttgart: Thieme 1973.

9. HUBMANN, R.: Pharmakokinetik und antibakterielle Eigenschaften der Chemotherapeutica als Grundlage für Behandlungsindikationen und Dosierung. Verh. Dtsch. Ges. Urol., p. 99. Berlin-Heidelberg-New York: Springer 1972.

10. KERESTECI, A. G., LEERS, W. D.: Indwelling catheter infection. Canad. med. Ass. J. 109, 711 (1973).

11. KOLB, R., ROTTER, M.: Epidemiologie der Harnwegsinfektion bei dauerkatheterisierten Patienten einer Intensivbehandlungsstation. Anaesthesist 22, 239 (1973).

12. KOLLE, P.: Fehler und Gefahren bei endoskopischen Maßnahmen in der Urologie. Urologe A. 10, 295 (1971).

13. KOLLWITZ, A. A., HENZE, B., WATERMANN, J.: Beitrag zur Wirksamkeit von Spül- und Instillationsmitteln in der Urologie. Verh. Dtsch. Ges. Urol., pp. 188. Berlin-Heidelberg-New York: Springer 1973.

14. KUNIN, C. M.: Detection, Prevention and Management of Urinary Tract Infections. Philadelphia: Verlag Lea and Febiger 1972.

15. LEDERMANN, M., WILLENEGGER, H.: Longterm irrigation with drainage of the bladder after transvesical prostatectomy. Helv. chir. Acta. 38, 294 (1971).

16. NABER, K., RODECK, G., BICHLER, K.-H., HOFFMANN, R.: Infektrisiko bei urologischen Eingriffen. actuelle urologie 3, 13 (1972).

17. NAGEL, R.: Infektionsfrequenz nach Katheterismus, transurethralen und endovesikalen Eingriffen. Verh. Dtsch. Ges. Urol., p. 360. Berlin-Heidelberg-New York: Springer 1965.

18. NAGEL, R., BROSIG, W., MARQUARDT, H., LANGE, J.: Ergebnisse der Behandlung kongenitaler Hydronephrosen. Urologe A. 11, 314 (1972).

19. SCHMIEDT, E.: Zur Problematik der Sterilisation des urologischen Instrumentariums in Klinik und Praxis. Urologe 5, 298 (1966).

20. SCHMIEDT, E.: Hospitalismus in der Urologie. Verh. Dtsch. Ges. Urol., pp. 326. Berlin-Heidelberg-New York: Springer 1965.

21. SOMMERKAMP, H.: Erkrankungen des männlichen Genitale nach urologischer Instrumentation. Diagnostik 7, 665 (1974).

22. STAMEY, A.: Urinary Infections. Baltimore: Williams & Wilkins Comp. 1972.

23. THORNTON, G. F., LYTTON, B., ANDRIOLE, K. T.: Bacteruria during indwelling catheter drainage. Effect of constant bladder rinse. J.A.M.A. 195, 179 (1966).

24. TRUSS, F., HILDEBRAND, F. D., HOFFMANN, H., ZIMMERMANN, A.: Blasenmodellversuche zur lokalen Beeinflußbarkeit von Coliinfektionen durch Harnantiseptica. Urologe A. 13, 37 (1974).

25. WEISSBACH, L., RINSCHE, K., RITZERFELD, W.: Die Harnwegsinfektion nach Prostatektomie. Bedeutung, Verlauf und Beeinflußbarkeit. Urologe A. 11, 14 (1972).

26. ZINCKE, H., FURLOW, W. L.: Cystoscopy and urinary tract infection: a prospective study. Endoscopy (Stuttg.) 5, 204 (1973).

Klinische Anwendung der Antibiotika in der Neurochirurgie

Von S. Kunze

Bakterielle Infektionen des Zentralnervensystems entstehen entweder durch Verschleppung der Keime auf dem Blutwege oder durch direkte Keimbesiedelung nach Verletzung der das Hirn umgebenden Hüllen, sei es durch einen Unfall oder einen operativen Eingriff.

Das Prinzip der Behandlung offener Schädel-Hirn-Verletzungen besteht auch heute darin, sie in gedeckte Schädel-Hirn-Verletzungen umzuwandeln. Das wichtigste Problem ist dabei der wasserdichte Verschluß der harten Hirnhaut, der in vielen Fällen erst mit Hilfe einer Duraplastik gelingt. Bei der Versorgung der Hirnwunde selbst werden häufig Antibiotika lokal angewendet. Gut bewährt hat sich dabei das Nebacetin; unerwünschte Nebenwirkungen, wie z. B. zerebrale Krampfanfälle, traten nicht auf.

Bei der parenteralen Antibiotikagabe spielt das Problem der Liquorgängigkeit der verwendeten Substanzen eine wichtige Rolle. Eine Zusammenstellung von WALTER und HEILMEYER (5) zeigt die Konzentration verschiedener Antibiotika im Liquor in Prozent der Serumkonzentration (Tabelle 1).

Tabelle 1. Liquorgängigkeit einiger Antibiotika beim Menschen (Nach WALTER/HEILMEYER, Antibiotika-Fibel, 1969) (Liquorkonzentration in % der Serumkonzentration)

Antibiotikum	bei normalen Meningen	bei Meningitis
Penicillin G	bis 10 %	10 - 30 %
Chloramphenicol	30 - 50 %	50 % und mehr
Tetracycline	1 - 5 - 10 %	15 - 25 %

Bei nicht entzündlich veränderten Hirnhäuten sind höhere Liquorspiegel nur beim Chloramphenicol zu erreichen. Die heute oft für posttraumatische oder postoperative Infektionen des Hirns und seiner Häute verantwortlichen Erreger (E. coli, Proteus, Klebsiellen, Pseudomonas) werden aber zum Teil von diesem Antibiotikum nicht erfaßt. Untersuchungen mit Carbenicillin, das häufig bei chloramphenicolresistenten Keimen noch wirksam ist, ergaben, daß im lumbalen Liquor nach intravenöser Infusion von 10 g Carbenicillin Konzentrationen erreicht werden, die zwar Staphylokokken, E. coli und Proteus hemmen, Pseudomonas und penicillinasefeste Staphylokokken nur zu einem Teil und Klebsiellen praktisch nicht erfassen (Abb. 1). Nach Resistenzbestimmung wird dieses Antibiotikum bei Infektionen des Gehirns von uns bevorzugt eingesetzt (4).

Bei offenen Hirnverletzungen, auch bei frontobasalen Verletzungen mit Liquorfistel, werden auch heute noch in der Regel Antibiotika prophylaktisch angewendet. Meist greift man wegen seiner guten Liquorgängigkeit bei dieser ungezielten Behandlung zunächst auf das Chloramphenicol zurück. Kommt es trotzdem zu einer Infektion des Liquorraumes, erfolgt so früh wie möglich die Resistenzbestimmung und die gezielte Behandlung. Um ausreichend hohe Liquorspiegel zu erreichen, werden die Antibiotika häufig auch intrathekal angewendet. Die Applikation muß mindestens täglich erfolgen, auf gleichzeitig ausreichend hohe Serumspiegel sollte geachtet werden. Bewährt hat sich uns besonders das Gentamycin, das zur intrathekalen Anwendung in lyophylisierter Form vorliegt.

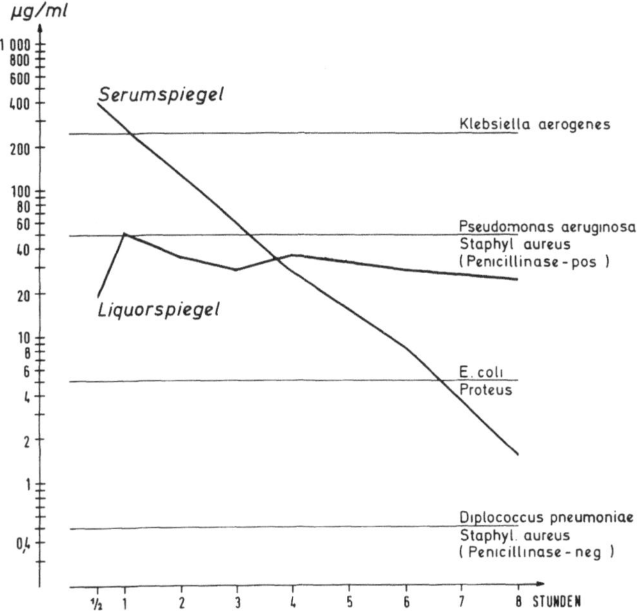

Abb. 1. Mittlere Konzentration von Carbenicillin im lumbalen Liquor nach i.v.-Infusion von 10 g und Wirkungsintensität gegenüber verschiedenen pathogenen Keimen
(Aus: WALDBAUR, GRÄF, KUNZE: Investigations into the passage of the broadspectrum penicillin carbenicillin into the CSF. In: Modern Aspects of Neurosurgery. Amsterdam: Excerpta Medica 1973)

Ein besonderes therapeutisches Problem stellen seit jeher die Hirnabszesse dar. Sie entstehen entweder direkt traumatisch, hämatogen, oft von pulmonalen Eiterherden aus, oder fortgeleitet nach entzündlichen Prozessen im Bereich des Ohres oder der Nasennebenhöhlen. In der Regel liegt zum Zeitpunkt, an dem der Patient in neurochirurgische Behandlung gelangt, bereits eine abgekapselte Eiteransammlung vor. Eine ausreichende Wirkung parenteral oder intrathekal angewendeter Antibiotika ist daher in diesen Fällen nicht zu erwarten. Die heute anzustrebende Therapie eines Hirnabszesses besteht in einer kombinierten Behandlung durch Punktion mit Aspiration des Eiters und Instillation eines geeigneten Antibiotikums in die Abszeßhöhle sowie späterer Totalexstirpation. Zur Beurteilung des Behandlungsverlaufes hat sich die Einbringung eines Röntgenkontrastmittels in den Abszeß bewährt (Abb. 2). Im Verlauf der Punktionsbehandlung eintretende Änderungen von Form und Größe des Abszesses können so gut verfolgt werden. In diesem Zusammenhang taucht die Frage auf, ob bei diesem Vorgehen das in die Abszeßhöhle eingebrachte Kontrastmittel nicht die Wirksamkeit des gleichzeitig injizierten Antibiotikums beeinträchtigt. In der Literatur wird diesem Problem kaum Beachtung geschenkt. DRESSLER (1) hatte festgestellt, daß die wasserlöslichen Kontrastmittel Uroselektan und Perabrodil Penicillin inaktivieren. Über die heute gebräuchlichen Kontrastmittel liegen keine Angaben vor.

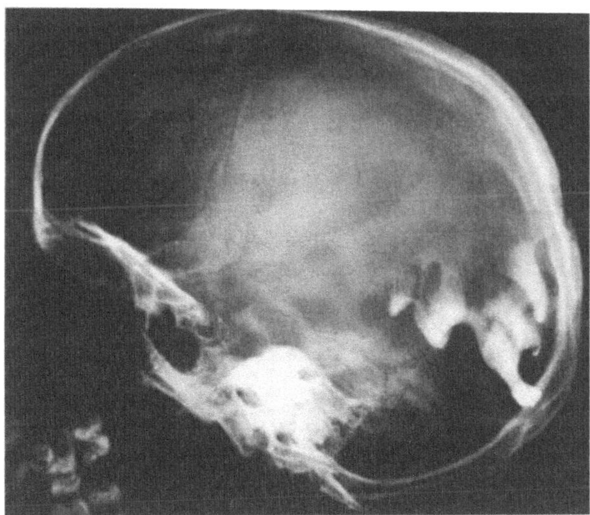

Abb. 2. Metastatischer Hirnabszeß rechts okzipital bei einem 8jährigen Mädchen. Man erkennt deutlich die mit Steripaque gefüllte, gekammerte Abszeßhöhle

Eine Zusammenstellung von 30 Patienten mit Hirnabszessen, bei denen mehrfache Punktionen mit Instillation eines Antibiotikums und eines Röntgenkontrastmittels erfolgten, haben gezeigt, daß ein negativer Effekt der Kontrastmittel auf die Wirksamkeit des Antibiotikums nicht nachweisbar ist. Die Anzahl der bei der zweiten Punktion bakteriologisch sterilen Abszesse ist nach Verwendung eines positiven Kontrastmittels eher höher als bei Instillation von Luft oder Nebacetin allein (Tabelle 2).

Bakteriologische Untersuchungen bestätigen diese klinischen Ergebnisse (3). Die inaktivierende Wirkung von Steripaque (Bariumsulfat) auf Nebacetin in Lösung ist so gering, daß sie bei der klinischen Anwendung unberücksichtigt bleiben kann (Tabelle 3). Eine inaktivierende Wirkung von Duroliopaque auf Nebacetin konnte nicht nachgewiesen werden (Tabelle 4).

In der Praxis wird die operative Entfernung der Abszeßkapsel erst vorgenommen, wenn der Abszeßinhalt bei mindestens zwei bakteriologischen Kontrollen steril war. In einem Teil der Fälle muß wegen der ungünstigen Lokalisation des Abszesses oder des Allgemeinzustandes des Kranken auf eine Exstirpation der Abszeßkapsel verzichtet und lediglich eine Punktionsbehandlung mit bakteriologischen Kontrollen durchgeführt werden.

Tabelle 2. Vergleichende klinische Untersuchung über die Beeinflussung der Wirksamkeit von Nebacetin durch Kontrastmittel bei 30 Patienten mit Hirnabszeß
(Aus KUNZE et al.: Die Kontrastdarstellung von Hirnabszessen. Z. Neurol. 203, 171 (1972))

Abszeßfüllung	Zahl der Fälle	1. Punktion steril	1. Punktion path. Keime	2. Punktion steril	2. Punktion path. Keime
Nebacetin	8		8	3	5
Nebacetin + Luft	8		8	4	4
Nebacetin + Duroliopaque	5	1	4	4	1
Nebacetin + Steripaque	9		9	6	3
Gesamtzahl	30	1	29	17	13

Tabelle 3. Prüfung von Steripaque auf eine inaktivierende Wirkung gegenüber Nebacetin in Lösung. Mittlere Hemmhofwerte aus 4 Versuchsreihen
(Aus KUNZE et al.: Die Kontrastdarstellung von Hirnabszessen. Z. Neurol. 203, 171 (1972))

Testsubstanzen	Testkeime	Mittlere Hemmhofwerte in mm sofort	nach 30 min	nach 60 min
Steripaque allein	Staph. aureus	0	0	0
	E. coli	0	0	0
Nebacetin allein	Staph. aureus	29	28	27
	E. coli	24	24	24
Nebacetin + Steripaque	Staph. aureus	26	26	26
	E. coli	20	20	21

Die prophylaktische Gabe von Antibiotika nach Hirnoperationen ist heute von den meisten Kliniken verlassen worden. Ihre Wirksamkeit ist umstritten und größere Zusammenstellungen zeigen, daß die Wundinfektionsrate bei Verzicht auf prophylaktische Antibiotikaanwendung nicht steigt. So fand WRIGHT (6) bei systemischer Antibiotikagabe nach 907 Hirnoperationen 55 Wundinfektionen, das sind 6,1 %. Bei Verzicht auf die prophylaktische Antibiotikaanwendung nach 726 Operationen kam es zu 48 Wundinfektionen, das sind ebenfalls 6,1 %. In unserer Klinik haben wir seit zwei Jahren auf die prophylaktische Antibiotikagabe verzichtet und mußten ebenfalls keinen Anstieg der Zahl von Wundinfektionen verzeichnen. Daß die ungezielte Gabe von Antibiotika auch zur Verhinderung von pulmonalen Infektionen nach schweren Schädel-Hirn-Verletzungen keine Vorteile bringt, haben die neuesten Untersuchungen von KARIMI-NEJAD (2) gezeigt. Bei 80 Schädel-Hirn-Verletzten ohne antibiotische Prophylaxe traten in 20 Fällen (d. h. 25 %) entzündliche Lungenkomplikationen auf. In einer Gruppe von 135 Patienten mit antibiotischer Prophylaxe kam es in 33 Fällen zu entzündlichen Lungenkomplikationen, das sind 24,4 %.

Tabelle 4. Prüfung von Duroliopaque auf eine inaktivierende Wirkung gegenüber Nebacetin in Lösung. Mittlere Hemmhofwerte aus 4 Versuchsreihen
(Aus KUNZE et al.: Die Kontrastdarstellung von Hirnabszessen. Z. Neurol. 203, 171 (1972))

Testsubstanzen	Testkeime	Mittlere Hemmhofwerte in mm sofort	nach 30 min	nach 60 min
Duroliopaque allein	Staph. aureus	0	0	0
	E. coli	0	0	0
Nebacetin allein	Staph. aureus	35	35	35
	E. coli	28	27	28
Nebacetin + Duroliopaque	Staph. aureus	35	35	35
	E. coli	28	27	28

Bei nasotracheal intubierten Schädel-Hirn-Verletzten sollten regelmäßige bakteriologische Kontrollen durch Trachealabstrich oder Untersuchung der Tubusspitze erfolgen. Indikation zur Antibiotikagabe ist jedoch die klinisch manifeste Infektion, nicht der Keimnachweis im Trachealtubus.

Ganz allgemein läßt sich feststellen, daß in der Neurochirurgie zunehmend auf die prophylaktische Gabe von Antibiotika zur Verhinderung von Wundinfektionen oder pulmonalen Infektionen nach Schädel-Hirn-Verletzungen verzichtet wird. Diese Behandlung kann die befürchteten Infektionen nicht verhindern, führt jedoch zu einer für die weitere Therapie ungünstigen Vermehrung der gramnegativen Keime. In ungünstigen Fällen kann es zu einer regelrechten Verseuchung einer Intensivstation mit solchen Keimen - oft Klebsiellen - kommen, die nur durch einschneidende hygienische Maßnahmen zu beherrschen sind.

Literatur

1. DRESSLER, W.: Die Wirkung von Penicillin auf intracerebrale Eiterherde. Dtsch. med. Wschr. 74, 641 (1949).

2. KARIMI-NEJAD, A.: Zur Verhütung und Behandlung der entzündlichen Lungenkomplikationen im akuten und subakuten Stadium einer Hirnschädigung. Acta neurochirurgica 30, 257 (1974).

3. KUNZE, S., KLINGER, M., BOLTZE, H. J., SCHMIDT, H.: Die Kontrastdarstellung von Hirnabszessen. Zugleich eine Untersuchung über den Einfluß verschiedener Röntgenkontrastmittel auf die Anitbiotika-Wirkung. Z. Neurol. 203, 171 (1972).

4. WALDBAUR, H., GRÄF, W., KUNZE, S.: Investigations into the passage of the broadspectrum penicillin carbenicillin into the CSF. In: Modern Aspects of Neurosurgery. Amsterdam: Excerpta Medica 1973.

5. WALTER, A. M., HEILMEYER, L.: Antibiotika-Fibel. Stuttgart: Thieme 1969.

6. WRIGHT, R. L.: Postoperative craniotomy infections. Springfield: C. C. Thomas 1966.

Indikation und Durchführung der Antibiotikatherapie in der Inneren Medizin

Von H. Lode

Voraussetzung einer rationalen Antibiotikatherapie ist die Kenntnis (Tabelle 1)
1. der genauen klinischen Infektlokalisation,
2. des bakteriellen Erregers und seiner Resistenzcharakteristik sowie
3. der Pharmakologie der verschiedenen Antibiotika und ihrer Eigenschaften, die den einzelnen Präparaten unterschiedliche Indikationen einräumen.

Tabelle 1. Voraussetzungen einer rationalen Antibiotikatherapie

1. Exakte klinische Infektlokalisation (Diagnose).
2. Isolierung des bakteriellen Erregers und Bestimmung der Resistenz.
3. Kenntnis der Pharmakologie und der antibakteriellen Aktivität der einzelnen Antibiotika.

Vor jeder Antibiotikagabe sollte ferner die therapeutische Notwendigkeit dieser Behandlung kritisch geprüft, d. h. der klinische Nachweis einer antibiotikabedürftigen bakteriellen Infektion erbracht werden. Hierzu ist eine sorgfältige anamnestische und klinische Exploration jedes Patienten vor und während der Chemotherapie erforderlich. Basis der klinischen Beurteilung (Tabelle 2) sind Untersuchungen des Herz-Kreislauf-Systems, der Haut, der Bewußtseinslage, der Lymphknoten sowie die Feststellung der Körpertemperatur und Anfertigung eines Blutbildes mit Differentialausstrich.

Tabelle 2. Basisuntersuchungen bei Infektionsverdacht

Klinik:	Beurteilung von Herz-Kreislauf Bewußtseinslage Haut Lymphknoten
	Bestimmung der Körpertemperatur
Labor:	Blutbild mit Differentialausstrich
	BSG

Weiterführende organspezifische Untersuchungen (Tabelle 3) dienen der differenzierten klinischen Diagnosestellung und der Gewinnung repräsentativen mikrobiologischen Materials. Hierzu ist von Bedeutung die Beurteilung des Zentralnervensystems, des Rachenraumes, des Bronchopulmonalsystems, des abdominellen Befundes sowie der Nieren und ableitenden Harnwege. Eine schnelle bakteriologische Information kann dem behandelnden Arzt anhand von Grampräparaten gegeben werden, die von adäquaten Untersuchungsmaterialien, wie z. B. Liquor, gewaschenen Sputumflocken, transtracheal aspiriertem Bronchialsekret oder Harnblasenurin, angefertigt werden.

Tabelle 3. Organbezogene Untersuchungen zur Infektlokalisation

1. ZNS
2. Mundhöhle, Pharynx
3. Bronchopulmonalsystem
4. Abdomen
5. Gallenwege/Pankreas
6. Nieren und ableitende Harnwege

Die Infektlokalisation, die Schwere der Erkrankung sowie Leber- und Nierenfunktion bestimmen in der chemotherapeutischen Anfangsphase die Auswahl und Dosierung des optimalen Antibiotikums. Bei besonders gefährdeten und resistenzverminderten Kranken, z. B. dem Patientengut hämatologischer oder intensivmedizinischer Abteilungen, sollten grundsätzlich bakterizid wirkende Antibiotika (Penicilline, Cephalosporine, Aminoglykoside u. a.) den bakteriostatischen Chemotherapeutika vorgezogen werden.

Bei den unterschiedlichen Krankheitsbildern finden sich in der Regel deutliche Prävalenzen einzelner pathogenetischer Keime, aus deren üblichem Resistenzmuster das geeignete Antibiotikum bis zum Eintreffen des mikrobiologischen Befundes abgeleitet werden kann.

Bei der Meningitis im Erwachsenenalter (Tabelle 4) werden vorwiegend Meningokokken (40 - 50 %) und Pneumokokken (13 - 20 %) nachgewiesen, die bei entzündeten, durchlässigen Meningen unverändert günstig auf Penicillin G in einer Dosierung von 20 - 40 Mega täglich oder Ampicillin 100 - 200 mg/kg KG/die ansprechen. Die Applikation des Penicillin G erfolgt dabei in 3- bis 4maligen täglichen Kurzinfusionen über jeweils 15 - 30 min.

Tabelle 4. Meningitis

Erreger:		Antibiotika:	
Meningokokken	(40 - 60 %)	(parenterale Tagesdosis)	
Pneumokokken	(13 - 20 %)	Penicillin G.:	20 - 40 Mega
Staphylokokken		Ampicillin:	4- bis 6mal 1,5 - 2,0 g
E. coli			
Haemophil. influenzae			

Bei der Exazerbation einer chronischen Bronchitis (Tabelle 5) dominieren unverändert Haemophilus influenzae (bis zu 80 %) und Pneumokokken (20 - 40 %). Beide Keime sind mit Ampicillin optimal zu behandeln. Bei dieser Infektion besteht ferner eine Indikation für Tetracycline, die sonst aufgrund ihrer zunehmenden Resistenzquoten in der Inneren Medizin ohne bakteriologische Testung kaum noch eingesetzt werden. Bevorzugt werden die modernen Tetracycline mit langer Halbwertszeit wie Doxycyclin oder Minocyclin in einer Dosierung von 1- bis 2mal 100 mg/Tag. Ein weiteres effektives Pharmakon steht bei der purulenten Bronchitis mit dem Kombinationspräparat Trimethoprim/Sulfamethoxazol zur Verfügung. In einer täglichen Dosierung von 600 - 1.200 mg Sulfamethoxazol plus 240 - 480 mg Trimethoprim kann dieses Präparat neuerdings auch parenteral eingesetzt werden; zu berücksichtigen ist allerdings eine mögliche Resistenzsteigerung von Haemophilus influenzae während der Therapie (7). In der Regel ist eine 10- bis 14tägige antibiotische Therapie der Exazerbation einer chronischen Bronchitis ausreichend. Eine kontinuierliche chemotherapeutische Prophylaxe wird nicht für sinnvoll gehalten; nur bei 10 - 15 % der Patienten ist eine antibiotische Dauertherapie notwendig, wobei meistens schwere fortgeschrittene Krankheitsbilder mit Bronchiektasien oder deformierender Bronchitis mit kleinzystischen Lungendegenerationen vorliegen.

Tabelle 5. Bakterielle Bronchitis

Erreger:	Antibiotika: (parenterale Tagesdosis)
Haemophil. influenzae (> 75 %)	Ampicillin: 4mal 1,0 - 2,0 g
Pneumokokken (15 - 40 %)	Doxycyclin, Minocyclin
Streptokokken	1- bis 2 mal 100 mg
Staphylokokken	Trimethoprim/Sulfamethoxazol:
Klebsiellen	80 mg TMP + 400 mg SMZ

Die primäre Pneumonie (Tabelle 6), die in Europa immer seltener auftritt, gilt unverändert als Pneumokokkenpneumonie und sollte mit Penicillin G in nicht zu hoher Dosierung von 10 - 20 Mega/die behandelt werden. Bei Penicillinallergie können Cephalosporine, z. B. Cephalotin 4mal 1,0 - 2,0 g oder Cephazolin 3- bis 4mal 1,0 g i.m. oder i.v. oder Clindamycin (täglich 3- bis 4mal 300 - 600 mg in Kurzinfusionsform) eingesetzt werden.

Tabelle 6. Pneumonie

I. Primäre Pneumonie

Erreger:	Antibiotika: (parenterale Tagesdosis)	
Pneumokokken (> 80 %)	Penicillin G:	10 - 20 Mega
Streptokokken	Cephalotin:	4mal 1,0 - 2,0 g
Staphylokokken	Cephazolin:	3- bis 4mal 1,0 g
Haemophil. influenzae	Clindamycin:	3- bis 4mal 300 - 600 mg

Die sekundären Pneumonien (Tabelle 7) hingegen beinhalten größere therapeutische Probleme. Bei der Grippepneumonie finden sich vermehrt Staphylokokken als pathogenetische Erreger, so daß Isoxazolylpenicilline - Dicloxacillin oder Flucloxacillin 3- bis 4mal 1,0 g parenteral - oder Cephalosporine verabreicht werden sollten.

Tabelle 7. Pneumonie

II. Sekundäre Pneumonie

1. Grippenpneumonie
   Erreger: Staphylokokken, Pneumonokokken
   Antibiotika: Flucloxacillin/Dicloxacillin:
   3- bis 4mal 1,0 - 1,5 g/die
   Cephalotin/Cephazolin: 3- bis 4mal 1,0 - 2,0 g/die

2. Abszedierende Pneumonie
   Erreger: Anaerobier (Bakteroides etc.), Staphylokokken
   Antibiotika: Clindamycin: 3- bis 4mal 300 - 600 mg/die

Atypische Pneumonien sind ätiologisch vermehrt großen Viren zuzuordnen, so daß hier Tetracycline ihre Indikation haben.

Bei abszedierenden Pneumonien können zunehmend Anaerobier und/oder Staphylokokken nachgewiesen werden, so daß Clindamycin das Pharmakon der ersten Wahl sein sollte.

Erhebliche therapeutische Schwierigkeiten bereiten die im Krankenhaus aquirierten Pneumonien (Tabelle 8), die in der Regel durch E. coli, Klebsiellen, Proteus-Spezies oder Pseudomonas aeruginosa verursacht werden (11). Bei nicht vorbehandelten Patienten werden primär Cephalosporine eingesetzt, bei antibiotisch behandelten Kranken gelangen Carbenicillin in einer Dosierung von täglich 3- bis 4mal 10,0 g in Kurzinfusionsform über jeweils 10 min (2) und Gentamycin mit täglich 3- bis 5mal 1 mg/kg KG i.m. oder i.v. zum Einsatz. Intravenöse Bolusinjektionen von mehr als 0,8 - 1,0 mg Gentamycin/kg KG sollten wegen der Gefahr kurzfristig auftretender toxischer Serumkonzentrationen (10) vermieden werden; statt dessen sind kürzere Injektionsintervalle mit niedrigeren Dosierungen oder bei größeren Applikationsintervallen Kurzinfusionen zu wählen. Die alleinige parenterale Therapie mit Gentamycin bei bronchopulmonalen Infektionen hat sich nicht bewährt (3, 6).

Tabelle 8. Pneumonie

II. Sekundäre Pneumonie

3. Pneumonie bei Hospitalpatienten
   Erreger: E. coli, Klebsiella, Proteus-Spezies, Pseudomonas
   Antibiotika: a) nicht vorbehandelte Patienten:
   Cephalotin 3- bis 4mal 2,0 - 3,0 g/die
   Cephazolin 3- bis 4mal 1,0 - 2,0 g/die
   b) antibiotisch vorbehandelte Patienten:
   Carbenicillin: 3- bis 4mal 10,0 g/die
   + Gentamycin: 3- bis 5mal 1,0 mg/kg/die

Eine antibiotische Pneumonieprophylaxe muß als absolut wertlos, ja sogar als gefährlich bezeichnet werden aufgrund der häufig zu beobachtenden Resistenzsteigerungen und Behinderungen der klinischen und mikrobiologischen Diagnostik (8, 9).

Bakterielle Gallenwegs- und Pankreasinfektionen (Tabelle 9) haben vorwiegend E. coli (bis zu 60 %) und Streptokokken (bis zu 30 %) als pathogenetische Erreger, so daß Ampicilline, Cephazolin oder Tetracycline - als effektive Antibiotika mit hohen Gallenkonzentrationen - verabreicht werden sollten.

Tabelle 9. Bakterielle Gallenwegs-/Pankreasinfektionen

Erreger:		Antibiotika: (parenterale Tagesdosis)
E. coli	(60 %)	Ampicillin: 4mal 1,0 - 2,0 g
Streptokokken	(bis 30 %)	Cephazolin: 3- bis 4mal 1,0 g
Enterokokken		Doxycyclin/Minocyclin: 200 - 100 mg
Staphylokokken		

Ampicilline, Cephalosporine und Cotrimazol (TMP/SMZ) sind bei Harnwegsinfektionen (Tabelle 10) indiziert, die vorwiegend durch E. coli (bis zu 65 %) ausgelöst werden. Daneben können Proteus-Spezies (etwa 10 - 15 %), Enterokokken (ca. 8 %) und Pseudomonas aeruginosa (ca. 4 %) als ätiologische Keime nachgewiesen werden. Die Therapiedauer beträgt bei der akuten Harnwegsinfektion 8 - 14 Tage. Handelt es sich um den akuten Schub einer chronischen Pyelonephritis, so sollte 4 - 6 Wochen intensiv behandelt werden (12). Die Indikation zur antibiotischen Dauerprophylaxe ist bei der chronischen Pyelonephritis umstritten. Aufgrund exakter bakteriologischer und serologischer Verlaufskontrollen kann davon ausgegangen werden, daß es sich bei den pyelonephritischen Exazerbationen in etwa 80 % um Neuinfektionen und in etwa 20 % um endogene Reinfektionen handelt (5). Nur bei den Reinfektionen, die zumeist mit einer hohen Exazerbationsfrequenz von über 3 pro Jahr einhergehen, ist eine Prophylaxe, z. B. mit Cotrimazol, sinnvoll (1).

Tabelle 10. Harnwegsinfektionen

Erreger:		Antibiotika: (parenterale Tagesdosis)
E. coli	(bis 65 %)	Ampicillin: 4mal 1,0 g
Proteus Spezies	(~10 %)	Cephalotin: 3- bis 4mal 1,0 - 2,0 g
Enterokokken	(~ 8 %)	Cephazolin: 3- bis 4mal 1,0 g
Pseudom. aerug.	(~ 4 %)	TMP/SMZ: 2- bis 3mal 80/400 mg

Antibiotikakombinationen sind möglichst zu vermeiden. Nur in der Anfangsbehandlung vital bedrohlicher Infektionen, wie z. B. der gramnegativen Sepsis, ist bis zum Eintreffen der mikrobiologischen Ergebnisse nach strenger Indikationsstellung der Einsatz zweier bakterizid wirkender Antibiotika, wie z. B. der eines ß-Laktamantibiotikums mit einem Aminoglykosid, gerechtfertigt. Diese Patienten müssen besonders intensiv hinsichtlich möglicher ototoxischer oder nephrotoxischer Nebenwirkungen der Chemotherapie überwacht werden, was besonders für die gemeinsame Applikation von Cephalosporinen mit Aminoglykosiden gilt.

Literatur

1. HARDING, G. K. M., RONALD, A. R.: A controlled study of antimicrobial prophylaxis of recurrent urinary infection in women. New Engl. J. Med. 291, 597 (1974).

2. HÖFFLER, D., KOEPPE, P., FIEGEL, P., HÖLZEL, D., RINGELMANN, R., GOESCHEL, U., PALMER, W.-R.: Zur Pharmakokinetik des Carbenicillins bei hoher Dosierung. Dtsch. med. Wschr. 99, 399 (1974).

3. KLASTERSKY, J., GEUMING, C., MOUAWAD, E.: Endotracheal gentamicin in bronchial infections in patients with tracheostomy. Chest 61, 117 (1972).

4. KUNIN, C. M.: The natural history of recurrent bacteriuria in schoolgirls. New Engl. J. Med. 282, 1443 (1970).

5. KUNIN, C. M., McCORMACK, R. C.: Prevention of catheter-induced urinary tract infections by sterile closed drainage. New Engl. J. Med. 274, 1155 (1966).

6. LANE, D. J.: Treatment of respiratory tract infection: A clinician's viewpoint. In: Current Antibiotic Therapy (eds. A. M. GEDDES, J. D. WILLIAMS), p. 163. London: Churchill-Livingstone 1973.

7. MAY, J. R., DAVIES, J.: Resistance of haemophilus influenzae to trimethoprim. Brit. med. J. III, 376 (1972).

8. PETERSDORF, R. G., CURTIN, J. A., HOEPRICH, P. D., PEELER, R. N., BENNETT, I. L.: A study of antibiotic prophylaxis in unconscious patients. New Engl. J. Med. 257, 1001 (1957).

9. PHILP, J. R., SPENCER, R. C.: Secondary respiratory infection in hospital patients: Effect of antimicrobial agents and environment. Brit. med. J. II, 359 (1974).

10. STRATFORD, B. C,, DIXSON, S., COBCROFT, A. J.: Serum levels of gentamicin and tobramycin after slow intravenous bolus injection. Lancet I, 378 (1974).

11. TILLOTSON, J. R., LERNER, A. M.: Pneumonias caused by gram negative bacilli. Medicine (Balt.) 45, 65 (1966).

12. TURCK, M., ANDERSON, K. N., PETERSDORF, R. G.: Relapse and reinfection in chronic bacteriuria. New Engl. J. Med. 275, 70 (1966).

Indikationen und Durchführung einer Antibiotikatherapie in der pädiatrischen Intensivmedizin

Von P. Emmrich

Die Zunahme septischer Erkrankungen, vor allem Früh- und Neugeborener oder bei Neugeborenen und jungen Säuglingen nach eingreifenden Operationen, der stetige Wechsel des Erregerspektrums, zunehmende Resistenzentwicklung bestimmter Keime, die Entwicklung differenzierter und verfeinerter Behandlungstechniken in der pädiatrischen Intensivmedizin in den letzten zehn Jahren, der Einsatz neuerer, angeblich immer besserer und wirkungsvollerer Antibiotika und nicht zuletzt eine gewisse Sorglosigkeit gegenüber den strengen Gesetzen der Krankenhaushygiene haben dazu geführt, daß bei vielen aus möglicher Unkenntnis heraus eine therapeutische Resignation oder eine Fehleinschätzung der anzuwendenden Antibiotika anzutreffen ist.

Wie aus Tabelle 1 ersichtlich, haben bei zunehmender Erkrankungshäufigkeit die Sepsistodesfälle in unserem Krankengut seit 1974 erheblich abgenommen.

Tabelle 1. Neugeborenensepsistodesfälle seit 1968

	Coli	Pseudomonas	Klebsiellen	Serratia	Listerien	Salmonellen	
1968	1	-	-	-	-	-	1
1969	2	-	-	-	-	-	2
1970	3	2	-	-	-	-	5
1971	1	-	-	-	-	1	2
1972	5	3	6	1	1	-	16
1973	-	2	8	3	-	-	13
1974	1	-	-	-	-	-	1
	13	7	14	4	1	1	40

Diese sicher nur lokale Tendenz führen wir neben einer konsequenten Durchführung strengster hygienischer Maßnahmen bei der Intensivtherapie auch auf das Einsparen der früher zu häufig angewendeten Antibiotika zurück. Das Einsparen von derzeit über 50 % der vor 1974 angewendeten Antibiotika machte allerdings ein völliges Umlernen und Umdenken bei Ärzten und Pflegepersonal notwendig. Die weit verbreitete Unsitte des sogenannten "Abdeckens" oder "Abschirmens" bei Früh-, Neugeborenen oder jungen Säuglingen oder bei fieberhaften Infekten ist nur schwer auszurotten. Sicher verlaufen die Infektionen des Früh-, Neugeborenen und jungen Säuglings gegenüber dem Kleinkind, älteren Kind oder gar gegenüber dem Erwachsenen völlig anders aufgrund der mangelhaft ausgebildeten zellulären und humoralen Immunitätslage, der anderen Pharmakokinetik und eines völlig uncharakteristischen Krankheitsbildes, nur rechtfertigt das alles noch nicht die routinemäßige Antibiotikagabe an Früh- oder Risikoneugeborene.

Die Beantwortung der Frage nach der Indikation und Durchführung einer prophylaktischen oder präventiven Antibiotikagabe in der Neonatologie und pädiatrischen Intensivmedizin bereitet uns auch heute noch große Schwierigkeiten.

Tabelle 2. Prophylaktische Antibiotikagabe in der pädiatrischen Intensivmedizin

I. Früh- und Neugeborene

Kinder unter 1.250 g
Hyaline Membranen
Ausgeprägte Hirnblutungen
Fruchtwasseraspiration
Fetides Fruchtwasser
Spezielle Geburtsanamnese
Begründeter Sepsisverdacht auch ohne Keimnachweis

Die präventive Antibiotikagabe bei Frühgeborenen (Tabelle 2) unter 1.250 g, bei Neugeborenen mit ausgeprägten hyalinen Membranen, Hirnblutungen, Fruchtwasseraspirationen oder gar bei bestehendem Sepsisverdacht auch ohne Keimnachweis hat schon mehr den Charakter einer Therapie als einer Prophylaxe, wenn man die große Schnelligkeit bedenkt, mit der sich bei solchen Kindern innerhalb von Stunden eine Sepsis entwickeln kann.

Tabelle 3. Hinweise auf eine Sepsis bei Früh- und Neugeborenen

Thrombozyten ↓	Bilirubin:
Temperatur ↓↓ oder ↑↑	direkt ↑ bis ↑
Leukopenie oder Leukozytose	Abdomen: ⌒
Ikterus (+) - ++	Oligurie
Anämie: +	Hautblutungen
Hepatosplenomegalie	Gerinnungsstörungen
Schockzeichen	

Fragliche Hinweise auf eine Sepsis bei Früh- und Neugeborenen

Trinkschwäche
allgemeine Hypotonie
Krampfanfälle
Berührungsempfindlichkeit

Die Hinweise auf das Vorliegen einer Sepsis im Neugeborenenalter sind oft so diskret (Tabelle 3), daß sie schnell übersehen werden können, zumal die klassischen Zeichen einer bakteriellen Infektion meist völlig fehlen. Das Auftreten einer Thrombozytopenie, Anämie, Leukopenie oder Leukozytose, eines Ikterus oder einer milden Temperaturerhöhung werden gelegentlich als physiologische Adaptationsstörungen fehlgedeutet, von denen sie sich auch oft kaum abgrenzen lassen. Auch Trinkschwäche, allgemeine Hypotonie oder gar Krampfanfälle können bei einem

Postasphyxiesyndrom beobachtet werden und kommen als Sepsiszeichen nur bedingt in Frage.

Im jungen Säuglingsalter sollte u. a. bei einer Enzephalotoxikose, hyperosmolarem Syndrom ein Antibiotikum zur Vermeidung gefährlicher Komplikationen eingesetzt werden (Tabelle 4). Das gilt um so mehr bei einer eitrigen Meningitis, einer abszedierenden oder Pleuropneumonie, einem Keuchhusten oder Scharlach. Auch interstitielle Pneumonien oder hochfieberhafte Pyelonephritiden müssen im Säuglingsalter einer präventiven Antibiotikatherapie unterzogen werden.

Tabelle 4. Prophylaktische Antibiotikagabe in der pädiatrischen Intensivmedizin

II. Säuglingsalter	
Enteral:	Enzephalotoxikose Hyperosmolares Syndrom
ZNS:	Meningitis purulenta
Pulmonal:	Abszedierende Pneumonie Pleuropneumonie
Infektionskrankheiten:	Pertussis Scharlach

Im Kleinkindes- und späteren Kindesalter (Tabelle 5) ist nach Verkehrsunfällen mit penetrierenden Verletzungen, bei multitraumatisierten Kindern (Schädel, Thorax), bei Verdacht auf eine Meningokokkensepsis oder auf ein Waterhouse-Friderichsen-Syndrom, bei jeder Enzephalitis mit Bewußtlosigkeit, eitrigen Meningitis eine prophylaktische Antibiotikagabe indiziert. Auf einer besonderen epidemiologischen Situation in unserem Gebiet ist auch bei serösen Meningitiden, die zu nicht geringem Teil durch Leptospiren bedingt sind, auf Antibiotika zurückzugreifen.

Tabelle 5. Prophylaktische Antibiotikagabe in der pädiatrischen Intensivmedizin

III. Kleinkinder und ältere Kinder
Verkehrsunfälle mit penetrierenden Verletzungen, Kombinationsverletzungen, Verdacht auf Meningokokkensepsis, Verdacht auf Waterhouse-Friderichsen-Syndrom, Enzephalitis mit Bewußtlosigkeit Seröse Meningitis

Keiner besonderen Erwähnung bedarf es, daß bei einer Tracheitis maligna, Epiglottitis acutissima, toxischen Diphterie, toxischen Masern oder bei einem lang andauernden Status asthmaticus Antibiotika angewendet werden sollten (Tabelle 6). Ob man alleine aus Vorsichtsgründen zur Vermeidung einer möglichen Pneumokokkeninfektion nach einer Splenektomie - wie es von amerikanischen Autoren (McCRACKEN et al.) empfohlen wird -

eine Langzeitantibiotikaprophylaxe ähnlich der beim rheumatischen Fieber durchführen soll, ist zweifelhaft. Strittig ist es ebenfalls, ob man nach schweren zyklischen Kohlenwasserstoffvergiftungen und Schlafmittelvergiftungen eine prophylaktische Antibiotikatherapie durchführen sollte. Unstrittig dagegen ist die Applikation eines Antibiotikums nach einer ausgeprägten Laugen- oder Säureverätzung.

Tabelle 6. Prophylaktische Antibiotikagabe in der pädiatrischen Intensivmedizin

---

III. Kleinkinder und ältere Kinder

Tracheitis maligna
Epiglottitis acutissima
Toxische Diphtherie
Toxische Masern
Zustand nach Splenektomie
Status asthmaticus

Strittig:
Terpentinvergiftungen,
Benzin, Benzol,
schwere Schlafmittelvergiftungen

Schwierig und kaum verbindlich zu beantworten ist ebenfalls die Frage nach einer Antibiotikagabe bei Komplikationen einer Intensivtherapie, z. B. nach einer erfolgreichen Reanimation oder bei Komplikationen während der Dauerbeatmung.

Tabelle 7. Prophylaktische Antibiotikagabe in der pädiatrischen Intensivmedizin

---

Bei Komplikationen während einer Intensivtherapie:

u. a.
Pneumothorax mit Drainage
Pneumomediastinum
Pneumoperikard

Strittig:
a) bei Neugeborenen:
   vorzeitiger Blasensprung,
   septische Erkrankungen der Mutter.
b) in allen Altersgruppen:
   bei beatmeten Kindern,
   bei Kindern mit Gefäßverweilkathetern,
   nach eingreifenden Operationen.

Ganz besonders schwierig ist in allen Altersgruppen in der pädiatrischen Intensivmedizin die Frage zu entscheiden, ob jedes dauerbeatmete Kind, jeder Patient mit einem Gefäßverweilkatheter oder gar nach eingreifenden Operationen einer prophylaktischen Antibiotikabehandlung bedarf. Wir sind gerade hier der Meinung, daß eine generelle Chemoprophylaxe nicht durchgeführt werden sollte. Hier sind hygienische Maßnahmen wesentlich effektiver. Unsere sehr guten Erfahrungen seit der Einhaltung strenger hygienischer Vorschriften bei dauerbeatmeten Patienten und bei Kindern mit implantierten Gefäßverweilkathetern konnten das überzeugend bestätigen.

Das taktische Vorgehen (Tabelle 8) zur frühzeitigen Diagnose einer möglichen bakteriellen Infektion oder einer Sepsis und damit zur Indikation einer hoch- bis höchstdosierten Antibiotikatherapie unterscheidet sich in den verschiedenen Lebensaltern wesentlich voneinander. Es muß heute gefordert werden, daß bei jedem gefährdeten Früh- oder Neugeborenen neben den verschiedenen Abstrichen aus Leiste, Nabel, Ohr, Rachen und Magensaft ein Blutbild mit Differentialblutbild, Immunglobuline und unter Umständen mehrfach täglich Thrombozyten und Bilirubin bestimmt werden. Bei geringstem Verdacht müssen wiederholt, wie bei älteren Kindern - obwohl das bei Früh- und Neugeborenen oft erhebliche technische Schwierigkeiten bereitet -, Blut, Liquor und Urinkulturen abgenommen werden.

Tabelle 8. Taktisches Vorgehen zur frühzeitigen Diagnose einer Sepsis bei Früh- und Neugeborenen

1. Abstriche:	2. Blutbild
a) Leiste	Thrombozyten
b) Nabel	BSG
c) Ohr	Immunelektrophorese
d) Magensaft	Bilirubin
e) Mekonium	
Bei geringstem Verdacht:	
Mehrfach:	
Blutkulturen	
Liquorkulturen	
Urinkulturen	

Große Bedeutung messen wir der frühzeitigen Diagnose einer Infektion (Tabelle 9) bei dauerbeatmeten, bewußtlosen Kindern oder bei Kindern nach eingreifenden Operationen den häufigen bakteriologischen Kontrollen der Tubi, Absaugkathetern oder sonstigem Kunststoffmaterial, Ultraschallverneblern, Inkubatoren, Wasserverdampfern und Beatmungsschlauchsystemen zu. Durch einfache hygienische Maßnahmen, wie 12stündiger Wechsel aller Schlauchsysteme, Wasserfüllungen, Tracheallösungen, täglicher steriler Verbandwechsel bei Gefäßkatheterverweilpatienten und andere, läßt sich ein hoher Prozentsatz der iatrogen bedingten Infektionen verhindern.

Das Keimspektrum (Tabelle 10) bei nachgewiesenen Infektionen erstreckt sich im Neugeborenenalter vor allem auf Gramkeime, wie E. coli, Klebsiellen oder Pseudomonas aeruginosa. Zunehmende Bedeutung haben in den letzten Jahren bei Intensivpflegepatienten Serratia, Erwinea, Herellea, Mima und Hafniainfektionen gewonnen, die fast immer sehr schwierig zu behandelnde septische Infektionen auslösen. Seltener werden im frühen Kindesalter septische Infektionen durch Staphylo-, Strepto- oder Pneumokokken bei pädiatrischen Intensivpflegepatienten beobachtet. Bei älteren Kindern mit implantierten Kunststoffen sehen wir relativ häufig septische Infektionen durch Staph. albus oder Gaffkya tetragena. Offenbar besitzen einige Mikroorganismen eine besondere Affinität zu implantierten Kunststoffen.

Tabelle 9. Taktisches Vorgehen zur frühzeitigen Diagnose einer Sepsis bei Säuglingen und älteren Kindern

Blutbild	mehrfach:
Thrombozyten	Blutkulturen
BSG	Liquorkulturen
Immunelektrophorese	Urinkulturen
Bilirubin	Magensaft
Phosphat i. S.	Stuhl

Bei beatmeten Kindern: täglich bis 2tägig

Tubusabstriche
Absaugkatheter
Wasserkulturen:
Ultraschallvernebler, Inkubatorwasser, Wasserverdampfer, Beatmungsschläuche, Tracheallösung, Infusionen, Kava-Katheterspülflüssigkeit

Aus den möglichen Keimspektren heraus ergibt sich sowohl für die präventive Antibiotikatherapie als auch für die Behandlung einer schweren Infektion eindeutig, daß man auch bei Intensivpflegepatienten mit relativ wenigen Antibiotika auskommt.

Tabelle 10. Keimspektren bei nachgewiesener Sepsis bei Früh- und Neugeborenen

1. E. Coli
2. Klebsiellen
3. Pseudomonas
4. Serratia, Mima, Erwinea

seltener:
Staphylokokken
Streptokokken
Salmonellen
Listerien
Pneumokokken

Bei Kindern mit implantierten Kunststoffen:
Staph. albus
Gaffkya tetragena

In der Regel wird man in der pädiatrischen Intensivmedizin auf Penicillin G, Oxacillin, Ampicillin, Carbenicillin, Gentamycin, Colistin und auf einen Teil der Cephalosporine zurückgreifen, während vor allem die Tetracycline und Chloramphenicol nur bei ganz speziellen Indikationen eingesetzt werden dürfen. Es hat sich bewährt, bei nachgewiesenen Erregern zunächst ein oder zwei Antibiotika einzusetzen (Tabelle 11) und weitere Medikamente als Reserve zu behalten. Die verbreiterte Unsitte, bei gesichertem Keimnachweis mit vier oder mehr Antibiotika gleichzeitig zu behandeln, ohne zu wissen, ob ein Synergismus, Antagonismus, eine Toxizitätssteigerung oder Minderung, Kreuzresistenz o. ä. zu erwarten ist, muß für den Regelfall abgelehnt werden. Nur in verzweifelten Fällen darf eine polypragmatische Antibiotikatherapie in Betracht gezogen werden.

Tabelle 11.

Mikroorganismus	Klinisches Bild	Mittel der Wahl	Alternative
E. Coli	Sepsis	COL, GM	AC
Klebsiella enterobacter	Sepsis	GM, CET	COL, CBC
Pseudomonas aeruginosa	Sepsis	GM, CBC	-
Serratia, Mima, Herrellea	Sepsis	GM	COL, SMZ + TMP
Salmonellen	Sepsis	GM, AC, CAP	T
Staphylokokken			
Pen: +	Sepsis	OC, CC	LM
Pen: -	Sepsis	PCG	C, EM
Streptokokken	Sepsis	PCG	C, EM, LM
Pneumokokken	Sepsis	PCG	C, LM
Listerien	Sepsis	AC	PCG, EM, CAP

Die Dosierung der in der pädiatrischen Intensivmedizin zumindest in der Initialphase nur parenteral angewendeten Antibiotika unterscheidet sich bei Früh-, Neugeborenen und jungen Säuglingen gegenüber Kleinkindern und Schulkindern und ganz besonders gegenüber dem Erwachsenen. Während in der erstgenannten Altersgruppe aus praktischen Gründen nach dem Körpergewicht dosiert werden sollte, muß bei älteren Kindern aufgrund der nicht linearen Zunahme von Körperoberfläche und Körpergewicht in der Regel nach der Körperoberfläche überschlagsmäßig die Dosierung erfolgen. In der Praxis hat sich jedoch die Dosierung nach der Körperoberfläche nicht recht bewährt.

Die Dosierung der einzelnen Antibiotika ist in den Tabellen 12 - 20 zusammengestellt.

Seit der starken Zunahme septischer Infektionen und damit auch von nur schwer zu therapierenden, überwiegend durch Gramkeime verursachte Meningitiden spielt die Liquorgängigkeit der angewendeten Antibiotika eine große Rolle. Bekannt war zwar, daß vor allem Chloramphenicol (30 - 50 %) und Tetracycline (10 %) liquorgängig waren, während für Penicillin G eine Liquorgängigkeit von weniger als 1 % angegeben wurde.

Bei entzündeten Meningen bessert sich zwar die Liquorgängigkeit für Penicillin G und Gentamycin (25 - 60 % der Serumkonzentration), nur reicht in der Regel die parenterale Gabe zur Erzielung einer ausreichenden Liquorkonzentration, ohne mögliche schwere Schäden für den Patienten zu riskieren, nicht aus. Voraussetzung für die intrathekale Antibiotikagabe ist eine exakte Technik und die unbedingte Einhaltung der vorgeschlagenen Dosierung. Nur sie gewährleistet die Vermeidung gefährlicher Komplikationen. Der Vorteil der intrathekalen Instillation besteht in der sofort erzielten wirksamen Konzentration im Liquor. Dadurch kann die Prognose erheblich verbessert werden.

Wenn man abschließend die heutigen Möglichkeiten der Antibiotikabehandlung in der pädiatrischen Intensivmedizin kritisch würdigt, dann darf man sagen, daß für eine allzu pessimistische Betrachtungsweise kein Anlaß gegeben ist. Bei genauer Kenntnis der verwendeten Antibiotika und bei Einhaltung der wichtigsten hygienischen Maßnahmen sollten auch heute noch die meisten schweren bakteriellen Infektionen erfolgreich zu behandeln sein.

Tabelle 12. Dosierung von Penicillin G. Die Dosis kann beim Neugeborenen gegebenenfalls auf 200.000 - 500.000 E/kg und bei älteren Säuglingen bis auf 500.000 - 1.000.000 E/kg gesteigert werden

Parenteral:	
Neugeborene < 7 Tage	50.000 E/kg/Tag in 2 Dosen
Neugeborene > 7 Tage	50.000 E/kg/Tag in 3 Dosen
Ältere Säuglinge und Kleinkinder	100.000 E/kg/Tag in 4 Dosen
Dosis kann erhöht werden bis:	1 Mega/kg

Tabelle 13. Dosierung von Oxacillin. Die Dosis kann gegebenenfalls bei Früh- und Neugeborenen bis auf 100 mg/kg, bei Säuglingen auf 100 - 300 mg/kg, bei Kleinkindern auf 100 - 300 mg/kg gesteigert werden

Parenteral:		
Frühgeborene	20 mg/kg/Tag	in 2 Dosen
Neugeborene	40 mg/kg/Tag	in 2 Dosen
Säuglinge	60 - 80 mg/kg/Tag	in 3 - 4 Dosen
Kleinkinder	100 mg/kg/Tag	in 4 - 6 Dosen
Ältere Kinder	100 - 200 mg/kg/Tag	in 4 - 6 Dosen

Tabelle 14. Dosierung von Ampicillin

Parenteral:		
Frühgeborene	-100 mg/kg/Tag	in 2 Dosen
Neugeborene < 7 Tage	-100 mg/kg/Tag	in 2 Dosen
Neugeborene > 7 Tage	150 mg/kg/Tag	in 3 Dosen
Ältere Säuglinge und Kleinkinder	150 - 200 mg/kg/Tag	in 4 Dosen
Maximale Dosen bis 300 mg/kg/Tag möglich.		

Tabelle 15. Dosierung von Carbenicillin

Parenteral:	Initialdosis	Folgedosen	
Neugeborene < 2.000 g < 7 Tage	100 mg/kg	75 mg/kg	alle 8 h
Neugeborene < 2.000 g > 7 Tage	100 mg/kg	100 mg/kg	alle 6 h
Neugeborene > 2.000 g < 3 Tage	100 mg/kg	75 mg/kg	alle 6 h
Neugeborene > 2.000 g > 3 Tage	100 mg/kg	100 mg/kg	alle 6 h
Ältere Säuglinge und Kleinkinder	100 - 150 mg/kg		alle 6 h

Tabelle 16. Dosierung von Gentamycin

Parenteral:	
Neugeborene < 7 Tage	5 mg/kg/Tag in 2 Dosen
Neugeborene > 7 Tage	7,5 mg/kg/Tag in 3 Dosen
Ältere Säuglinge und Kleinkinder	- 6 mg/kg/Tag in 3 Dosen
6 - 12 Jahre	3 - 4 mg/kg/Tag in 3 Dosen

Tabelle 17. Dosierung von Cephalotin. Dosissteigerung bei älteren Kindern bis auf 200 mg/kg möglich.

Parenteral:	
Früh- und Neugeborene < 7 Tage	30 mg/kg/Tag in 2 Dosen
Neugeborene > 7 Tage und junge Säuglinge	60 - 90 mg/kg/Tag in 3 Dosen
4 - 12 Monate	100 mg/kg/Tag in 3 Dosen
1 - 15 Jahre	100 mg/kg/Tag in 4 Dosen

Tabelle 18. Dosierung von Colistinmethat

Parenteral:		
Neugeborene < 7 Tage	50.000 E/kg/Tag 1,7 mg/kg	in 2 Dosen
Neugeborene > 7 Tage	80.000 - 200.000 E/kg/Tag 2,7 - 6,7 mg	in 3 Dosen
1 - 12 Monate	75.000 - 200.000 E/kg/Tag 2,5 - 6,7 mg	in 3 Dosen
12 Jahre	60.000 - 180.000 E/kg/Tag 2 - 6 mg	in 3 Dosen
12 Jahre	75.000 - 150.000 E/kg/Tag 2,5 - 5 mg	in 3 Dosen

Tabelle 19. Intrathekal applizierbare Antibiotika. Die Applikation darf nur unter Anwendung strenger Vorsichtsmaßnahmen vorgenommen werden. Die Dosierungen sind nur als Richtmaß gedacht

Gentamycin i. th.		Ampicillin i. th.	
Neugeborene	0,5 mg	< 2 Jahre	3 - 5 mg
Ältere Säuglinge und Kleinkinder	1 - 2 mg	> 2 Jahre	5 - 10 mg
> 12 Jahre	5 mg		
Penicillin G i. th.		**Carbenicillin i. th.**	
1 Jahr	2.500 I.E.	Neugeborene	1 - 3 mg ?
1 - 6 Jahre	5.000 I.E.	< 2 Jahre	5 - 10 mg
6 - 12 Jahre	8.000 I.E.	> 2 Jahre	10 - 20 mg
		> 12 Jahre	40 mg

Tabelle 20. Intrathekal applizierbare Antibiotika. Die Applikation darf nur unter Anwendung strenger Vorsichtsmaßnahmen vorgenommen werden. Die Dosierungen sind nur als Richtmaß gedacht

Cephalotin i. th.		Colistinmethat i. th.	
Neugeborene	5 mg	Neugeborene	15.000 E ?
< 2 Jahre	12,5 mg	< 7 Tage	0,5 mg
> 2 Jahre	25 mg	Neugeborene	30.000 E
12 Jahre	50 mg	> 7 Tage	1 mg
		1 - 12 Monate	-60.000 E
			2 mg
		1 - 12 Jahre	-300.000 E
			5 - 10 mg

Zusammenfassung der Diskussion zum Thema: „Klinische Anwendung der Antibiotika"

FRAGE:
Ist ein positiver bakteriologischer Befund in jedem Fall eine Indikation für eine Antibiotikabehandlung?

ANTWORT:
Nicht jeder bakteriologische Befund stellt automatisch die Indikation für eine Antibiotikabehandlung dar. Zu behandeln ist der manifeste Infekt, die Indikation wird nach klinischen Kriterien gestellt. Eine Ausnahme ist die gezielte antibiotische Behandlung von Keimträgern oder Ausscheidern.

FRAGE:
Wann ist die Kombination mehrerer Antibiotika indiziert?

ANTWORT:
Die Indikation zur gleichzeitigen Anwendung von mehreren Antibiotika war unter den Teilnehmern des Workshop umstritten. Einigkeit herrschte darüber, daß Kombinationen bei Mischinfektionen und bei schweren, lebensbedrohlichen Infektionen ohne Kenntnis des Erregers indiziert sind. Beim Vorliegen von nicht akut lebensbedrohlichen Infektionen sollte nach Meinung der Mehrheit der Teilnehmer von mehreren möglichen Alternativen unter Berücksichtigung von Wirkungsintensität, pharmakokinetischem Verhalten und Verträglichkeit aus dem Antibiogramm das Antibiotikum mit dem schmalsten Wirkungsspektrum ausgewählt werden.

FRAGE:
Kann man bei schweren akuten Infektionen ohne Vorliegen eines Antibiogramms Empfehlungen zur Auswahl der Antibiotika geben?

ANTWORT:
Eine allgemeine Empfehlung einer Antibiotikakombination im Sinne einer "Katastrophenmischung", die allen Situationen gerecht wird, kann nicht gegeben werden. In den meisten Fällen ist es aber möglich, aufgrund der Anamnese, der epidemiologischen Situation und des klinischen Bildes die Zahl der in Frage kommenden Erreger einzuengen oder sogar mit großer Wahrscheinlichkeit einen Erreger zu vermuten. Oft gelingt es auch, den Erreger in kurzer Zeit durch ein Grampräparat nachzuweisen (Meningitis, septische Hautmetastasen bei Streptokokken-, Staphylokokkensepsis). Liegen nach diesen Kriterien wahrscheinlich grampositive Erreger vor, so sollte die Kombination von Penicillin G und Oxacillin primär in Betracht gezogen werden. Ist ein gramnegativer Erreger zu vermuten, so kann z. B. die Kombination Penicillin G-Ampicillin-Aminoglykosid empfohlen werden. Ist eine Infektion mit gramnegativen Hospitalkeimen wahrscheinlich, so kommt in erster Linie die Kombination Carbenicillin-Aminoglykosid in Frage.

FRAGE:
Sollen bestimmte Antibiotikagruppen vor anderen vorzugsweise eingesetzt werden?

ANTWORT:
Die Teilnehmer des Workshop waren sich darin einig, daß bei schweren Infektionen Penicilline immer die erste Wahl darstellen wegen ihrer

bakteriziden Wirkung, ihrer großen therapeutischen Breite und der dadurch möglichen hohen Dosierung. Die Kombination von Cephalosporinen mit Aminoglykosiden (Cephalotin-Gentamycin) führt bei schwerkranken Patienten in Verbindung mit der Grunderkrankung nach Aussagen von Teilnehmern des Workshop in bis zu 20 % der Fälle zu einer klinisch manifesten Nierenfunktionseinschränkung.

FRAGE:
Ist die topische Anwendung von Antibiotika gerechtfertigt (Wundspülungen, Blasenspülungen, Sprays, Puder usw.)?

ANTWORT:
Die topische Anwendung der Antibiotika ist in keiner Weise gerechtfertigt. Altbewährte Mittel, wie 1%oiges Rivanol[R] oder 0,25%ige Essigsäure sind wesentlich billiger, mindestens ebenso wirksam und bewirken keine Selektion oder Resistenzentwicklung.

FRAGE:
Sollen in der operativen Medizin zur Verhinderung postoperativer Infektionen Antibiotika prophylaktisch angewandt werden?

ANTWORT:
Diese Frage nahm in der Diskussion einen breiten Raum ein. Aufgrund der Erfahrungen der Teilnehmer des Workshop sowie der vorliegenden Berichte in der Literatur kann hierzu nicht prinzipielle Stellung genommen werden. Es scheint festzustehen, daß bei vielen Operationen durch eine gezielte, frühzeitige, hochdosierte und kurzdauernde Antibiotikaprophylaxe die Rate postoperativer Wundinfektionen gesenkt werden kann. Es wurde aber über Beispiele berichtet, wo durch eine generelle Antibiotikaprophylaxe bei bestimmten Operationen die epidemiologische Situation in der Klinik so verändert wurde, daß die normalerweise für postoperative Infektionen verantwortlichen Staphylokokken von der Bildfläche verschwanden, dafür aber in zunehmendem Maße Infektionen mit weitgehend resistenten gramnegativen Keimen auftraten. So konnte in einem herzchirurgischen Zentrum die Rate von Klappeninfektionen mit Staphylokokken bei künstlichem Klappenersatz drastisch gesenkt werden; als aber versucht wurde, bei Auftreten von gramnegativen Infektionen eine Prophylaxe mit modernen, gegen gramnegative Bakterien primär wirksamen Antibiotika durchzuführen, traten vermehrt Klappeninfektionen mit völlig resistenten gramnegativen Keimen auf.

In Anlehnung an eine amerikanische Empfehlung kann folgender Vorschlag gemacht werden: Eine Antibiotikaprophylaxe kann die Rate postoperativer Infektionen senken. Sie muß gezielt gegen die zu erwartenden Erreger gerichtet sein, hoch dosiert werden, prä-, spätestens aber intraoperativ begonnen werden und soll nicht länger als 24 - 48 h durchgeführt werden. Eine Ausnahme hiervon bildet die prophylaktische Gabe von Penicillin G bei Operationen an rheumatisch veränderten Herzklappen, die in jedem Fall indiziert ist und auch wesentlich länger durchgeführt werden muß. Weiter ist die frühzeitige, d. h. möglichst innerhalb der ersten 6 h begonnene prophylaktische Penicillingabe bei ausgedehnten Weichteilverletzungen und offenen Frakturen angezeigt, weil dadurch mit großer Sicherheit eine Gasbranderkrankung verhindert werden kann.

FRAGE:
Gibt es bei Intensivpflegepatienten Indikationen für eine prophylaktische Antibiotikagabe?

ANTWORT:
Intensivpflegepatienten sind aus den verschiedensten Gründen äußerst

infektionsgefährdet. Die epidemiologische Situation der meisten Intensivtherapieeinheiten ist katastrophal, das gesamte Milieu ist mit weitgehend resistenten gramnegativen Keimen verseucht. Trachealtuben, Gefäßkatheter und Blasenkatheter durchbrechen die normalen anatomischen Barrieren und geben den Keimen direkten Zutritt zu Körperhöhlen. Infektionen sind unter diesen Bedingungen unausweichlich. Ärzte, die auf diesen Stationen arbeiten, stehen verständlicherweise unter einem starken psychologischen Druck, Antibiotika frühzeitig oder sogar prophylaktisch anzuwenden, um alles zur Verhinderung von schweren, oft tödlich verlaufenden Infektionen zu tun. Es ist aber die nahezu einhellige Meinung aller Autoren in der Literatur, daß durch eine prophylaktische Antibiotikaanwendung die Zahl der Pneumonien bei Beatmungspatienten, die Zahl der durch Gefäßkatheter hervorgerufenen Septikämien oder die Zahl schwerer Harnwegsinfektionen durch Blasenkatheter nicht herabgesetzt werden kann. Durch Verschiebung des Erregerspektrums wird aber die Rate von Infektionen mit weitgehend resistenten gramnegativen Keimen erhöht. Durch Antibiotikagabe wird so das Reservoir an resistenten gramnegativen Keimen auf den Intensivstationen unterhalten und immer wieder aufgefüllt. Die einzige Möglichkeit, die Rate schwerer infektiöser Komplikationen auf Intensivtherapiestationen derzeit zu senken, ist die rigorose Einhaltung hygienischer Prinzipien.

Allergische Nebenwirkungen von Antibiotika

Von G. Stüttgen

Die Erfassung allergener Wirkungen von Antibiotika im klinischen Einsatz ist an die Entwicklung von Krankheitssymptomen gebunden, die auf einen immunpathologischen Mechanismus hinweisen. Diese Symptome sind recht vielgestaltig, hängen von dem Typ der jeweiligen allergischen Reaktion ab und interferieren gegebenenfalls mit exanthematischen Eruptionen, die für die jeweilige Infektionskrankheit charakteristisch sind. Letztere Phänomene sind mehr indirekt oder direkt auf den Erreger als auf Antikörper bzw. Immunozyten bezogen, die durch antigene Strukturen der Antibiotika hervorgerufen werden.

Tabelle 1. Exantheme unter Antibiotika

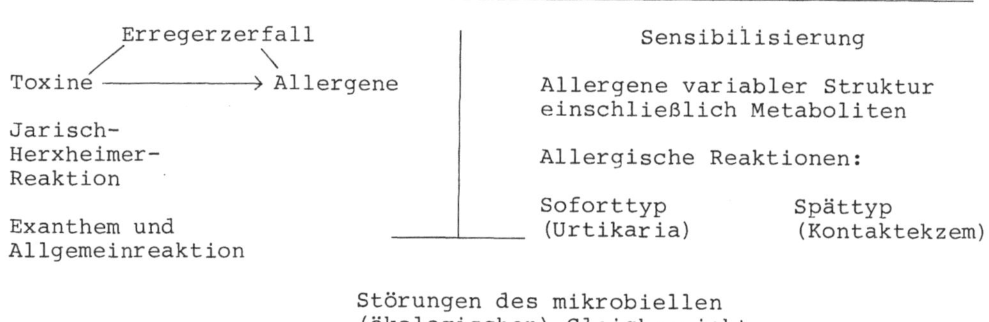

Unter Antibiotikagaben können sich klinische Symptome einstellen, die durch Einwirkungen auf den Erreger und durch dessen Strukturschädigungen zu einer Verstärkung eines an diese Erreger gebundenen exanthematischen Bildes führen. Das Phänomen ist unter dem Namen Jarisch-Herxheimer-Reaktion bekannt geworden. Charakteristisch ist für eine derartige Jarisch-Herxheimer-Reaktion eine Erhöhung der Körpertemperatur, eine Exazerbation von Exanthemen, die zum Bilde der Infektionskrankheit gehören, eine Erhöhung der Pulsfrequenz und auch die Entwicklung einer Purpura als Exazerbation der toxischen Wirkung von Zerfallsprodukten der Bakterien an den Gefäßen. Derartige Jarisch-Herxheimer-Reaktionen sind relativ kurzfristig und wohl bisher am besten bei der Luestherapie beschrieben. Die Dosis der Antibiotika spielt dabei insofern eine Rolle, als ein solcher Antibiotikaspiegel im Organismus erreicht werden muß, der auf die Erreger effektiv wirkt. Wir haben so z. B. bei der intravenösen Penicillinbehandlung im Rahmen einer 2-Tage-Gabe von Penicillin mit jeweils 60 Mill. Einheiten nur eine unwesentliche Verkürzung der Latenzzeit bis zum Auftreten der Jarisch-Herxheimer-Reaktion gesehen. Auch die klinischen Symptome unterscheiden sich nicht von der üblichen, wesentlich niedriger dosierten, aber

Tabelle 2. Penicillin-Allergie

Allergenbildung in vivo		Allergenbildung in vitro
Major-Determinante Hapten = Penicilloyl + Proteine Vollallergen	Minor-Determinante Weitere Abbauprodukte wie Penicillin-Säure + Proteine = Vollallergen	Penicilloyl = Hapten Poly-D-Lysin + Poly-L-Lysin Penicilloyl-Poly-Lysin (PPL) (Elicitor, keine Sensibilisierung) (Benzylpenicilloylformyllysin als monovalentes Hapten zur Absättigung von Antikörper-Haftstellen) (De WECK (1973))

Penicillin-Exantheme	Allergische Pathogenese		
Ampicillin-Exantheme	Sofortreaktionen		Spätreaktionen
a) Kein Nachweis einer allergischen Reaktion im Hauttest und bei Reexposition	Kurzfristig 20 - 60 min	Längerfristig 6 h Arthus-Phänomen	12 - 48 h
b) Gruppenallergie mit Penicillinkörpern Hauttest positiv (Cave Reexposition)	IgE Anaphylaxie	IgG Serum-Krankheitstyp (ggf. akzelierter Typ)	Immunozyten (kompetente Lymphozyten)
	Schockfragmente (Ödeme) und Urtikaria nach Überwindung der schockbedingten Hypotonie)	Tage bis Wochen nach Medikamentengabe	Tuberkulintyp/ Ekzemtyp

therapeutisch wirksamen Penicillintherapie. Inwieweit alleine Zerfallsprodukte der Erreger für die Entwicklung klinischer Symptome der Jarisch-Herxheimer-Reaktion verantwortlich sind, kann noch nicht entschieden werden. Es ist uns bisher nicht gelungen, charakteristische Zerfallsformen der Spirochäten elektronenmikroskopisch unter einer Chemotherapie mit Penicillin darzustellen. Zumindest ist ein interzellulärer Zerfall von Spirochäten weniger deutlich als eine Phagozytose der Spirochäten und ein intrazellulärer Abbau der Erreger.

Haut- und Schleimhauterscheinungen, die sich erst im Verlaufe der längeren Verabreichung von Antibiotika einstellen, können auf einer Störung des ökologischen Gleichgewichts zwischen Pilzen und Bakterien, aber auch zwischen verschiedenen Bakterien beruhen. Die Entwicklung einer Candidose auf der Haut und Schleimhaut und Störungen im Magen-Darm-Trakt sind geläufig. Unabhängig von einer allergischen Reaktion sind auch Stoffwechselstörungen, die aufgrund kompetitiver Hemmungen durch Antibiotika zu den Symptomen einer Avitaminose führen. Zu nennen wäre die Entwicklung von pellagroiden Symptomen, die sich im Zuge von Resorptionsstörungen des Magen-Darm-Traktes entwickeln. Zu nennen sind auch Fotodermatosen aufgrund einer Minderung der Hautreizschwelle auf Ultraviolett, insbesondere bei Demethyltetracyclinen und schließlich Neuritiden, die als Antivitamin-B_6-Effekt betrachtet werden können. Die Störungen des ökologischen Gleichgewichts unter Antibiotika im Magen-Darm-Trakt zeigen sich auch in der Entwicklung der sogenannten schwarzen Haarzunge, die auf einer Verlängerung und braun-schwarzen Verfärbung der verhornenden lang ausgezogenen Papillae filiformes beruhen. Diese kurze Übersicht zeigt bereits, wie vorsichtig man in der Interpretation von Phänomenen sein muß, die als Nebenwirkungen von Antibiotika auftreten, und die allzu häufig sofort mit dem Beiwort "medikamentös ausgelöste Allergie" belegt werden.

Allergische Symptome unter Antibiotika wie auch gegen andere körperfremde Substanzen sind Ausdruck einer besonderen Stimulation des Immunsystems. Die frei zirkulierenden Antikörper, insbesondere vom IgE-Typ wirken über eine indirekte Freisetzung von gewebsirritierenden Substanzen, die pharmakodynamisch latent an Zellstrukturen gebunden sind. Unter der Entwicklung einer Antigen-Antikörper-Reaktion an Zelloberflächen kommt es zur Freisetzung von Histamin aus Mastzellen oder auch zur Entwicklung von hochgradigen Permeabilitätsstörungen an den Gefäßen auf der Basis einer Kininentwicklung bzw. Prostaglandinaktivierung.

Die Folgen sind dermatologisch akute urtikarielle Eruptionen mit Glottisödem, Schockfragmenten bzw. dem Vollbild eines anaphylaktischen Schocks und auch verzögerte Sofortreaktionen, die Entwicklung von Krankheitsbildern, die dem Arthus-Phänomen gleichen und durch Bildung von Immunkomplexen im Bereiche der Gefäße stimuliert werden.

Immunozyten sind für die Entwicklung einer Spätreaktion verantwortlich und rufen Veränderungen hervor, die mit einer lymphomonozytären Anschoppung das Bild eines allergischen Kontaktekzems, einer Vaskulitis und einer tuberkuloiden granulomatösen Reaktion entstehen lassen.

Die Abhängigkeit allergischer Reaktionen von der Art der Applikation von Antibiotika lassen gewisse Regeln erkennen, soweit es die Stimulation des Immunsystems - einmal im Sinne der Produktion frei zirkulierender Antikörper, zum anderen der Bildung von Immunozyten und anschließender Entwicklung einer Reaktion vom Spättyp - betrifft.

Es muß in diesem Zusammenhang darauf hingewiesen werden, daß in Abhängigkeit von der Pharmakokinetik des zugeführten Antibiotikums die

Bindung an ein Carrier-Protein offenbar unterschiedlich ist. Auf die praktische Situation übertragen verbindet sich bei epikutaner Applikation das Antibiotikum mit epidermalen Proteinen, und man sieht in der Mehrzahl der Fälle bei sich entwickelnder Überempfindlichkeit das Auftreten einer allergischen Kontaktreaktion vom Ekzemtyp. Offenbar ist das Antibiotikum nach Konjugation in der Epidermis über die Lymphbahn zunächst zum regionären Lymphknoten transportiert worden und hat nun weiterhin das Immunsystem zur Bildung von Immunozyten stimuliert, die spezifisch gegen das Antibiotikum eingestellt sind, wobei der Proteinanteil offenbar die Lokalisation der allergischen Reaktion bestimmt. Dementsprechend wird bei oraler Applikation oder insbesondere parenteraler Applikation ein anderer Carrier beansprucht, der sich mit dem Antibiotikum zum Vollallergen verbindet und nunmehr auch vom pharmakokinetischen Gesichtspunkt einen anderen Weg zu dem entsprechenden Immunsystem nimmt.

Vom morphologischen Aspekt aus sind die akut auftretenden Exantheme als Prototyp der Entwicklung frei zirkulierender aggressiver Antikörper mit makulös, makulo-papulösen und besonders urtikariellen Effloreszenzen imponierend. Schließlich können auch die bullösen Eruptionen vom Typ des Erythema exsudativum multiforme und des häufig fatalen Lyell-Syndroms als Epidermolysis bullosa toxica ohne größere Schwierigkeiten auf ein Medikament bezogen werden. Klinische Charakteristika der molekularen Konfiguration der Chemotherapeutika sind für die Entwicklungen solcher allergischen Symptome von besonderer Wichtigkeit. An erster Stelle steht Penicillin, es folgen Sulfonamide, danach Chloramphenicol. Die große Gruppe der Tetracycline zeichnet sich durch eine seltene Entwicklung allergischer Symptome aus.

Es hat sich im Laufe der letzten Jahre herausgestellt, daß bestimmte Antikörpertypen mit der Entwicklung bestimmter allergischer Symptome sicher korreliert sind; so darf der anaphylaktische Schock mit IgE in Beziehung gebracht werden, zu dem sich die Symptome des Asthmas und der allergischen Rhinitis beim Patientenkollektiv der Atopiker hinzugesellen. Die Entwicklung von Antikörpern geht kontinuierlich über einen längeren Zeitraum vor sich. Mit Stimulation der "Immunfabrik" und dem ersten Auftreten eines für die klinische Symptomatologie charakteristischen Antikörpers ist die nachfolgende Weiterproduktion anderer Antikörpertypen nicht beendet. Das Symptomenbild kann sich verändern, und auf eine spätere Zweitexposition auf das gleiche Antibiotikum z. B. kann sich ein anderer Typ einer allergischen Erkrankung entwickeln.

Entscheidend für die Entwicklung einer allergischen Erkrankung ist somit die Summe der Antikörper. Daraus ist bereits abzuleiten, daß die Diagnose einer allergischen Erkrankung vornehmlich aus dem Symptomenbild der klinischen Änderung und schließlich dem Ergebnis der Hautteste gesichert werden kann.

Im Falle der Entwicklung von Metaboliten kann der Hauttest negativ sein, da bei der intrakutanen Injektion die Voraussetzungen für eine Metabolisierung des Medikaments nicht gegeben sind. Die Reexposition ist dann die einzige Möglichkeit, die Pathogenese der Erkrankung zu sichern. Die andere Frage ist, ob eine solche Sicherung der Erkrankungsart verantwortet werden kann. Häufig reicht die Dramatik des Krankheitsbildes aus, um einen Allergie-Paß dem Patienten mitzugeben.

Der in vitro-Nachweis von Antikörpern im Serum der Patienten reicht nicht aus, eine Nebenwirkung allergischen Typs in pathogenetischer Sicht zu sichern. Die Summe der in vitro-Tests ist nicht in der Lage, die Antikörper mit ausreichender Sicherheit zu erfassen, welche für die Entwicklung eines allergischen Krankheitsbildes charakteristisch sind. Bisher scheint lediglich die Erfassung außergewöhnlich hoher IgE-Titer eine hohe Wahrscheinlichkeit für die Sicherung der allergischen Pathogenese zu haben, wenn sich Krankheitssymptome entwickeln, die vom Typ der anaphylaktischen Reaktion sind. Im letzten Jahr bahnt sich allerdings die Möglichkeit an, durch eine Blutprobe quantitativ zirkulierende allergenspezifische IgE-Antikörper zu bestimmen. Entwickelt wurde der RAST-Test, der auf der Basis eines Radio-Allergo-Sorbens-Test quantitativ die frei zirkulierenden Antikörper vom IgE-Typ erfaßt, welche mit Haptenen, die an Papierscheiben gebunden sind, reagieren und die durch radioaktiv markiertes Anti-IgE quantitativ bestimmt werden können. Diese Technik ist an die Verfügbarkeit entsprechend reiner Haptene gebunden. Bisher mußte im klinisch-experimentellen Test ein solcher Antikörpertyp durch den Praußnitz-Küster-Versuch oder durch Hautteste durchgeführt werden, wobei diese in vivo-Teste immerhin ein gewisses Risiko mit sich brachten. Der übliche Nachweis von Agglutinen und Hämolysinen ist im Hinblick auf die angeführten Effloreszenztypen nicht ausreichend. Es kann lediglich aus solchen letzteren serologischen Reaktionen geschlossen werden, daß die Substanz, welche die hämagglutinierende oder lysierende Reaktion auslöst, in der Tat bei dem Patienten gegeben wurde. Es ist somit mehr ein Hinweis dafür, um das Medikament post festum zu sichern. Der Antikörper, der durch solche serologischen Methoden erfaßt wird, gibt keineswegs genügende Sicherheit für die Korrelation mit einer unerwünschten allergischen Reaktion.

<u>Hautteste</u> als Beleg für eine allergische Reaktion sind biologische Indikatoren, die bei negativem Ausfall dann zu Schwierigkeiten in der Identifizierung der Substanz mit dem auslösenden Allergen führen können, wenn ein Metabolit als Allergen auftritt, der gegebenenfalls nur kurzfristig im Körper vorliegt. Hautteste sind nur dann als Indikatoren für allergische Reaktionen geeignet, wenn genügend Sicherheit besteht, daß das primär vorliegende oder sich entwickelnde Allergen in der Haut mit den entsprechenden Antikörpern in Kontakt kommt. Wir haben bei eindeutig negativen Penicillin-Testen das Auftreten schwerster allergischer Reaktionen nach Beginn einer intravenösen Penicillinbehandlung gesehen; diese Aussage ist darum notwendig, weil bei jeder intravenösen Verabreichung von Medikamenten, deren allergene Potenz bekannt ist, man sich prophylaktisch auf einen Zwischenfall gefaßt machen muß. Hautteste sichern, z. B. bei klinisch beobachteten Penicillinallergien, in etwa 80 % deren allergische Pathogenese.

Die Testreaktionen geben ein besonders eindrucksvolles Beispiel für ein Summenphänomen der Antikörper in der Form, daß zunächst frei zirkulierende Antikörper unter dem Bilde einer urtikariellen Effloreszenz einen positiven Test ergeben und nunmehr nach 24 h bis 48 h sich allmählich die primäre urtikarielle positive Testreaktion in einen ekzematösen Herd umwandelt, als Beispiel dafür, daß nunmehr auch Immunozyten an der Entwicklung einer Gewebsreaktion beteiligt sind. Auch bei der lokalen Applikation ist bei sorgfältiger Inspektion manchmal eine ödematöse Reaktion als Vorläufer einer späteren ekzematösen Transformation zu sehen, so daß von diesem Gesichtspunkt die Haut Aufschluß über die verschiedenartigen Antikörpertypen bzw. Immunozyten geben kann.

Aus unseren Darlegungen geht hervor, daß die allergische Reaktion gegenüber bestimmten Medikamenten nicht eine Situation ist, die zeitlebens andauern muß. Mit der Häufigkeit der Konfrontation mit einem Allergen, insbesondere unter einer Differenzierung zwischen parenteral und oral, kann sich ein Antikörperspektrum entwickeln, wo sich unter Umständen ein neutralisierender Antikörper so in den Vordergrund schiebt, daß der Vorgang einer Hyposensibilisierung = Desensibilisierung eingetreten ist.

Der Einsatz monovalenter Haptene in der Allergietherapie wurde von De WECK programmiert. Das Denkmodell beruht auf der Sättigung von Antikörper-Haftstellen mit diesen niedermolekularen Substanzen, die dann nicht mehr die Möglichkeit zur Bindung an Gewebsstrukturen haben und so im Zuge dieses Vorgangs die Symptome einer allergischen Reaktion, wie z. B. Histaminliberation, zeigen. Diese Vorstellung von De WECK wurde im Rahmen einer europäischen Penicillin-Allergie-Studie von über 100 Patienten im Prinzip gesichert. Wir haben an unserer Klinik die Feststellung machen können, daß das Kollektiv unserer Penicillinallergiker, welches wir stetig überprüfen, im Verlaufe von 6 Jahren kleiner geworden ist und auch eine orale Applikation nicht mit dem Auftreten allergischer Symptome verbunden war. Es stellt sich die Frage, ob die Gabe differenzierter Penicillinderivate, insbesondere synthetischer Natur, mit der Entwicklung einer Hyposensibilisierung verbunden sein kann, die gewisse Ähnlichkeiten mit einer programmierten Penicillindesensibilisierung aufweist. Die Entwicklung einer Immuntoleranz sollte dabei zumindest diskutiert werden.

Durch die Kenntnis der allergischen Reaktionen nach Penicillin ist eine besondere Form einer Sofortreaktion mit charakteristischer Latenzzeit bekannt geworden, nämlich die Penicillinallergie vom Serumkrankheitstyp. Im Prinzip liegt die Situation vor, daß Penicillin vor 8 bis 12 Tagen gegeben wurde und sich nunmehr eine urtikarielle oder makulopapulöse Exanthembildung zeigt. Nach der Medikamentengabe setzt die Stimulation zur Bildung spezifischer Antikörper gegen das Medikament ein und erreicht erst dann den notwendigen Spiegel, um mit den noch vorliegenden Resten, gegebenenfalls Metaboliten der Medikamente zu reagieren, wenn die entsprechende Zeit zur Bildung ausreichender quantitativer Antikörperspiegel verstrichen ist. Diese Form einer Allergie mit Besonderheiten im Zusammenspiel zwischen Inkubationszeit und der Halbwertszeit der Antibiotika bzw. deren Metaboliten ist auf die Entwicklung frei zirkulierender Antikörper, also Immunglobulinen zurückzuführen. Die Entwicklung dieser Penicillinallergien vom Serumkrankheitstyp haben uns auch auf entsprechende Krankheitsbildungen bei Einsatz anderer Medikamente aufmerksam gemacht. Doch liegt bei Penicillin die besondere Situation vor, daß mit Penicillin G selbst und dessen Metaboliten im Hauttestverfahren allergene Wirkungen besonders sicher nachgewiesen werden können, während bei anderen Medikamenten bzw. Antibiotika entsprechende Haptene nicht verfügbar sind.

Besondere Schwierigkeiten in der pathogenetischen Deutung bietet das Ampicillinexanthem. Es kann zunächst ausgeschlossen werden, daß Ampicillinexantheme aufgrund der verschiedenen Spurenbeimengungen von sogenannten "Verunreinigungen" sich variabel verhalten. Wir haben bei unserem Patientengut von über 100 Penicillinallergikern immer wieder feststellen können, daß bei Auftreten einer Ampicillinallergie die verschiedenartigen Provenienzen sich im Test gleichartig verhielten. Auffällig ist beim Ampicillinexanthem die Bindung an den Typ einer Infektionserkrankung. Es gibt Grippewellen, die von einer besonderen Häufigkeit des Ampicillinexanthems gefolgt werden; Ampicillin kann hier trotzdem weitergegeben werden, ohne daß sich eine Exazerbation der allergischen Erkrankung entwickelt. Unter Penicillin klingt das Exanthem sogar ab. Diese Situation liegt besonders im Kindesalter vor. Wir haben bei 130 Ampicillinexanthemen im Kindesalter nur 2mal eine Penicillinallergie im Hauttest nachweisen können (1mal 8 Jahre, 1mal 11 Jahre). Histologisch liegt beim Ampicillinexanthem eine hyperergische Reaktion im Bereiche des mittleren Strombahngebietes der Haut vor mit relativ geringer Infiltration. Die Art und Weise der Infiltration gibt bei unseren Fällen auch keinen sicheren Hinweis über die Abgrenzung einer Früh- und Spätreaktion.

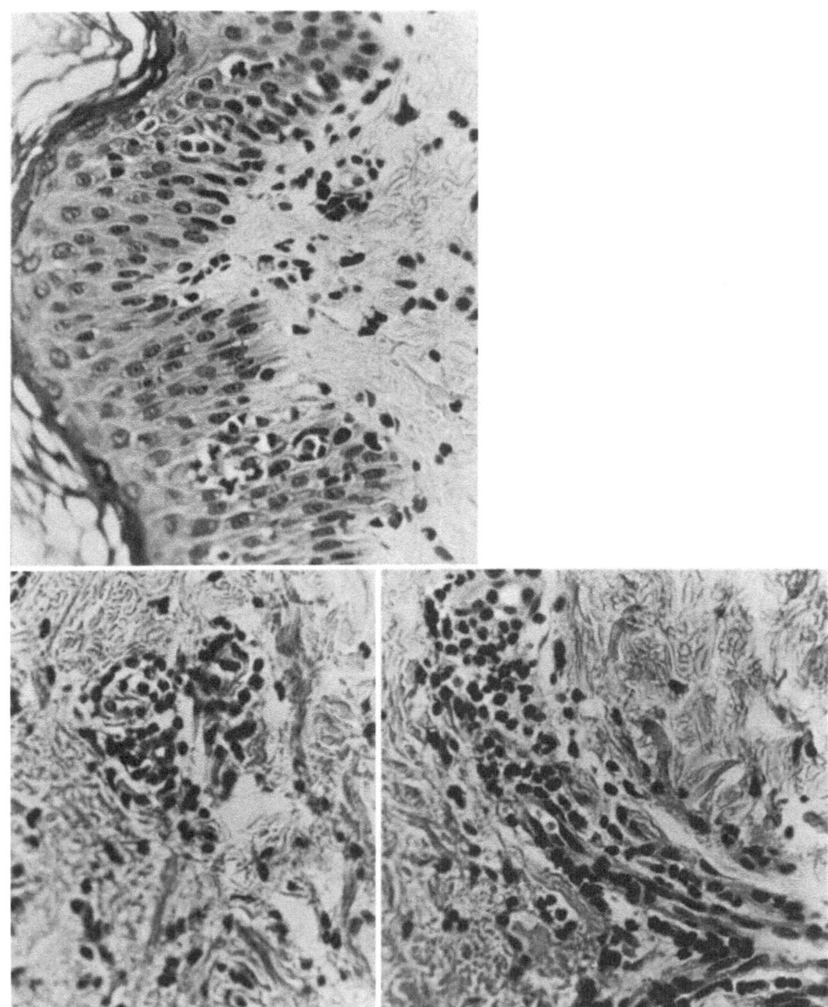

Abb. 1. Histologie eines Ampicillinexanthems makulo-papulösen Typs ohne positive Hautteste in mehrfacher Wiederholung (8 J.♂). Perivaskuläre Infiltration lymphozytären Typs mit subepidermalem Ödem und mäßiger intraepidermaler Invasion

Es sind dabei zwei Fragen zu ventilieren:
1. Die Möglichkeit der Verbindung des Penicillins mit einer entsprechenden Protein- oder anderen Substanz der Erreger, so daß ein Allergen gebildet wird, welches nur episodenhaft vorliegt und später einer

Testung nicht mehr zugänglich ist, oder
2. unter dem Ampicillinexanthem allergischer Genese wird eine Summe von Antikörpern gebildet, bei der neutralisierende Antikörper sich in den Vordergrund schieben und nunmehr die Entwicklung eines allergischen Exanthems abklingt.

Der letztere Weg ist problematisch und bedarf weiterer Klärung. Charakteristisch ist, daß Ampicillinexantheme 100%ig bei der Mononucleosis infectiosa auftreten, wobei der erstere Weg wohl besonders betont wird.

Allergische Zwischenfälle entwickeln sich häufiger nach parenteraler Verabreichung, während bei oraler Applikation eindeutige Empfindlichkeitsreaktionen, insbesondere von seiten der Haut seltener sind. Die lokale Applikation von Antibiotika hat nach unseren Erfahrungen noch zu keinem Schocksyndrom geführt. Ein solches Ereignis ist sehr selten. Wir haben derartige anaphylaktische Schocks nach Pyramidon gesehen, und in der Literatur liegen gleiche Hinweise von LÜCKERATH vor. Unsere letzte Beobachtung betraf eine junge Frau, die immer dann nach dem morgendlichen Kuß ihres Ehemanns mit einem akuten Lippenödem reagierte, wenn ihr Mann seine morgendlichen Kopfschmerzen mit Pyramidon lindern wollte.

Die Entwicklung einer allergischen Kontaktreaktion vom Ekzemtyp ist bei lokaler Applikation von bestimmten Antibiotika bei der Anwendung zur Verhütung oder Heilung von Hautinfektionen so häufig, daß eine derartige lokale Applikation sich verbietet, wenn diese Antibiotika bei systemischen Infektionskrankheiten parenteral oder oral gegeben werden können. Die Antibiotikaanwendung bei Hautinfektionskrankheiten bietet aufgrund der erhöhten Permeationsmöglichkeit durch die in ihrer Barrierefunktion geschädigten Haut besondere günstige Bindungsmöglichkeiten zur Allergenbildung. Es bieten sich also für die Behandlung von Hautinfektionen oder auch zur prophylaktischen Anwendung von Antibiotika solche Medikamente an, deren Applikation oral oder parenteral aus verschiedenen Gründen nicht möglich ist.

Kreuzallergien zwischen Antibiotika sind bekannt, wie zwischen Neomycin und Gentamycin, zwischen Penicillin und Ampicillin. Durch Veränderungen der Seitenkette des Ampicillins kann die Intensität und die Häufigkeit von Reaktionen im Intrakutantest gemindert werden; inwieweit die Sensibilisierungsquote bei den entsprechenden Ampicillinen dem parallel geht, sei zunächst dahingestellt.

Die therapeutischen Richtlinien bei der Behandlung allergischer Erkrankungen richten sich nach den jeweiligen klinischen Symptomen, die aufgrund der verschiedenen Applikationsformen folgendermaßen getrennt werden können:
1. Schock,
2. akute Urtikaria
   Exanthem vom Typ der Serumkrankheit,
3. die allergische Vaskulitis,
4. das allergische Kontaktekzem.

Der anaphylaktische Schock kann sofort oder auch erst nach 15 - 30 - 45 min plötzlich auftreten. Klinisch zeigt der Patient:
Unruhe,
Harn- und Stuhldrang,
Bradykardie,
Kollaps,
Erbrechen,
Dyspnoe,

Zyanose,
Lungenödem.
Maßnahmen: Patient hinlegen, Soforttherapie, Sauerstoffzufuhr, Intensivstation anrufen.

Die Soforttherapie des anaphylaktischen Schocks:
Adrenalin 1 ml 1:1.000 sublingual, subkutan oder
0,25 - 0,8 ml i. v. in 10facher Verdünnung sehr langsam injizieren,
Infusion (kolloidales Volumenersatzmittel oder Elektrolytlösung),
wasserlösliche Kortikoide i. v., wie Solu Decortin H 50 - 100 mg oder Celestan solubile.

Folgende Maßnahmen müssen jederzeit durchführbar sein:
- Anlegen einer Infusion,
- Absaugen von Mund und Rachen,
- Sauerstoffapplikation,
- Intubation und Beatmung,
- Blutdruckmessung

Medikamente:
Kortikoide (wasserlöslich),
Infusionslösungen (zur Volumenauffüllung),
Antihistaminika, injizierbar,
Aerosol-Gerät mit Alupent- bzw. Aludrin-Lösung zur Inhalation.

Die Technik der Mund-zu-Mund-Beatmung und der externen Herzmassage muß beherrscht werden.

Aufgrund der Histaminliberation bei diesen allergischen Symptomen bietet sich die Gabe von Antihistaminika als zusätzliche Therapie für die nächsten Tage an. Die allergische Vaskulitis basiert auf der Auswirkung von Immunkomplexen bzw. von Immunozyten; Kortikosteroide sind die Therapie der Wahl. Beim allergischen Kontaktekzem ist die orale Applikation von Kortikosteroiden kurzfristig empfehlenswert, gleichzeitig die Anwendung von externen Kortikosteroiden je nach dem Zustand der Haut im Hinblick auf die Differenzierung in Lotionen, Gele und Salben. Die Dauer einer entsprechenden Therapie richtet sich nach dem Typ der allergischen Reaktion. So ist z. B. beim Serumkrankheitstyp eine mindestens 10tägige Behandlung notwendig, auch in symptomfreien Intervallen sollte man die Behandlung nicht unterbrechen. Demgegenüber sind bei anaphylaktischen Symptomen kurzfristige therapeutische Behandlungszeiten meistens ausreichend. Entscheidend ist in jedem Fall die Eruierung der auslösenden Ursache und die Erkennung des Typs der allergischen Reaktion.

Ich bin bei der konsiliarischen Tätigkeit, besonders im Bereiche der Intensivstationen, immer überrascht von der Vielfalt der Medikamente, die gegeben werden, und möchte doch die Empfehlung aussprechen, im Falle eines Verdachtes einer medikamentös ausgelösten allergischen Erkrankung nicht nur die Antibiotika, sondern vielleicht sogar noch eher die Summe aller Medikamente im Hinblick auf deren unbedingte Notwendigkeit zu überprüfen. Die Häufigkeit allergischer Zwischenfälle sind, wenn man von Penicillin absieht, den Medikamenten zuzuschreiben, die als "Begleitmusik" bei der Chemotherapie verordnet werden und die, weil sie nicht im Mittelpunkt des Interesses stehen, häufig als causa peccans übersehen werden.

Allgemeine Nebenwirkungen der Antibiotika

Von G. Kuschinsky

Für diesen Vortrag ist mir die Aufgabe gestellt worden, über allgemeine Nebenwirkungen der Antibiotika zu sprechen. Dabei ist einschränkend zu sagen, daß es allgemeine Nebenwirkungen nur jeweils für die einzelnen Antibiotika-Gruppen gibt. Denn allgemeine pharmakologische Nebenwirkungen, die bei allen Antibiotika vorkommen, gibt es nicht.

Im folgenden werden demnach von jeder Gruppe von Antibiotika die akuten und chronischen toxischen Reaktionen abgehandelt werden, ferner, soweit vorhanden, biologische Nebenwirkungen und Wechselwirkungen von Antibiotika untereinander. In den letztgenannten Fällen kann man, soweit es sich um biologische Wirkungen handelt, von allgemeinen Nebenwirkungen sprechen.

Penicilline

Die weitaus bedeutsamsten und häufigsten Nebenwirkungen der Penicilline sind die allergischen Reaktionen, die bereits besprochen wurden. Die einzige toxische Nebenwirkung der Penicilline betrifft das Zentralnervensystem. Bereits im Beginn der Penicillinära hat man diese neurotoxische Wirkung erkannt, die nach intralumbaler Injektion zu neurologischen Ausfällen führte. Aber auch parenterale Zufuhr von Tagesdosen im Bereich von 20 - 30 Mega-Einheiten oder auch schnelle i. v.-Injektionen von 5 Mega-Einheiten können zu epileptischen Krämpfen und Koma führen.

Diese Gefahren sind bei Penicillinen und anderen Antibiotika besonders groß, wenn es sich um Epileptiker handelt und wenn die Nierenfunktion eingeschränkt ist. Darüber wird Herr HÖFFLER im folgenden Beitrag berichten.

Bei der extrem hohen Dosierung ist zu beachten, daß die verwendeten Natrium- oder Kaliumsalze des Penicillins zu Hypernatriämie oder Hyperkaliämie führen können. Eine Überwachung der Serumelektrolyte ist notwendig. Nach der i. m.-Injektion von Procain-Penicillin wurde, allerdings selten, eine dramatisch verlaufende Reaktion beobachtet, die aber deutlich vom anaphylaktischen Schock verschieden war, denn die Reaktion hatte folgende Besonderheiten:

1. sehr plötzliches Auftreten,
2. Tachykardie und Hypertonie,
3. akute psychotische Symptome,
4. meist gute Prognose.

Man erklärt sich diesen Vorgang wie folgt: Wiederholte i. m.-Injektionen haben in den für die Injektion benutzten Muskeln ein vaskularisiertes Gewebe erzeugt, aus dem bei der folgenden Injektion Mikrokristalle direkt in die Blutbahn und von dort in das Gehirn gelangen können.

Superinfektionen

Nach allen Penicillinen, aber auch nach allen anderen Antibiotika ist mit der Entstehung von Superinfektionen mit resistenten Keimen zu rechnen. Dabei spielen besonders gramnegative Bakterien, z. B. Pseudomonas und Proteus, sowie Pilze, z. B. Candida, eine Rolle. Infolge des breiteren Wirkungsspektrums sind diese Superinfektionen bei Ampicillin und Pivampicillin häufiger als bei Penicillin. Die Ampicilline werden, ob mit oder ohne Superinfektion, von seiten des Magen-Darm-Kanals oft schlecht vertragen. Es kann zu ulzeröser Stomatitis, Nausea, Erbrechen, Durchfällen, Pruritus ani etc. kommen.

Superinfektionen sind besonders häufig bei geschwächten Patienten und bei einer Therapie mit Glukokortikoiden, mit Immunsuppressiva oder Bestrahlung.

Ampicillin und Pivampicillin zeigen noch eine besondere Nebenwirkung, die bei den anderen Penicillinen nicht beobachtet wurde: Unabhängig von der Allergie entsteht bei Patienten mit infektiöser Mononukleose, wahrscheinlich auch bei anderen Virusinfektionen und lymphatischer Leukämie, fast immer nach 5 - 8 Tagen ein ausgedehntes makulopapulöses Exanthem. Die Ampicilline sind also hier kontraindiziert, aber nicht ohne weiteres Penicillin.

Cephalosporine

Die Vertreter dieser Gruppe sind in bezug auf toxische Reaktionen und Superinfektionen einzuordnen wie Ampicillin. Die oben erwähnte Hautreaktion bei Mononukleose ist hier nicht beschrieben worden. Bemerkenswert sind häufige Durchfälle nach Cephalosporinen. Nach Cephaloridin sind nephrotoxische Wirkungen zu erwarten. Bei Cephalotin ist diese Nebenwirkung geringer, aber gefährlich bei Kombination mit Gentamycin.

Biologische Wechselwirkungen von bakteriziden mit bakteriostatischen Mitteln

Kombinationen von Chemotherapeutika sind z. B. bei Tuberkulose oder auch für die Indikationen des Cotrimoxazol zweckmäßig. Kombinationen von Antibiotika sind aber nur bei sehr gezielter Therapie sinnvoll. Sie können sogar zum Versagen einer ohne Kombination erfolgreichen Therapie führen. Die bakteriziden Penicilline und Cephalosporine, d. h. die ß-Laktam-Antibiotika, wirken nur auf wachsende Erreger. Wenn dieses Wachstum durch ein Bakteriostatikum, wie Tetracyclin, Chloramphenicol, Erythromycin, gehemmt wird, so wird die bakterizide Wirkung der oben genannten Mittel abgeschwächt. Dies ist nicht nur theoretisch wichtig. Die Mortalität von Meningitis-Patienten, die Persistenz der Erreger bei verschiedenen anderen Infektionen, z. B. auch bei Harninfektionen, wurde bei derartigen Kombinationen erhöht.

Tetracycline

Die wesentlichen Nebenwirkungen sind bei allen Tetracyclinen ungefähr dieselben. Eine Ausnahme bildet die bei den anderen Tetracyclinen zwar auch vorkommende, aber bei Demethylchlortetracyclin (Ledermycin^{R}) in 80 - 90 % der Fälle bei Sonnenbestrahlung beobachtete Phototoxizität.

Bei allen Tetracyclinen kann es zu verschiedenen Symptomen von seiten des Magen-Darm-Kanals kommen, z. B. Nausea, epigastrische Schmerzen, Durchfälle, auch über Magen-Darm-Blutungen und Candida-Infektionen wurde berichtet. An dieser Stelle soll auch auf die durch Superinfektion hervorgerufene Staphylokokken-Enterokolitis hingewiesen werden. Die Tetracycline sind schon sehr lange in Gebrauch. Doch hat sich erst verhältnismäßig spät gezeigt, daß sie hepatotoxisch sind. Frauen sind wesentlich empfindlicher als Männer. Frauen während der Schwangerschaft und im Puerperium sind besonders gefährdet.

Auch bei vorher normaler Nieren- und Leberfunktion war bereits eine i. v.-Tagesdosis von 2 g infolge einer Leberschädigung tödlich und bei einer gesunden 20jährigen Frau führten 8 Tagesdosen von 1,5 g i. v. aus demselben Grunde zum Tode. Die mitunter beobachteten Störungen der Blutgerinnung mögen mit der Beeinträchtigung der Leberfunktion zusammenhängen.

Die auch nach oralen Gaben festzustellenden Leberschäden sind wohl meist reversibel.

Während Demethylchlortetracyclin selbst nephrotoxisch ist, verschlechtern die übrigen Tetracycline meist eine vorher bereits bestehende Nierenschädigung. Dadurch kann dann wiederum infolge des erhöhten Serumspiegels die toxische Wirkung auf Leber und Niere weiter erhöht werden.

In diesem Zusammenhang ist besonders das Doxycyclin (Vibramycin[R]) hervorzuheben. Diese Substanz wird bei einer Serumhalbwertszeit (t 1/2) von 19 - 20 h schon bei normalen Menschen so langsam renal ausgeschieden, daß dieser Wert auch bei einer verminderten Nierenfunktion meist nicht wesentlich verändert ist. Doxycyclin kann also in diesen Fällen in Betracht gezogen werden.

Bei einer weitgehenden Niereninsuffizienz sind jedoch alle Tetracycline gefährlich.

Bei Säuglingen wurde mitunter schon nach einer Dosis eines Tetracyclins eine Vorwölbung der Fontanelle beobachtet. Diese meistens gutartige Erscheinung beruht auf einer Erhöhung des intrakraniellen Drucks, die nach Absetzen verschwindet. Auch beim Erwachsenen können entsprechende Hirndrucksymptome vorkommen, die gleichfalls nach Absetzen des Tetracyclins reversibel sind.

Allgemeines Aufsehen erregte die Beobachtung, daß Kinder nach Tetracyclinbehandlung eine Gelb- bis Braunfärbung der Zähne bekamen. Dies gilt sowohl für die Milch- wie auch für die Dauerzähne. Die Verfärbung beruht auf einer Einlagerung von Tetracyclin in die Zähne, weil es eine besondere Affinität zum Kalzium des Apatits der Zähne hat. Gleichzeitig mit der Verfärbung wird auch die Schmelzbildung gestört. Auch das Knochenwachstum wird verzögert.

Da diese Schädigung bereits im Uterus beginnt, dürfen Tetracycline vom 4. Monat der Schwangerschaft bis zum 8. Lebensjahr nicht gegeben werden. Vielleicht wird aber auch schon im 1. Trimester das fetale Knochenwachstum verzögert. Schon die Gabe von 1 g Tetracyclin für 5 Tage an die Mutter kann zur späteren Zahnverfärbung beim Kinde führen!

Tetracycline haben bei Benutzung nach dem Verfallsdatum zu schweren Vergiftungen geführt, die vor allem mit einer monatelangen Schädigung der Nierenfunktion einhergingen.

Chloramphenicol

Chloramphenicol hemmt die Proteinsynthese in wachsenden Zellen und Geweben. Vielleicht steht diese Wirkung in einem Zusammenhang zu der starken toxischen Wirkung bei Neugeborenen und besonders bei Frühgeborenen. Leber und Niere sind unreif. Die Elimination von Giften durch Metabolisierung oder renale Ausscheidung sind noch sehr unvollständig. Sehr charakteristisch ist das sogenannte "Grau-Syndrom", das seinen Namen von einer Graufärbung der Haut als Symptom eines wohl meist tödlich verlaufenden Kreislaufkollapses hat. Es kommt ferner zu einer Auftreibung des Abdomen und Abfall der Körpertemperatur.

Knochenmarkschädigung nach Chloramphenicol

Bei Erwachsenen kann es nach Chloramphenicol zu einer dosisabhängigen Depression der Blutbildung kommen. Dabei werden Erythrozyten, Thrombozyten und Granulozyten vermindert.

Außerdem kommt eine Knochenmarksaplasie vor, die nicht dosisabhängig ist, verzögert eintritt und tödlich verläuft. In den USA rechnet man mit einem Fall auf 20.000 - 40.000 Behandelte, in Europa sind die Fälle vielleicht seltener. Über die Ursache dieser schweren Erkrankung herrscht noch Unklarheit.

Weitere Nebenwirkungen von Chloramphenicol

Chloramphenicol kann nach oraler Zufuhr u. U. zu zerebralen Störungen mit deliranten Perioden führen. Vielleicht spielt die Leber dabei eine Rolle; denn bei einem Patienten mit derartigen Symptomen hatte dieselbe Dosis parenteral gegeben keine solche Nebenwirkung.

Bei längerer Zufuhr von Chloramphenicol wurden, meist bei Kindern, Schädigungen der Optikusnerven und Erblindung beschrieben, in einem Falle auch bei einem 18jährigen Mädchen eine bleibende Sehnervschädigung bereits nach 10tägiger Zufuhr und einer Gesamtdosis von 19,5 g. Über Akustikusschädigungen und Ertaubung nach hohen Dosen wurde gleichfalls berichtet.

Wechselwirkungen von Chloramphenicol mit anderen Pharmaka

Über die Wechselwirkung mit anderen Antibiotika wurde bereits gesprochen. Bedeutungsvoll kann die Wechselwirkung mit wichtigen Pharmaka werden, deren Metabolisierung in der Leber durch Chloramphenicol verzögert wird. Dabei wird die Aktivität der mikrosomalen Enzyme in der Leber gehemmt. In diesem Zusammenhang sind vor allem das orale Antidiabetikum Tolbutamid, das Antiepileptikum Diphenylhydantoin und das Antikoagulans Dicumarol zu nennen. Da die Plasmahalbwertszeiten dieser Substanzen durch Chloramphenicol auf das 2 1/2- bis 3fache verlängert werden, ist mit entsprechenden Schädigungen, wie hypoglykämischem Koma, Diphenylhydantoinvergiftung bzw. Blutungen, zu rechnen.

Dies sind nur einige wichtige Beispiele; aber bei jeder Kombination mit anderen Mitteln ist mit derartigen Interferenzen zu rechnen, wenn diese durch mikrosomale Enzyme der Leber metabolisiert werden.

Schlußfolgerungen für die Therapie mit Chloramphenicol

Die Nachteile einer Therapie mit Chloramphenicol sollten stets im Auge behalten werden. Außer dem Typhus abdominalis, bei dem es nicht mehr unentbehrlich, aber auch heute noch wegen des schnellen Effektes zweckmäßig ist, gibt es nur selten eine andere Indikation, und auch diese nur dann, wenn eine besondere Empfindlichkeit der Erreger nachgewiesen werden kann und diese für andere Antibiotika nicht besteht. Bei Typhus-Bazillenträgern ist Chloramphenicol im Gegensatz zu Ampicillin und eventuell Cotrimoxazol nicht wirksam. Auch bei Haemophilus influenzae-Infektionen läßt sich Chloramphenicol meistens durch Ampicillin oder auch Erythromycin ersetzen. Zur Routinetherapie der Bronchitis oder der Infektionen der Harnwege sollte Chloramphenicol nicht verwendet werden. Dagegen muß bei lebensbedrohenden Erkrankungen Risiko gegen spezifische Wirksamkeit abgewogen werden.

Aminoglykoside

Alle Vertreter dieser Gruppe, d. h. vor allem Streptomycin, Gentamycin, Kanamycin und Neomycin, haben gemeinsame Nebenwirkungen:

1. Sie erzeugen Dauerschäden am Akustikus und Vestibularis,
2. sie verursachen einen curareartigen, neuromuskulären Block.

Gentamycin

Da die Schädigung des 8. Hirnnerven durch Streptomycin lange bekannt ist, war die Frage von Interesse, ob das heute sehr viel verwendete Gentamycin weniger ototoxisch ist als Streptomycin. Dies ist tatsächlich der Fall. Allerdings ist die Gefahr für den Akustikus in folgenden Fällen gegeben:

1. bei Serumspiegel über 12 ug/ml,
2. bei gestörter Nierenfunktion,
3. bei Alter über 60 Jahre,
4. bei Gesamtdosis über 1 g,
5. bei früherer Therapie mit ototoxischen Antibiotika.

Nach Gentamycin kommt es meistens schon vor den Akustikusschäden zu Vestibularisstörungen. Gentamycin wird allein durch renale Ausscheidung eliminiert. Es wird nicht durch die Leber zerstört. Ohne Niere bleibt der Blutspiegel mehr als eine Woche konstant.

Gentamycin passiert die Plazenta. Es ist deshalb für Schwangere kontraindiziert bzw. dann nur bei lebensbedrohenden Zuständen.

Seltene Nebenwirkungen sind Hypotonie, Nausea, Erbrechen, Fieber, Purpura, Gelenkschmerzen, Krämpfe, Erhöhung der Transaminasen. Auch Superinfektionen mit Pilzen und anderen Organismen kommen vor.

Kanamycin

Die Nebenwirkungen auf den 8. Hirnnerven und auf die neuromuskuläre Übertragung entspricht denen der anderen Aminoglykoside. Die erstgenannten sind bei parenteraler Zufuhr hier anscheinend verhältnismäßig leicht hervorzurufen. Weitere Nebenwirkungen sind Nierenschädigungen, Kopfschmerzen, Parästhesien und nach oraler Zufuhr Störungen von seiten des Magen-Darm-Kanals.

Neomycin

Neomycin wird zwar wenig vom Magen-Darm-Kanal oder auch von Wundflächen aus resorbiert; aber die resorbierten Mengen können trotzdem ausreichen, um zur Ertaubung zu führen. Die gleichzeitig oder vorher schon auftretende Nierentubulusnekrose kann zwar oft weitgehend restituiert werden, eventuell mit Hilfe der Hämodialyse, aber die Patienten sind dann meistens taub.

Nach Gaben per os ist mit Durchfällen und Resorptionsstörungen zu rechnen. Normalerweise werden 2 - 3 % Neomycin vom Darm resorbiert, aber wesentlich höhere Mengen bei Enteritis, bei partieller Passagestörung und bei Kindern.

Die beim Erwachsenen täglich zur Resorption kommende Menge Neomycin sollte 1 g nicht überschreiten, die Dauer der Zufuhr dieser Dosen nicht 7 Tage.

Es sei darauf hingewiesen, daß Neomycin in Form von Ohrentropfen bei offener Paukenhöhle zu Ertaubungen führen kann.

Superinfektionen kommen auch nach Neomycin vor.

Die curareartigen Nebenwirkungen zeigen sich wie bei den anderen Aminoglykosiden vor allem bei Kombination mit anderen Muskelrelaxantien.

Schlußfolgerungen für die Therapie mit Aminoglykosiden

Gentamycin ist in bezug auf die allgemeine Toxizität in therapeutischen Dosen am günstigsten zu beurteilen, Neomycin am ungünstigsten besonders in bezug auf ototoxische und nephrotoxische Nebenwirkungen.

Polymyxine

Häufigkeit und Schwere der Nebenwirkungen sind bei Colistin (Polymyxin E) und Polymyxin B gleich.

Verschiedene reversible Störungen von seiten des Nervensystems können vorkommen: Benommenheit, Ataxie, verwaschene Sprache, verschwommenes Sehen, Parästhesien besonders im Bereich des Mundes und der Extremitäten.

Bedeutungsvoll kann die neuromuskuläre Blockade sein, die nicht durch Neostigmin aufhebbar ist, aber zu Komplikationen im Verlauf von Narkosen führen kann, ferner auch bei Patienten, die unter der Einwirkung von Magnesium, Chinidin und anderen neuromuskulär angreifenden Pharmaka stehen.

Polymyxine sind nephrotoxisch. In diesem Falle sind einmal Säuglinge und Kinder weniger empfindlich als Erwachsene.

Schlußfolgerungen
Wegen der hohen Toxizität sollten Polymyxine nur für einzelne Fälle von sonst resistenten Erregern wie Pseudomonas reserviert werden.

Rifampicin
Wenn die Leberfunktion berücksichtigt wird und die Substanz wegen der Gefahr der teratogenen Wirkung in den ersten 3 Monaten der Schwangerschaft gemieden wird, so sind nur wenige Nebenwirkungen zu erwarten. Vorübergehende Nierenschädigungen und Magen-Darm-Störungen wurden beschrieben. Intermittierende Therapie sollte vermieden werden, weil dann eine erhöhte Gefahr der Antikörperbildung gegen Rifampicin mit Thrombopenie, Fieber etc. besteht.

Makrolide
Der gebräuchlichste Vertreter dieser Gruppe ist Erythromycin (Erycinum^R, Erythrocin^R). Nach diesen Präparaten wurde außer einigen störenden Magen-Darm-Beschwerden keine ernstlichen Nebenwirkungen beobachtet. Dagegen kam es nach Zubereitungen von Erythromycin-Estolat (Neo-Erycinum^R, Neo-Ilotycin^R) schon nach einer Therapie von wenigen Tagen zu einer Leberschädigung. Diese Zubereitungsformen sind also nicht zu empfehlen.

Lincomycin und Clindamycin
Clindamycin ist dem Lincomycin chemisch nahe verwandt. Es wird behauptet, daß es weniger Nebenwirkungen hat als Lincomycin. Wie dem auch sei, sie sind qualitativ gleich und können gemeinsam besprochen werden.

Zunächst einige erfreuliche Eigenschaften: Die Substanzen schädigen weder Leber noch Niere. Eine vorhandene Nierenschädigung ist bei entsprechender Reduzierung der Dosis keine Kontraindikation.

Agranulozytose, Leukopenie, thrombozytopenische Purpura sind beschrieben worden. Diese Nebenwirkungen waren nach Absetzen reversibel.

Oft kommt es zu verschiedenen, leichten Störungen der Magen-Darm-Funktion. Davon abzugrenzen ist als wichtigste Nebenwirkung eine persistierende pseudomembranöse Kolitis mit Leibschmerzen, schweren Durchfällen, Mukosaverlust, Fieber.

Da nach parenteraler Zufuhr nur gelegentlich Diarrhö beobachtet wurde, ist wohl die lokale Wirkung nach oraler Zufuhr für das schwere Symptomenbild von Bedeutung.

Eine besondere Art der Wechselwirkung soll noch erwähnt werden: In Gegenwart des Süßstoffes Zyklamat wird die Resorption von Lincomycin um 75 % gehemmt.

Allgemeine Schlußbemerkungen

Die Übersicht über die zahlreichen und teilweise lebensgefährlichen Nebenwirkungen der Antibiotika kann nur dazu dienen, die Grenzen der therapeutischen Möglichkeiten möglichst genau zu erkennen. Keinesfalls sollte der Arzt sich durch die Furcht vor einer möglichen Nebenwirkung von der wirksamen Therapie einer bedrohlichen Erkrankung abhalten lassen.

Allerdings sollten Antibiotika nicht ohne eine exakte Diagnose und auch nicht als Plazebos verschrieben werden. Bei Bagatellinfektionen und besonders bei Infektionen mit Viren sind Antibiotika nicht indiziert. Für jede Verschreibung sollten einwandfreie Gründe vorhanden sein.

In allen Fällen soll das Risiko der Krankheit gegen das Risiko des Arzneimittels abgewogen werden.

Literatur

1. MEYLER, L., HERXHEIMER, A.: Side Effects of Drugs. Amsterdam: Excerpta Medica, Bd. VII, 1972;
Bd. VI, 1968;
Bd. V, 1966.

Weitere Informationen in

AMA Drug Evaluations. 2. Aufl., Acton (Mass.): Publishing Sciences Group, 1973.

Antibiotikatherapie bei Niereninsuffizienz und Störungen der Leberfunktion

Von D. Höffler

Noch vor wenigen Jahren war ein Patient mit einem progredienten parenchymatösen Nierenleiden sicher zum Tode verurteilt. Heute gelingt es jedoch, selbst doppelseitig nephrektomierte Patienten viele Jahre am Leben zu erhalten, wodurch die Pharmakologie bei eingeschränkter Nierenfunktion praktisches Interesse gewonnen hat.

Die Notwendigkeit, Patienten mit Ausscheidungsinsuffizienz antibiotisch zu behandeln, ergibt sich jedoch nicht allein im Rahmen der Dialysebehandlung und der Urologie. Auch bei schweren Erkrankungen anderer Fachgebiete (z. B. nach Operationen, Verletzungen, Herz- und Lungeninfarkten, Sepsis) kommt es zu einer Verminderung des renalen Plasmastromes und damit zu einer verminderten Ausscheidung renal eliminierter Pharmaka.

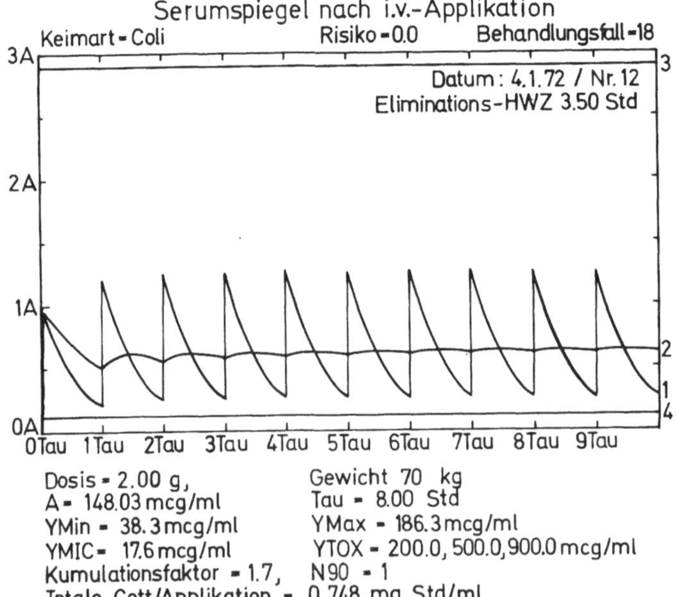

Abb. 1. Beispiel einer "idealen Therapie" (Computerzeichnung bzw. Ausdruck einer IBM 1800. Entstanden in Zusammenarbeit mit Prof. Dr. Ing. P. KOEPPE, Berlin): Der Plasmaspiegel (1) erreicht bei diesem niereninsuffizienten Patienten (Plasmakreat. 6,1 mg%, GFR 8 ml/min) niemals toxische Konzentrationen (3), liegt aber während des gesamten Behandlungszeitraumes über der minimalen inhibitorischen Konzentration (MIC) des infizierten Erregers (4)

Bei der Mehrzahl der genannten schweren Krankheitsbilder ist eine hohe Dosierung der Antibiotika erforderlich. Diese muß aber toxische Grenzen berücksichtigen, die auch den Penicillinen gezogen sind (29). Es sind also Dosierungsrichtlinien erforderlich, die einerseits ausreichende Konzentrationen garantieren, andererseits toxische Wirkungen sicher vermeiden. Eine solche "ideale" Therapie ist in Abb. 1 dargestellt, stößt jedoch in der Praxis auf extreme Schwierigkeiten, weil zumeist weder über das Spiegelverhalten noch über die toxischen Grenzen noch über die minimale inhibitorische Konzentration des betreffenden Erregers hinreichende Informationen vorliegen. Folglich können nur Annäherungen an eine solche "ideale" Therapie angestrebt werden. Hierzu erscheint für praktische Zwecke eine Einteilung der heute zur Verfügung stehenden Antibiotika in drei Gruppen nützlich (Tabelle 1):

Tabelle 1

Gruppe 1	Gruppe 2	Gruppe 3
wirksame Plasmaspiegel hohe Harnspiegel	hohe Harnspiegel	wirksame Plasmaspiegel niedrige Harnspiegel
Penicillin G und alle halbsynthetischen Penicilline Cephalosporine Gentamycin und andere Aminoglykoside	Nalidixinsäure Nitrofurantoin Colistin Kurzzeitsulfonamide	Chloramphenicol Langzeitsulfonamide Doxycyclin Clindamycin

1. Antibiotika, die durch therapeutisch wirksame Plasmaspiegel gekennzeichnet sind und deren antibakterielle aktive Form überwiegend renal ausgeschieden wird: die Penicilline, die Cephalosporine und die Aminoglykoside (Gentamycin u. a.).

2. Antibakteriell wirksame Mittel, deren Wirkungsprinzip vorwiegend in der Erzielung hoher Harnspiegel besteht und die nur vergleichsweise geringe Plasmaspiegel erreichen: Colistin, Nitrofurantoin, Nalidixinsäure, Kurzzeitsulfonamide.

3. Substanzen, deren antibakteriell wirksame Form im Stoffwechsel inaktiviert und deren Abbauprodukte renal eliminiert werden: Chloramphenicol, Sulfametoxydiazin (Durenat^{R}), Clindamycin (Sobelin^{R}) und Doxycyclin (Vibramycin^{R}).

Die klassischen Tetracycline und das SMZ/TMP (Bactrim^{R}, Eusaprim^{R}) passen nicht in diese Einteilung und müssen gesondert abgehandelt werden.

1. Antibiotika, deren antibakteriell aktive Form renal ausgeschieden wird

In dieser Gruppe stehen Halbwertszeit und Glomerulumfiltrat in einer klaren Beziehung: mit fallendem Glomerulumfiltrat steigt die Halbwertszeit. Die mathematische Beziehung ist am besten durch eine Potenzfunktion zu beschreiben. Nun steht für praktische Zwecke das Glomerulumfiltrat kaum je zur Verfügung. Da aber das Plasmakreatinin seinerseits dem Glomerulumfiltrat in gewissen Fehlergrenzen korreliert, läßt sich die Halbwertszeit aufgrund des Plasmakreatinins in gewissen Fehlergrenzen vorhersagen (Abb. 2). Sind aber Halbwertszeit und Verteilungsvolumen experimentell ermittelt, so läßt sich aufgrund der mathematischen Modelle von DOST und den Programmen von KOEPPE eine Konzentrationsschätzung vornehmen (10, 11, 14, 15, 18). Aufgrund dieser Schätzungen und der heute zur Toxikologie dieser Substanzen bekannten Daten wurden Dosierungsempfehlungen ausgearbeitet (14), die die Tabelle 3 verkürzt darstellt.

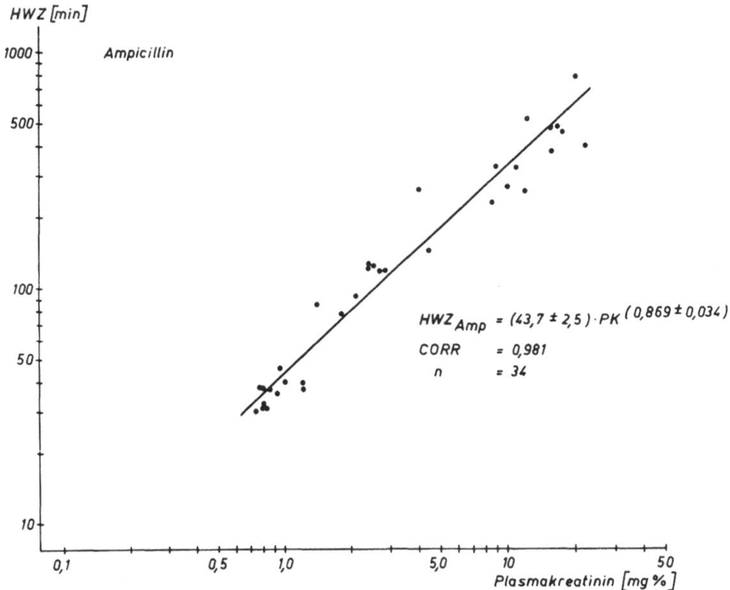

Abb. 2. Beziehung zwischen Plasmakreatinin und Halbwertszeit des Ampicillins. Die Beziehung folgt einer Potenzfunktion. Für Ampicillin, Carbenicillin, Gentamycin, Cephalotin, Cephaloridin, Cefradin und die (noch nicht im Handel befindlichen) Substanzen Ticarcillin und Amikazin ließen sich analoge Verhältnisse nachweisen. Es lassen sich somit die Halbwertszeiten dieser vorwiegend renal ausgeschiedenen Pharmaka innerhalb gewisser Fehlergrenzen voraussagen, wenn das Plasmakreatinin bekannt ist

Vereinfachend kann gesagt werden, daß von allen Penicillinen (Ausnahme: Isoxazolylpenicilline, Handelspräparate siehe Tabelle 2) ohne Kenntnis der Nierenfunktion bis zu 6 g pro Tag gegeben werden können. Wer jedoch die Cephalosporine, das Gentamycin oder höhere Dosen der Penicilline geben will, sollte sich den tabellarisch aufgeführten Dosierungsbeschränkungen unterwerfen.

Die Cephalosporine haben eine große therapeutische Breite, sind aber alle dosisabhängig nephrotoxisch. Diese Eigenschaft ist beim Cephalotin, Cephazolin, Cephazetril und Cefradin gering, bei Cephaloridin stärker ausgeprägt. In extremen Dosierungen können auch - ähnlich wie beim Penicillin - zerebrale Nebenwirkungen (Stupor, Koma und Krämpfe) auftreten. Genaue Beachtung der Dosierungsrichtlinien der Herstellerfirmen ist daher dringend anzuraten.

Tabelle 2

Wissenschaftliche Bezeichnung	Handelspräparate
Amoxycillin	Clamoxyl^R
Ampicillin	Amblosin^R, Binotal^R, Deripen^R, Penbrock^R, Pen-Bristol^R u. a.
Pivampicillin	Berocillin^R, Maxifen^R
Carbenicillin	Anabactyl^R, Microcillin^R
Cephalosporine:	
Cephalotin	Cephalotin^R
Cephaloridin	Cephaloridin^R, Kefspor^R
Cephazolin	Gramaxin^R u. a.
Cephazetril	Celospor^R
Cefradin	Sefril^R
Chloramphenicol	Catilan^R, Chloromycetin^R, Leukomycin^R, Paraxin^R u. a.
Clindamycin	Sobelin^R
Colistin	Colistin^R
Doxycyclin	Vibramycin^R
Gentamycin	Refobacin^R, Sulmycin^R
Isoxazolylpenicilline:	
Oxacillin	Cryptocillin^R, Penstaphocid^R, Stapenor^R
Cloxacillin	Staphobristol^R, Orbenin^R, Gelstaph^R
Flucloxacillin	Staphylex^R
Dicloxacillin	Constaphyl^R, Dichlor-Stapenor^R, Stampen^R
Minocyclin	Klinomycin^R
Nalidixinsäure	Nogram^R
Nitrofurantoin	Furadantin^R, Ituran^R u. a.
Sulfonamide	Aristamid^R, Euvernil^R, Gantrisin^R, Durenat^R u. a.
Trimethoprim + Sulfamethoxazol	Bactrim^R, Eusaprim^R

Für Cephaloridin, Cephalotin und Cefradin sind maximale Dosen in der Tabelle 3 angegeben.

Tabelle 3 a. Maximale[+] Dosierungen der Penicilline

		Ampicillin			Carbenicillin			Oxacillin Flucloxacillin Dicloxacillin		
Inulin	Kreatinin	HWZ	DOS	DI	HWZ	DOS	DI	HWZ	DOS	DI
150	0,8	38	12	6	41	12	6	56	2	6
45	2,0	77	12	6	87	12	6	93	2	6
18	3,5	131	10	6	153	9	6	137	2	6
8	6,0	211	10	8	253	8	8	193	1,5	6
2	15,5	474	10	12	589	9	24	346	1,5	8
0,5		1068	7	24	1412	6	24	621	2	24

[+] Diese Tabelle enthält keine Normdosen, vielmehr obere Dosisgrenzen. Diese können in der Regel unterschritten werden. Werden sie überschritten, muß mit den für die Substanz typischen Nebenerscheinungen gerechnet werden. Alle Dosierungsempfehlungen beziehen sich auf einen 70 kg schweren Patienten.

Tabelle 3 b. Maximale+ Dosierungen von Cephalosporinen und Gentamycin

		Cephaloridin			Cephalotin			Cefradin			Gentamycin		
Inulin	Kreatinin	HWZ	DOS	DI	HWZ	DOS	DI	HWZ	DOS	DI	HWZ	DOS	DI
150	0,8	64	1	6	23	4	8	41	2	6	83	0,04	6
45	2,0	97	1	8	39	2	6	68	2	6	140	0,04	12
18	3,5	134	1	12	60	2	8	109	2	8	209	0,04	12
8	6,0	179	1	12	86	1	6	167	2	12	297	0,04^x	24
2	15,5	291	0,5	12	162	1	12	345	2	24	545	0,02^x	24
0,5	-	474	0,5	24	305	1	24	712	1	24	988	0,02^x	24

Inulin = Inulinclearance (ml/min)
Kreatinin = Plasmakreatinin (mg%)
HWZ = zu erwartende Halbwertszeit (min)
DOS = höchste empfohlene Dosis (g)
DI = Dosisintervall (h)
^{x} in lebensbedrohlichen Fällen am ersten Tag der Therapie 0,08 g als Initialdosis

+ Diese Tabelle enthält keine Normdosen, vielmehr obere Dosisgrenzen. Diese können in der Regel unterschritten werden. Werden sie überschritten, muß mit den für die Substanz typischen Nebenerscheinungen gerechnet werden. Alle Dosierungsempfehlungen beziehen sich auf einen 70 kg schweren Patienten.

Für Cephazetril geben MAURICE et al. eine Tabelle an (Tabelle 4). Für Cephazolin wird von LEVISON et al. das Dosierungsschema der Tabelle 5 empfohlen.

Tabelle 4. Dosierungsempfehlungen für Cephazetril (nach MAURICE et al.) (22)

Kreatininclearance	Initialdosis	Erhaltungsdosis: Dosierungsintervall	
		4 h	12 h
100 ml/min	100 %	100 %	100 %
50 ml/min	100 %	75 %	100 %
30 ml/min	100 %	60 %	90 %
20 ml/min	100 %	45 %	85 %
10 ml/min	100 %	30 %	65 %
5 ml/min	100 %	20 %	50 %
2 ml/min	100 %	15 %	35 %
0 ml/min	100 %	10 %	25 %

Normdosis für Erwachsene: leichtere Infektionen 2 - 6 g/Tag
schwerere Infektionen 6 - 12 g/Tag

Tabelle 5. Dosisempfehlungen für Cephazolin (nach LEVISON et al.) (19)

Nierenfunktion	Initialdosis	Wiederholungs-dosis	Dosierungs-intervall
$C_{Crea} \geq 56$ ml/min	0,5	0,5	6 h
C_{Crea} 12 - 26 ml/min	0,5	0,25	6 - 12 h
C_{Crea} unter 5 ml/min	0,5	0,25	48 h

Gentamycin hat unter allen derzeit verfügbaren Antibiotika das breiteste Wirkungsspektrum. Es ist somit bis zur Verfügbarkeit eventuell noch breiter wirksamer Aminoglykosid-Antibiotika (z. B. Amikazin) bei jeder klinisch-bakteriologischen Notfallsituation indiziert, wenn eine Erregerisolierung nicht abgewartet werden kann. Leider ist diese Substanz mit einer nicht unerheblichen Toxizität gegenüber dem Nervus vestibularis, jedoch auch gegenüber dem Nervus acusticus behaftet. Bei überhöhten Plasmaspiegeln durch Kumulation bei eingeschränkter Nierenfunktion kann es rasch zu irreversiblen Schäden kommen, meistens zuerst am Gleichgewichtsorgan. Aus diesem Grunde ist eine reduzierte Dosierung bei eingeschränkter Nierenfunktion unbedingt erforderlich. Wie bei den Cephalosporinen sind einfache Regeln für die Dosierung nicht möglich. Da in der Literatur über die Spiegelhöhe, bei der mit vestibulo- und ototoxischen Wirkungen zu rechnen ist, keine klaren Aussagen vorliegen, ist auch die Aufstellung differenzierter Dosierungsrichtlinien für Gentamycin schwierig. Die angegebenen Dosen (siehe Tabelle 3) sind obere Grenzen und bedürfen einer engen Indikationsstellung und sorgfältigen klinischen Überwachung. Sie sind als vorläufige

Empfehlungen anzusehen. Zur klinischen Überwachung gehört es, täglich nach den ersten Zeichen einer Gentamycinschädigung des achten Hirnnerven, nämlich Gangunsicherheit, Schwindel und Nystagmus zu suchen. Es ist also erforderlich, bei dem behandelten Patienten täglich den Rombergschen Versuch ausführen zu lassen und den "Seiltänzergang" zu überprüfen. Leider sind diese einfachen klinischen Untersuchungen bei einer Vielzahl von Patienten, denen unter der oben genannten Indikation Gentamycin gegeben wurde, nicht möglich. Wird bei der ersten Beobachtung entsprechender Symptome die Behandlung abgebrochen, sind nach bisherigen Erfahrungen die Schäden am Nervus vestibularis gering. Hörschäden sind bei rechtzeitigem Abbruch infolge früh erkannter Vestibularisschäden selten.

Wesentlich sicherer als die beschriebene klinische Prüfung erscheint eine Kontrolle der Plasmakonzentration. Inzwischen liegt ein Testsatz der Firma Merck vor, der einen schnellwachsenden Keim, B. stearothermophilus, verwendet. Hiermit könnten recht gute reproduzierbare Ergebnisse innerhalb von 3 - 4 h geliefert werden. Konzentrationen über 5 mcg/ml, ca. 15 min nach i.v.- oder 1 h nach i.m.-Applikation gemessen, sollten vermieden werden, sind aber auch zumeist unnötig (23). Tobramycin verhält sich pharmakokinetisch nahezu gleich wie Gentamycin (20); die für Gentamycin genannten Dosierungsreduzierungen können somit auf Tobramycin übertragen werden.

2. Antibakteriell wirksame Mittel mit dem Prinzip hoher Harnspiegel

Colistin

Schon in Normdosen bei normaler Nierenfunktion kann dieses Antibiotikum zu allerdings meist harmlosen neurotoxischen Erscheinungen, wie Kribbeln um den Mund, führen. Die Indikation für Colistin beschränkt sich auf Krankheitsfälle, in denen alle gängigen Antibiotika versagen, z. B. bei Harnwegsinfektionen mit Pseudomonas. Colistin wird rasch eliminiert, so daß sich bei Nierengesunden nur geringe Plasmaspiegel, jedoch hohe Harnspiegel ergeben (13). Dementsprechend kommt es bei Niereninsuffizienz zu einer Erhöhung der Plasmaspiegel und zu einer Verminderung der Urinspiegel. Colistin sollte bei Plasmakreatinin über 1,5 mg% nicht mehr oder nur noch in reduzierter Dosierung (2mal 1 Mill. E/Tag) gegeben werden. Finden sich Hinweise auf neurotoxische Nebenwirkungen (Kribbeln um den Mund, verwaschene Sprache, ataktischer Gang), sollte die Behandlung auch im Hinblick auf die potentielle Nephrotoxizität abgebrochen werden. Bei schwerer Niereninsuffizienz (Plasmakreatinin über 5 mg%) ist Colistin nur in extremen Fällen indiziert.

Auch für die Kurzzeitsulfonamide gilt, daß ein Einsatz bei Plasmakreatininwerten über 1,5 mg% nicht mehr sinnvoll ist. Es konnte nämlich gezeigt werden, daß bei Patienten mit Nierenfunktionseinschränkung die Harnspiegel von Sulfonamiden deutlich reduziert sind. Eine Gefährdung des Patienten dürfte allerdings - zumindest bei einer Therapie, die 1 - 2 Wochen unterschreitet - nicht zu erwarten sein. Nach oraler Gabe wird Nitrofurantoin gut resorbiert. Die Ausscheidung erfolgt rasch mit einer Halbwertszeit von 20 min. Antibakteriell wirksame Serumspiegel werden nicht erreicht, die Substanz erscheint jedoch in hohen Konzentrationen im Harn. Bei diesem pharmakokinetischen Verhalten kann eine Kumulation bei eingeschränkter Nierenfunktion leicht vorausgesagt werden. Die überhöhten Plasmaspiegel können zu einer Polyneuropathie führen, über die erstmals 1954 berichtet wurde. Inzwischen sind mehr als 300 Fälle bekannt (2, 28). Es handelt sich um degenerative Schädigungen der peripheren Nerven, der motorischen Vorderhornzellen und der Muskulatur. Entzündliche Komponenten fehlen. Leider machen nicht alle Autoren, die über eine Nitrofurantoin-Polyneuropathie berichten, genaue Angaben über den Grad der Niereninsuffizienz ihrer Patienten. Die entscheidende Frage, bei welchem Glomerulumfiltrat die Substanz vermieden werden soll, kann somit nicht leicht beantwortet werden. Es liegen jedoch Berichte vor, nach denen bei Patienten mit noch normalem oder gerade eben erhöhtem Plasmakreatinin bereits eine Nitrofurantoin-Polyneuropathie auftrat. Die Nitrofurantoin-Polyneuropathie kann also bereits bei geringen Verminderungen des Glomerulumfiltrats auftreten. Wir selbst mußten in zwei weiteren Fällen analoge Beobachtungen machen. Auffallend ist, daß es Patienten gibt, die trotz starker Nierenfunktionseinschränkung eine langgehende Nitrofurantoinbehandlung komplikationslos vertragen. Die Polyneuropathie ist also aus ungeklärten Gründen nicht die unabdingbare Konsequenz einer Nitrofurantoinbehandlung bei eingeschränkter Nierenfunktion. Dennoch erscheint die vorläufige Empfehlung berechtigt, bei Patienten mit einem Glomerulumfiltrat unter 80 - 60 ml/min, d. h. einem Plasmakreatinin über 1,2 - 1,5 mg%, Nitrofurantoin nicht mehr zu verwenden. Diese Indikationseinschränkung ist auch insofern sinnvoll, als bei eingeschränkter Nierenfunktion die Harnspiegel - das therapeutische Prinzip der Substanz - erniedrigt sind.

Nalidixinsäure (Nogram[R]) verhält sich ähnlich wie Nitrofurantoin, wirkt also allein über hohe Harnkonzentrationen (Hohlraumspiegel). Während FINEGOLD et al. Patienten mit einer Plasmakreatininerhöhung bis zu 2,5 mg% behandelten und keine Nebenwirkungen sahen, berichten COMELLI et al. über ein Kind, das bei eingeschränkter Nierenfunktion Nalidixinsäure bekam und eine schwere neurologische Symptomatik entwickelte. Bis zum Vorliegen genauerer Daten und im Hinblick auf die verminderten therapeutischen Chancen bei sinkenden Harnspiegeln ab einem Glomerulumfiltrat unter 80 - 60 ml/min, d. h. einem Plasmakreatinin über 1,2 - 1,5 mg%, sollte daher besser auf Nalidixinsäure verzichtet werden; dies um so mehr, als es sich um eine vergleichsweise schwach antibakteriell wirksame Substanz handelt, deren therapeutischer Wert im Hinblick auf eine Langzeitsanierung nicht unbestritten ist und die zumeist leicht ersetzt werden kann.

3. Substanzen, deren antibakteriell wirksame Form im Stoffwechsel inaktiviert wird

Bei Normalpersonen wird Chloramphenicol zu einem großen Teil in der Leber glukuronisiert und nur zu etwa 10 % in aktiver Form renal ausgeschieden. Es ist demnach bei Niereninsuffizienz keine wesentliche Steigerung der Serumspiegel an bakteriologisch aktivem Chloramphenicol zu erwarten. Sehr wohl aber ist mit der Kumulation der Chloramphenicolabbauprodukte zu rechnen. Tatsächlich konnte diese theoretische Erwartung bestätigt werden (12): Unter Chloramphenicolbehandlung fanden sich bei Niereninsuffizienz genauso hohe Spiegel an bakteriologisch aktivem Chloramphenicol wie bei Nierengesunden. Es kommt jedoch zu hohen, unter der Einzeldosis nur noch gering schwankenden Spiegeln an Chloramphenicolabbauprodukten (Abb. 3), über deren Toxizität keine einheitliche Meinung herrscht. Während amerikanische Autoren (26) eine stärkere Gefährdung von Nierenkranken durch diese Abbauprodukte nachweisen zu können glaubten, fanden sich in eigenen Untersuchungsserien (31) keine erkennbaren Störungen der Erythropoese. Aus den vorliegenden Daten ist die Empfehlung abzuleiten, beim Niereninsuffizienten Chloramphenicol so zu dosieren wie beim Nierengesunden. Im Hinblick auf die noch nicht geklärte Frage der Toxizität der Abbauprodukte sollte besser eine Dosis von 3 g/Tag und ein Behandlungszeitraum von 2 Wochen bei fortgeschrittener Niereninsuffizienz nicht überschritten werden. Auf die allgemeinen Indikationseinschränkungen von Chloramphenicol sei nur kurz hingewiesen.

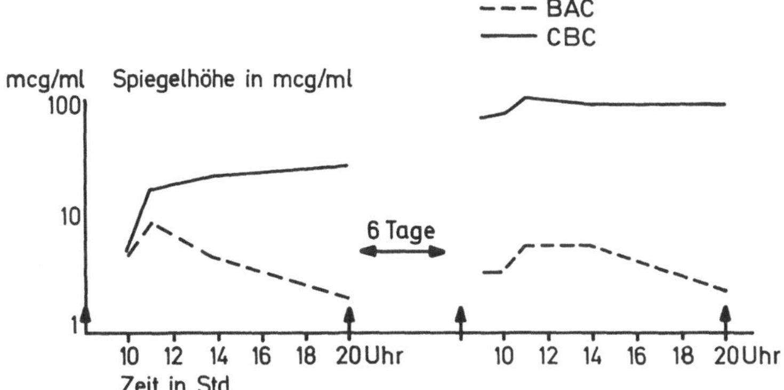

Abb. 3. Patient F. H., männlich, 45 Jahre, Zystennieren. Kreatinin 17,0 mg%, C Inulin 2,8 ml/min.
Dosis: 2mal 0,5 g Chloramphenicol p.o./die. Zeitpunkt der Gabe durch Pfeil gekennzeichnet.
BAC = bakteriologisch aktives Chloramphenicol
CBC = chemisch bestimmbares Chloramphenicol

Clindamycin (Sobelin[R]) hat wie Chloramphenicol bei eingeschränkter Nierenfunktion keine verlängerte Halbwertszeit und muß in Normdosis unabhängig von der Nierenfunktion gegeben werden (1). Wie beim Chloramphenicol empfiehlt sich eine enge zeitliche Dosisbegrenzung.

Bei den Langzeitsulfonamiden liegen nur für Sulfametoxydiazin (Durenat[R]) genauere Untersuchungen vor (9). Die Verhältnisse gleichen weitgehend denen des Chloramphenicols, doch kommt es auch zu einer gewissen Kumulation der aktiven Substanz. Daher kann die Dosierung bei stärkeren Graden der Nierenfunktionseinschränkung (Plasmakreatinin über 5 mg%) reduziert werden (Initialdosis 1 g, dann 2tägige Gaben von 0,5 g). Patienten mit einem Glomerulumfiltrat über 10 ml/min (Plasmakreatinin unter 5 mg%) sollten die Normdosis erhalten. Aus Gründen der Vorsicht muß bis zur Klärung der Toxikologie der Abbauprodukte bei Niereninsuffizienten der Behandlungszeitraum auf maximal 3 Wochen begrenzt werden.

Die klassischen Tetracycline sollten heute bei Niereninsuffizienz nicht mehr gegeben werden (5, 32), da sie zur Steigerung des Harnstoffes führen können. Auch können überhöhte Tetracyclinspiegel zu Erbrechen und Diarrhö führen und so die Niereninsuffizienz über eine Verminderung des Extrazellulärraumes verstärken. Doxycyclin (Vibramycin[R]) kann hingegen verwandt werden, da es bei eingeschränkter Nierenfunktion nicht zu erhöhten Spiegeln an aktiver Substanz kommt (8, 21, 24, 25, 27). Die Urinausscheidung ist vermindert. Somit muß eine Kumulation von Abbauprodukten angenommen werden, über deren Toxizität nichts bekannt ist. Die vorliegenden klinischen Berichte lassen keine nachteilige Wirkung erkennen (8, 24). Aus den vorliegenden Daten läßt sich die Empfehlung ableiten, Doxycyclin als einziges Tetracyclin bei jedem Grad der Niereninsuffizienz in Normdosierung zu geben, wenn irgend möglich den Behandlungszeitraum jedoch auf 2 Wochen zu beschränken.

Obwohl Minocyclin (Klinomycin[R]) bei Nierengesunden ähnliche pharmakokinetische Eigenschaften wie Doxycyclin hat und daher die Vermutung naheliegt, es könne ebenso wie Doxycyclin gehandhabt werden, müssen hier andere Empfehlungen gegeben werden: Eine Autorengruppe (7) beobachtete bei Patienten mit eingeschränkter Nierenfunktion eine Verschlechterung der Nierenleistung und ein Ansteigen der harnpflichtigen Substanzen. Obwohl dies im Widerspruch zu einer älteren Mitteilung (16) steht, sollte bis zur weiteren Klärung Minocyclin bei eingeschränkter Nierenfunktion nicht gegeben werden.

Die Kombination Trimethoprim/Sulfamethoxazol (Eusaprim^R, Bactrim^R) hat sich als außerordentlich wirksam erwiesen. Der Sulfonamidanteil (Sulfamethoxazol) verhält sich bei eingeschränkter Nierenfunktion ähnlich wie Sulfametoxydiazin (s. o.), Trimethoprim hingegen kumuliert. Während von einer Reihe von Autoren bei eingeschränkter Nierenfunktion und Gabe von TMP/SMZ keine negativen Auswirkungen beobachtet wurden, liegt eine Arbeit vor, in der über reversible Verschlechterungen der Nierenfunktion in 16 Fällen berichtet wurde (17). Bei zwei Fällen, bei denen Biopsien entnommen wurden, zeigte sich ein Bild wie bei akuter Tubulusnekrose. Die Autoren empfehlen, SMZ/TMP nicht zu geben, wenn das Plasmakreatinin über 2 mg% liegt. Es erscheint ratsam, bis zum Vorliegen weiterer Informationen dieser Empfehlung zu folgen.

Antibiotikatherapie bei Störungen der Leberfunktion

Über die Verstoffwechselung der Penicilline, Cephalosporine und Aminoglykosid-Antibiotika ist bis heute sehr wenig bekannt. Nach dem Verhältnis der Totalclearances zu den Nierenclearances dieser Substanzen dürfte die Metabolisierungsrate - wenn auch mit gewissen Unterschieden - gering sein. Eine Lebertoxizität dieser Substanzgruppe ist bis heute kaum bekannt geworden, sieht man von Berichten ab, die Fermentsteigerungen bei hohen Carbenicillindosen angeben (30). Es scheint daher ratsam zu sein, zunächst diese Antibiotika zu verwenden, wenn eine Leberinsuffizienz vorliegt, und stärker metabolisierte Substanzen wie Chloramphenicol, Sulfonamide, Clindamycin, Tetracyclin zu vermeiden. Von den letzteren werden - wenn auch zumeist nur von überalterten Chargen oder überhöhten Dosen - hepatotoxische Nebenwirkungen berichtet. Daher sollten die Tetracycline bei Leberschäden besser ganz gemieden werden, was bei den zahlreichen Ausweichmöglichkeiten heute keine Therapiebeschränkung darstellt.

Zusammenfassung und Ausblick

Die antibakterielle Therapie bei Niereninsuffizienz läßt sich nur bis zu einem gewissen Grad in ein einfaches Schema pressen. Entsprechend grob vereinfachendere Regeln sind in Tabelle 6 zusammengefaßt. Bei dem komplizierten mathematischen Zusammenhang zwischen Halbwertszeit und Nierenfunktion bei den Substanzen, die in aktiver Form ausgeschieden werden, wird deutlich, daß mit einfachen, einem normalen menschlichen Gedächtnis zumutbaren Dosierungsregeln nur ein Teil der Therapiechancen der Patienten mit eingeschränkter Nierenfunktion genutzt werden können. Es liegt daher der Gedanke nahe, die heute bekannten pharmakokinetischen, toxikologischen und bakteriologischen Fakten, die über ein Antibiotikum bekannt sind, in eine Datenverarbeitungsmaschine einzugeben und sie dann mit Hilfe eines Programmes abzurufen. Auf diesem Wege ist es möglich, sich einen Überblick über die zu erwartende Spiegelhöhe bei verschiedener Dosierung, verschiedenem Körpergewicht, verschiedenen Dosierungsintervallen und verschiedenen Graden der Niereninsuffizienz zu verschaffen und diese Spiegel in Beziehung zur mittleren minimalen inhibitorischen Konzentration der in Frage stehenden Erreger und toxischer Grenzen zu setzen. Als Beispiel für eine mögliche Antwort, die auf einem Computerbildschirm erscheint, ist die Abb. 1 aufgeführt.

Tabelle 6. Vereinfachte Empfehlungen zur antibakteriellen Therapie bei Niereninsuffizienz

1. Plasmakreatinin unter 1,5 mg%: alle Medikamente in Normdosierung.

2. Plasmakreatinin über 1,5 mg%: Nitrofurantoin, Nalidixinsäure, Colistin und Kurzzeitsulfonamide nicht mehr anwenden.

3. Chloramphenicol, Durenat, Doxycyclin und Clindamycin bei jeder Nierenfunktion in Normdosierung, jedoch bei fortgeschrittener Niereninsuffizienz nicht über 2 - 3 Wochen.

4. Penicillin G, Ampicillin und Carbenicillin bei jeder Nierenfunktion bis maximal 6 g/Tag.

5. Sind maximale Dosierungen der Penicilline erforderlich oder sollen die Staphylokokkenpenicilline, Gentamycin oder andere Aminoglykosid-Antibiotika sowie Cephalosporine gegeben werden, müssen detaillierte Dosierungsempfehlungen (Tabellen) verwendet werden.

Zusammenfassung

Für praktische Zwecke der Therapie bei Niereninsuffizienz erscheint eine Unterteilung der antibakteriell wirksamen Substanzen in drei Gruppen sinnvoll:

1. Solche, die vorwiegend renal in aktiver Form ausgeschieden werden, zugleich aber hohe Plasmaspiegel bewirken. Es handelt sich hier um die Penicilline, die Cephalosporine und die Aminoglykosid-Antibiotika, speziell Gentamycin. Die Halbwertszeiten dieser Substanzen sind von der Nierenfunktion in Form einer Potenzfunktion abhängig, d. h. es kommt bei fortgeschrittener Niereninsuffizienz zu einer erheblichen Kumulation. Diese muß in der Dosierung berücksichtigt werden. Wegen des komplizierten mathematischen Zusammenhanges zwischen Nierenfunktion und Halbwertszeit ist nur für die gering toxischen Penicilline (mit Ausnahme der Isoxazolylpenicilline) eine einfache Dosierungsregel (bei jedem Grad der Niereninsuffizienz 6 g/Tag ungefährlich) möglich. Sollen die Cephalosporine und das Gentamycin einerseits ausreichend hoch, andererseits aber in untoxischer Dosierung gegeben werden, muß auf die tabellarische Darstellung verwiesen werden.

2. Solche Substanzen, deren Wirkungsprinzip in der Erzielung hoher Harnspiegel liegt. Hierzu zählen Nitrofurantoin, Nalidixinsäure und (mit gewisser Vereinfachung) die Kurzzeitsulfonamide und das Colistin. Diese Substanzen können bei eingeschränkter Nierenfunktion überhöhte Plasmaspiegel und damit toxische Wirkungen hervorrufen; andererseits sinken bei eingeschränkter Nierenfunktion die Harnspiegel - das Wirkungsprinzip dieser Substanzen. Es empfiehlt sich, diese Mittel nicht mehr einzusetzen, wenn das Plasmakreatinin 1,5 mg% übersteigt.

3. Solche Antibiotika, die metabolisiert und vorwiegend in inaktiver Form ausgeschieden werden. Hierzu gehören Chloramphenicol, die Langzeitsulfonamide, das Doxycyclin und das Clindamycin. Diese Substanzen

müssen bei normaler wie bei eingeschränkter Nierenfunktion in Normdosis gegeben werden. Bei Niereninsuffizienz muß dann mit einer Kumulation der Abbauprodukte gerechnet werden. Ob dieser Kumulation eine toxikologische Bedeutung zukommt oder nicht, kann nach dem heutigen Stand des Wissens nicht entschieden werden. Eine zeitliche Begrenzung der Therapie auf 14 Tage erscheint aus Gründen der Vorsicht ratsam. Die Tetracycline (Ausnahme: Doxycyclin) sollten ebenso wie SMZ/TMP nicht mehr bei eingeschränkter Nierenfunktion angewandt werden.

Literatur

1. BRANDL, R., ARKENAU, C., SIMON, C., MALERCYK, V., EIDE, G.: Zur Pharmakokinetik von Clindamycin bei gestörter Leber- und Nierenfunktion. Dtsch. med. Wschr. 97, 1057 (1972).

2. BÜNGER, P., SCHNEIDEWIND, H.: Die Nitrofurantoin-Polyneuropathie. Urologe 12, 47 (1972).

3. COMELLI, A., GASPARETTO, P., MOURELLE, B. O.: A case of cerebral pseudotumor during treatment with nalidixic acid. Minerva Pediat. 25/22, 969 (1973).

4. CRAIG, W. A., KUNIN, C. M.: Trimethoprim-Sulfamethoxazol: Pharmacodynamic effects of urinary pH and impaired renal function. Ann. intern. Med. 78, 491 (1973).

5. EDWARDS, O. M., HUSKISSON, E. C., TAYLOR, R. T.: Azotaemia aggravated by Tetracycline. Brit. med. J. 1, 26 (1970).

6. FINEGOLD, S. M., MILLER, L. G., POSNICK, D., PATTERSON, D. K., DAVIS, A.: Nalidixic acid: clinical and laboratory studies. Antim. Agents. and Chemoth. 189 (1966).

7. GEORGE, C. R. P., GUINESS, M. D. G., LARK, D. J., EVANS, R. A.: Minocycline toxicity in renal failure. Med. J. Austr. 13, 640 (1973).

8. HITZENBERGER, G., JASCHEK, I., KOTZAUREK, R., THETTER, O.: Das Verhalten von Doxycyclin im Serum von chronisch intermittierend dialysierten Patienten. Int. J. clin. Pharmacol. 3, 113 (1970).

9. HÖFFLER, D., MEYER, A., SCHELER, F.: Blut- und Harnspiegel des Sulfametoxydiazin (Durenat[R]) bei eingeschränkter Nierenfunktion. Med. Welt 1367 (1966).

10. HÖFFLER, D., KOEPPE, P.: Computerplanung in der antibakteriellen Therapie. Therapiewoche 20, 3310 (1970).

11. HÖFFLER, D., KOEPPE, P., HOPPE, H.: Carbenicillin-Dosierung bei normaler und eingeschränkter Nierenfunktion. Arzneimittelforsch. 19, 1233 (1969).

12. HÖFFLER, D., SCHELER, F., WIGGER, W.: Chloramphenicol bei gestörter Nierenfunktion. Klin. Wschr. 43, 202 (1965).

13. HÖFFLER, D., SCHELER, F.: Untersuchungen über die Colistinkonzentrationen im Blut und Serum bei normaler und eingeschränkter Nierenfunktion. Med. Welt 867 (1964).

14. HÖFFLER, D.: Antibakterielle Therapie bei Niereninsuffizienz. Habilitationsschrift Universität Mainz 1969. Beecham Pharma GmbH Mainz 1 - 84 (1971).

15. HÖFFLER, D., KOEPPE, P., SCHÄFER, K., OPITZ, A.: Die Dosierung i.v. applizierten Dicloxacillins bei normaler und eingeschränkter Nierenfunktion. Arzneimittelforsch. 19, 1508 (1969).

16. HOLLOWAY, W. J.: Minocycline in the treatment of urinary tract infections. Delaware Med. J. 42/11, 333 (1970).

17. KALOWSKI, S., SINGH-NANRA, R., MATHEW, T. H., KINCAID-SMITH, P.: Deterioration in renal function in association with Co-Trimoxazole Therapy. Lancet I, 394 (1973).

18. KOEPPE, P., HÖFFLER, D.: Die Lösung pharmakokinetischer Probleme mit dem Digitalrechner: mathematische und programmtechnische Grundlagen. Verh. dtsch. Ges. inn. Med. 76, 165 (1970).

19. LEVISON, M. E., LEVISON, S. P., RIES, K., KAYE, D.: Parmacology of Cephazolin in patients with normal and abnormal renal function. J. infect. Dis. 354.

20. LOCKWOOD, W. R., BOWER, J. D.: Tobramycin and Gentamycin in concentrations in the serum of normal and anephric patients. Antim. Agents and Chemoth. 125 (1973).

21. MAHON, W. A., WITTENBERG, J.-V. P., TUFFNEL, P. G.: Studies on the absorption and distribution of doxycycline in normal patients and in patients with severely impaired renal function. C. M. A. Journal 103, 1031 (1970).

22. MAURICE, P. N., RIESS, W., WELKE, A., AMSON, K.: Celospor, ein neues Antibiotikum aus der Cephalosporinreihe: Pharmakokinetik und klinische Prüfung. Schweiz. med. Wschr. 103, 718 (1973).

23. NOONE, P., PARSONS, T. M. C., PATTISON, J. R., SLACK, R. C. B., GARFIELD-DAVIES, D., HUGHES, K.: Experience in monitoring Gentamicin therapy during treatment of serious gramnegative sepsis. Brit. med. J. 1, 477 (1974).

24. PROPACZY, P.: Doxycillin (Vibramycin) bei eingeschränkter Nierenfunktion. Wien. klin. Wschr. 82, 710 (1970).

25. RITZERFELD, W., WESTERBOER, S., GELLER, R.: Doxycillin im Serum, Dialysat und Urin nierengeschwächter Patienten. Int. Z. klin. Pharmakol. Ther. Toxikol. 4, 325 (1970).

26. SUHRLAND, L. G., WEISSBERGER, A. S.: Chloramphenicol toxicity in liver and renal disease. Arch. intern. Med. 112, 747 (1963).

27. STEIN, W., SCHOOG, M., FRANZ, H. E.: Doxycyclin-Serumspiegel bei niereninsuffizienten Patienten. Arzneimittelforsch. (Drug Res.) 19, 827 (1969).

28. VOGELSANG, H., DANKE, F.: Nitrofurantoin-Polyneuritis. Dtsch. med. Wschr. 96, 72 (1971).

29. WEIHRAUCH, T. R., SCHMIDT, W., HÖFFLER, D., KRIEGLSTEIN, J.: The neurotoxic effect of Benzylpenicillin and Ampicillin studied in the rabbit. Arzneimittelforsch. (Drug Res.) 24, 317 (1974).

30. WILSON, J., BELAMARIE, C. B., LAUTER, J., LERNER, A. M.: Anicteric Carbenicillin-induced hepatitis. 14th Interscience Conference on Antimicrobial Agents and Chemotherapy, San Francisco 1974.

31. WOLTERS, H. G., HÖFFLER, D.: Die Wirkung von Chloramphenicol auf die Hämatopoese bei eingeschränkter Nierenfunktion. Dtsch. med. Wschr. 95, 2019 (1970).

32. Editorial: Brit. med. J. 370 (1972): Tetracycline and Blood Urea.

Zusammenfassung der Diskussion zum Thema: „Nebenwirkungen der Antibiotika und Durchführung einer Antibiotikatherapie bei eingeschränkter Organfunktion“

FRAGE:
Gibt es eine Möglichkeit, prospektiv festzustellen, ob ein Patient auf ein bestimmtes Antibiotikum eine allergische Reaktion entwickeln wird?

ANTWORT:
Nein. Es gibt heute keine Möglichkeit, durch in vitro-Testung eine allergische Reaktion vorauszusagen. Ein in vitro-Nachweis von Antikörpern nach erfolgter Sensibilisierung mit dem Radioadsorbenstest ist in der Entwicklung.

FRAGE:
Hat der Serumtiter von hämagglutinierenden Antikörpern gegen Antibiotika eine Bedeutung im Hinblick auf zu erwartende allergische Reaktionen?

ANTWORT:
Es gibt keine prospektive Aussage über das Auftreten klinisch relevanter Reaktionen aus dem Titer dieser Antikörper.

FRAGE:
Welche Konsequenzen sind beim Auftreten von allergischen Reaktionen zu ziehen?

ANTWORT:
Bei schweren allergischen Reaktionen mit Kreislaufsymptomatik ist das in Frage kommende Antibiotikum sofort abzusetzen. Treten nur Hauterscheinungen in Form von Exanthemen auf, dann kann man zunächst abwarten, sofern der Patient auf einer Intensiv- oder Wachstation gut überwacht werden kann. Treten hämorrhagische Reaktionen auf, etwa in Form einer hämorrhagischen Urtikaria oder einer hämorrhagischen Vaskulitis, so muß das Medikament ebenfalls sofort abgesetzt werden.

FRAGE:
Wie sind die unterschiedlichen allergischen Reaktionen auf Penicilline zu erklären?

ANTWORT:
Es sind vier verschiedene Situationen zu unterscheiden.

1. Penicillinallergie mit Überempfindlichkeit gegen Penicillinabbauprodukte. Der verantwortliche Antikörper beim allergischen Schock ist ein IgE-Antikörper, bei der Serumkrankheit ein Antikörper vom Typ IgG.

2. Ampicillinallergie gleichen Typs. Die Haptene-Gruppe ist die freie Aminogruppe. Eine Kreuzallergie mit Penicillin ist möglich, aber keineswegs zwingend.

3. Sensibilisierung gegen Penicillin G beim Erwachsenen und gleichzeitige Sensibilisierung gegen Ampicillin in 80 % der Fälle.

4. Das typische Ampicillinexanthem beim Kind und beim Erwachsenen. Hier ist eine weiterführende Therapie möglich. Das vorliegende Allergen ist unbekannt.

FRAGE:
Welchen Wert hat die Durchführung von Hauttests zum Ausschluß einer allergischen Reaktion?

ANTWORT:
Der negative Ausfall des Hauttests gibt keine Sicherheit dafür, daß nicht doch schwere Reaktionen auf Penicillin auftreten können. Die intrakutane Testung mit nativem Penicillin beinhaltet darüber hinaus das Risiko einer Sensibilisierung im Gegensatz zur Testung mit Penicilloyl-Poly-Lysin (PPL), welches zur Routinetestung somit vorzuziehen ist.

FRAGE:
Welche Maßnahmen sind bei einem s c h w e r e n allergischen Schockzustand zu ergreifen?

ANTWORT:
Sofortiges Anlegen eines sicheren venösen Zuganges und Zufuhr von 5%iger Albuminlösung. Die erste medikamentöse Maßnahme stellt die i. v.-Gabe von 0,05 - 0,1 mg Adrenalin dar (1 Ampulle Adrenalin-Lösung 1:1.000 enthält 1 mg, nach 10facher Verdünnung 0,5 - 1 ml i. v.). Wiederholung dieser Dosis bei schwerer Schocksymptomatik evtl. nach 2 - 3 min erforderlich (cave Herzrhythmusstörungen). Anschließend an die Injektion von Adrenalin 250 - 1.000 mg Prednisolon oder andere Kortikosteroide in äquivalenten Dosen. Mit einem Wirkungseintritt der Kortikosteroide ist erst nach 10 - 20 min zu rechnen. Die Zwischenzeit muß mit Adrenalin überbrückt werden.

Bei einem schweren anaphylaktischen Schock sind alle üblichen Reanimationsmaßnahmen selbstverständlich gleichzeitig anzuwenden, z. B. Lagerung, Beatmung, Intubation etc..

Die Wirkung von Antihistaminika ist bei schweren Verlaufsformen fraglich.

FRAGE:
Wie ist bei bekannter Penicillinallergie vorzugehen?

ANTWORT:
Bei diesen Patienten sollten Hautteste mit Penicillin und PPL durchgeführt werden. Bei positivem Ausfall der Hautteste ist mit einer Reaktion nach therapeutischen Penicillingaben zu rechnen, das klinische Bild ist aber nicht vorauszusagen. Wenn im Hauttest eine deutliche Sofortreaktion auftritt, ist die Wahrscheinlichkeit einer anaphylaktischen Reaktion groß.

FRAGE:
Ist bei Patienten, die auf Penicilline allergisch reagieren, eine Desensibilisierung möglich und empfehlenswert?

ANTWORT:
Eine Desensibilisierung ist - auch als spontaner Vorgang - möglich, aber mit nativem Penicillin nicht zu empfehlen. In der klinischen Erprobung ist der Einsatz von Benzylpenicilloylformyllysin nach DE WECK zum Abfangen von Penicillinantikörpern. Das Eintreten einer Penicillintoleranz ist danach beobachtet worden.

Anhang

Eine folgende, von Dr. Plempel und Dr. Otten angefertigte Zusammenstellung enthält weitere Grundlagen der Chemotherapie, insbesondere über
- die Auswahl der Mittel,
- die Dosierung,
- die Inkompatibilität und Interferenz sowie
- die Nebenwirkungen.

Chemotherapie akuter bakterieller Infektionen

Chemotherapie akuter Schübe chronischer Infektionen

A. Erreger nicht bekannt bzw. nicht abzuschätzen:

I. Abtötender Effekt erforderlich:
Ampicillin/Isoxazolylpenicillin-Kombination
Carbenicillin/Isoxazolylpenicillin-Kombination
Cephaloridin, Cephalotin
Ampicillin, Carbenicillin
Aminoglykosid (z. B. Gentamycin)/Penicillin
(z. B. Carbenicillin)-Kombination

II. Bakteriostatischer Effekt genügt voraussichtlich:
Tetracycline, z. B. Doxycyclin, Minocyclin
Mittel- oder Langzeitsulfonamide
Trimethoprim/Sulfamethoxazol-Kombination
Chloramphenicol (nur bei strenger Indikationsstellung)

Unter Berücksichtigung der Schwere des Infektionsgeschehens sollte vor Therapiebeginn Untersuchungsmaterial (z. B. Blut, Ausscheidungen) für eine Erregerisolierung und Differenzierung gesichert werden.

B. Erreger mikroskopisch identifiziert bzw. gruppiert, aber nicht kultiviert; die Resistenzbestimmung fehlt.

Keimspezies	Chemotherapeutikum erste Wahl	zweite Wahl
Pneumokokken	Penicilline wie Penicillin G, Penicillin V, Propicillin, Azidocillin, Oral-Cephalosporine wie Cephalexin	Erythromycin, Lincomycin/Clindamycin, Sulfonamide
Staphylokokken	Isoxazolylpenicilline Cephalotin/ Cephaloridin, Oral-Cephalosporine	Erythromycin, Lincomycin/Clindamycin, Vancomycin, Aminoglykosid wie Gentamycin, Kanamycin; Fusidinsäure, Minocyclin
Streptokokken	Penicilline wie Penicillin G, Penicillin V, Propicillin, Azidocillin, Oral-Cephalosporine wie Cephalexin	Erythromycin, Lincomycin/Clindamycin, Cephalotin, Penicillin/Streptomycin-Kombination, Erythromycin/Streptomycin-Kombination, Sulfonamide, Tetracycline
Streptokokken - vermutlich Enterokokken, Strept. faecalis	Ampicillin, Aminoglykosid/Penicillin-Kombination	Trimethoprim/Sulfamethoxazol-Kombination, Tetracycline, Vancomycin, Erythromycin
grampositive Stäbchenbakterien Corynebakterien	Penicilline - neben spezieller Therapie der Toxikose	Erythromycin, Lincomycin/Clindamycin
Sporenbildner, wie Baz. anthracis und Clostridien	Penicilline - neben spezieller Therapie der Toxikose	Tetracycline
vermutlich Listerien	Ampicillin oder ein anderes Penicillin	Tetracyclin, Erythromycin
Neisserien Gonokokken	Penicillin G - möglichst ein Depot-Penicillin	Spectinomycin, Ampicillin, Tetracyclin, Cephalosporine, Aminoglykoside, Rifampicin
Meningokokken	Penicillin G (in maximalen Dosen)	Chloramphenicol, Sulfonamide (Liquorgänge!), Tetracyclin, Erythromycin

Keimspezies	Chemotherapeutikum erste Wahl	zweite Wahl
grampositive Stäbchenbakterien vermutlich Enterokokken wie E. coli, Proteus, Klebsiellen, Enterobakter, Pseudomonas	Carbenicillin oder Ampicillin, Gentamycin, erforderlichenfalls kombiniert, Cephalotin, Cephaloridin	Tetracycline, Chloramphenicol, Polymyxin, Colistin
vermutlich Salmonellen	Ampicillin, Chloramphenicol	Trimethoprim-Sulfamethoxazol

C. Erreger kultiviert und identifiziert; die Resistenzbestimmung liegt vor.

Keimspezies	Chemotherapeutikum erste Wahl	zweite Wahl
Streptococcus pyogenes	Penicilline wie Penicillin G, Penicillin V, Propicillin, Azidocillin	Cephalosporine, Erythromycin, Lincomycin/Clindamycin, Ampicillin
Streptokokken (vergrünende)	Penicillin G in Kombination mit Aminoglykosid, z. B. Streptomycin	Cephalosporine, Tetracycline, Vancomycin, Erythromycin, Lincomycin/Clindamycin
Streptokokken (anaerobe)	Penicillin G	Tetracycline, Erythromycin
Enterokokken	Ampicillin, Penicillin G in Kombination mit Aminoglykosid (Gentamycin, Streptomycin, Kanamycin)	Tetracycline, Sulfamethoxazol/Trimethoprim, Vancomycin, Chloramphenicol (bei Harnwegsinfektionen), Nitrofurantoin
Staphylokokken penicillinasenegativ	Penicilline wie Penicillin G, Penicillin V, Propicillin, Azidocillin	Cephalosporine, Erythromycin, Lincomycin/Clindamycin, Vancomycin, Kanamycin, Gentamycin, Fusidinsäure, Novobiocin, Rifampicin, Tetracycline
Staphylokokken penicillinasepositiv	Isoxazolylpenicilline	wie bei penicillinasenegativ

Keimspezies	Chemotherapeutikum erste Wahl	zweite Wahl
Staphylokokken penicillintolerant	Erythromycin, Lincomycin/Clindamycin, Minocyclin	Kanamycin, Gentamycin, Vancomycin, Fusidinsäure, Rifampicin, Novobiocin
Corynebakterien (B. diphtheriae)	Penicillin G, Oralpenicilline - neben spezieller Therapie der Toxikose	Erythromycin, Lincomycin/Clindamycin, Tetracycline
Clostridien (Gasbrand, Tetanus)	Penicillin G - hochdosiert neben spezieller Therapie der Toxikose	Tetracycline, Erythromycin
Milzbrand (Baz. anthracis)	Penicillin G	Erythromycin, Tetracycline
Listeria monocytogenes	Ampicillin	Penicillin G, Tetracycline, Erythromycin
Neisserien Gonokokken Meningokokken	siehe Abschnitt B	
Actinobacillus mallei	Streptomycin, Tetracyclin	Clindamycin, Sulfonamide
Bakteroides	Penicillin G	Ampicillin, Tetracycline, Clindamycin, Erythromycin, Lincomycin/Clindamycin
Bordetella pertussis	Ampicillin	Tetracycline, Erythromycin, Cephalosporine
Brucellen	Tetracycline mit Streptomycin kombiniert	Clindamycin oder Erythromycin mit Streptomycin kombiniert
Enterobakter	Gentamycin	Kanamycin, Sisomicin, Tobramycin, Polymyxin/Colistin, Tetracycline, Carbenicillin, Clindamycin, Sulfamethoxazol/Trimethoprim, Oral-Cephalosporine

Keimspezies	Chemotherapeutikum erste Wahl	zweite Wahl
Escherichia coli	Ampicillin, Cephalosporine, Carbenicillin, Sulfamethoxazol/Trimethoprim	Gentamycin, Sisomicin, Tobramycin, Polymyxin/Colistin, Tetracycline; bei Harnwegsinfekten: Nitrofurantoin, Nalidixinsäure, Sulfonamide; bei Dyspepsia oral: Polymyxin/Colistin, Kanamycin, Neomycin, Paromomycin
Fusobacterium fusiforme	Penicillin G	Tetracycline, Erythromycin
Haemophilus dureyi (Ulcus molle)	Tetracycline	Sulfonamide, Streptomycin
Haemophilus influenzae	Ampicillin	Chloramphenicol, Tetracycline, Cephalosporine, Sulfamethoxazol/Trimethoprim
Klebsiella pneumoniae	Gentamycin	Sisomicin, Tobramycin, Kanamycin, Cephalosporine, Tetracycline, Chloramphenicol; bei Harnwegsinfekten: Polymyxin/Colistin, Nalidixinsäure, Nitrofurantoin
Mima und Herellea	Aminoglykosid wie Gentamycin, Kanamycin, Sisomicin, Tobramycin	bei Harnwegsinfekten: Polymyxin/Colistin, Nalidixinsäure, Nitrofurantoin
Mykobakteriosen M. tuberculosis M. bovis "atypische Mykobakterien"	stets Kombinationstherapie nach Antibiogramm	
M. lepra	Sulfonpräparat	Sulfonamide, Rifampicin, Tetracycline
Pasteurellen Tularämie Pest	Streptomycin	Tetracycline
Proteus mirabilis (indolnegativ)	Ampicillin, Cephalotin	Gentamycin, Kanamycin, Sisomicin, Tobramycin, Sulfamethoxazol/Trimethoprim, Chloramphenicol, Tetracycline; bei Harnwegsinfekten: Sulfonamide, Nalidixinsäure

Keimspezies	Chemotherapeutikum erste Wahl	zweite Wahl
Proteus-Arten (indolpositiv)	Carbenicillin, Gentamycin - auch als Kombination	Sisomicin, Tobramycin, Kanamycin, Sulfamethoxazol/Trimethoprim, Chloramphenicol; bei Harnwegsinfekten: Sulfonamide, Nalidixinsäure, Nitrofurantoin
Providencia	Carbenicillin	Gentamycin, Sisomicin, Tobramycin
Pseudomonas aeruginosa	Carbenicillin, Gentamycin - auch als Kombination	Tobramycin, Sisomicin, Polymyxin/Colistin - evtl. kombiniert mit Carbenicillin, Chloramphenicol, Tetracycline, Sulfamethoxazol/Trimethoprim
Salmonellen	Chloramphenicol	Ampicillin, Sulfamethoxazol/Trimethoprim
Serratia	Gentamycin	Kanamycin, Sisomicin, Tobramycin, Carbenicillin, Chloramphenicol
Shigellen	Ampicillin	Tetracycline, Sulfamethoxazol/Trimethoprim, Chloramphenicol; Darmlumeneffekt oral: Polymyxin/Colistin, Kanamycin, Neomycin, Paromomycin; schwer lösliche Sulfonamide
Spirochaetosen		
Treponemen	Penicillin G	Tetracycline, Erythromycin
Leptospiren	Penicillin G	Tetracycline
Spirillum minor (Rattenbißfieber, Sodoku)	Penicillin G	Erythromycin, Streptomycin
Borrelia recurrentis	Tetracyclin	Penicillin G
Vibrio cholera	Tetracyclin	Chloramphenicol, Sulfamethoxazol/Trimethoprim

Dosierungsvorschläge für wichtige Antibiotika bei Erwachsenen

Präparat (Generic Name)	Tagesdosis in g durchschnittlich	maximal
1. Penicilline:		
Penicillin G	1 - 4 Mill. IE	20 - 40 Mill. IE
Penicillin V/ Propicillin	1 - 4	-
Oxacillin/ Dicloxacillin	1 - 4	16
Ampicillin	2 - 4	8 - > 20
Amoxycillin	2 - 4	-
Carbenicillin	6 - 8	30 (- 40)
2. Cephalosporine:		
Cephaloridin	3	6
Cephalotin	4	12
Cephalexin	2 - 4 - 6	-
Cefradin	2 - 4	10 (- 12)
3. Tetracycline:		
Doxycyclin	0,1 - 0,2	0,4
Minocyclin		
Oxytetracyclin	0,5	1 - 2
Politetracyclin (nur parenteral)	0,5	1 - 2
4. Aminoglykoside:		
Gentamycin	(0,04 -) 0,08	0,24 - 0,35
Kanamycin	0,5 - 1	1 (- 2)
5. Chloramphenicol	1 - 1,5	2 - 3 - 4
6. Makrolide:		
Erythromycin	2	4
7. Lincomycin	1 - 2	2 - 3 - 4
Clindamycin		
8. Peptide:		
Polymyxin	0,12	0,2
Colistin	3 Mill. IE	6 Mill. IE

Mögliche Inkompatibilitäts- und Interferenzreaktionen von Antibiotika-Chemotherapeutika bei Mischung bzw. bei gleichzeitiger Anwendung mit anderen Pharmaka bzw. Wirkstoffen

Antibiotikum Chemotherapeutikum	Wirkstoff als Reaktionspartner	Mögliche Reaktion bzw. Wirkung auf den Organismus	Mechanismus der Inkompatibilitäts- oder Interferenzreaktion
Amphotericin-B	Elektrolytlösungen wie 0,9%ige NaCl, Ringer-Tyrode-Lsg.; pH-Wert-verändernde Medikamente	Instabilität der Lösung - Ausfällungen	Komplexbildung mit Ionen, z. B. Ca; Mg-Inaktivierung. Amphotericin ist kolloidal gelöst; bei pH-Wert-Veränderungen Ausfällungen (keine Mischungen mit anderen Medikamenten. 5%ige Dextrose-Lösung für Infusionen geeignet).
	Digitalis, Muskelrelaxantien	gesteigerte Digitalis-, Relaxantienwirkung	Durch Hypokaliämie Wirkungssteigerung.
Ampicillin	in Infusionslösungen Elektrolyte und Medikamente in ionisierter Form mit pH-Wert-Verschiebungen	Instabilität der Lösung, die meist auf einen pH-Wert von 8,5 - 10 eingestellt ist, Ausfällungen	Inaktivierung des Ampicillins (keine Mischung mit anderen Medikamenten)
	Kumarin-Präparate	verlängerte (gesteigerte) Antikoagulantienwirkung nach oraler Ampicillingabe	Vitamin K-Mangelsyndrom infolge Irritation der Darmflora
	Allopurinol-Antigichtpräparate	vermehrte Hautreaktionen - rash	
Carbenicillin (vgl. Penicillin)	in Infusionslösungen Elektrolyte und Medikamente in ionisierter Form mit pH-Wert-Verschiebungen	Instabilität der Lösung - Ausfällungen, Inaktivierung, Beeinflussung des Elektrolythaushaltes, z. B. durch hohen Na-Gehalt	Inaktivierung des Carbenicillins oder auch des zugesetzten Medikamentes, z. B. durch hohen Na- und auch Ca-Gehalt der Lösungen. Carbenicillin nicht in Salzlösung ansetzen; 5%ige Dextrose-Lösung ist geeignet

Antibiotikum Chemotherapeutikum	Wirkstoff als Reaktionspartner	Mögliche Reaktion bzw. Wirkung auf den Organismus	Mechanismus der Inkompatibilitäts- oder Interferenzreaktion
Cephalosporine (vgl. Cephalotin)	Probenecid	Steigerung der Cephalosporinaktivität	Blockierung der tubulären Elimination
	Phenylbutazon	Harnspiegelsenkung	Minderung der tubulären Elimination
	Diuretika wie Ethacrynsäure und Furosemid	nephrotoxische Wirkung	gemeinsame Bindungsaffinität am Nierengewebe, somit additive Belastung
Cephalotin	Injektionslösungen pH-Wert-stabilisiert - Mischungen mit pH-Veränderungen (>7 bzw. < 4) vermeiden; ionisierte Salzlösungen (Ca, Na, Mg u. a.)	Inaktivierung, Zersetzung, Ausfällungen	physikalisch-chemische Inkompatibilität
	Erythromycin, Gentamycin, Colistin, Kanamycin, Lincomycin, Penicillin, Polymyxin B, Tetracyclin und andere alkalisch bzw. stark sauer reagierende Pharmaka		
Chloramphenicol	Infusionslösungen pH-Wert-stabilisiert - Mischungen mit pH-Wert-Veränderungen (>7 bzw. <5,5) vermeiden. Ampicillin, Erythromycin, Gentamycin, Carbenicillin, Novobiocin, Tetracycline, Polymyxin B, Sulfadiazin, Vancomycin u. a. Pharmaka	teilweise Ausfällungen	physiko-chemische Inkompatibilität, Inaktivierung, z. B. alkalische Hydrolyse
	Kumarin-Präparate, Diphenylhydantoin,	verlängerte (gesteigerte) Antikoagulantienwirkung;	Enzymkonkurrenz; verlangsamter metabolischer Abbau mit

Antibiotikum Chemotherapeutikum	Wirkstoff als Reaktionspartner	Mögliche Reaktion bzw. Wirkung auf den Organismus	Mechanismus der Inkompatibilitäts- oder Interferenzreaktion
	Chlorpropamid, Tolbutamid,	Diphenylhydantoin-Intoxikation; Hypoglykämie	Verlängerung der biologischen Halbwertszeit
	Nortryptylin-Antidepressiva,	vermehrte Nebenwirkungen	
	Bilirubin,	Grey-Syndrom; Kernikterus	Verdrängung des Bilirubins aus seiner Bindung an Serumalbumin
	Barbituratderivate	beschleunigter Chloramphenicolabbau mit Abschwächung der Wirkung	Enzyminduktion bei vorausgehender Behandlung, z. B. mit Phenobarbital
Cloxacillin (vgl. Penicillin)	Injektionslösungen pH-Wert-stabilisiert - Mischungen mit pH-Wert-Veränderungen vermeiden. Gentamycin, Nitrofurantoin, Novobiocin, Kanamycin, Polymyxin B, Sulfadiazin, Streptomycin, Tetracycline	teilweise Ausfällungen; Aktivitätsminderung	physiko-chemische Inkompatibilität
Colistin	in Injektionslösungen: Cephalotin, Erythromycin, Kanamycin, Tetracycline u. a. Pharmaka	teilweise Ausfällungen	physiko-chemische Inkompatibilität
	Muskelrelaxantien - Curarederivate, einige Narkotika, Anästhetika (Diäthyläther), Aminoglykoside (Kanamycin, Neomycin, Streptomycin)	verstärkte Muskelerschlaffung, Myasthenie, Apnoe, Störung der Kreislaufregulation	Hemmung der neuromuskulären Erregungsübertragung an der motorischen Endplatte
Erythromycin	Infusionslösungen pH-Wert-stabilisiert (pH 6,5 - 7,5)	Zersetzung möglich, teilweise Ausfällungen	physiko-chemische Inkompatibilität

Antibiotikum Chemotherapeutikum	Wirkstoff als Reaktionspartner	Mögliche Reaktion bzw. Wirkung auf den Organismus	Mechanismus der Inkompatibilitäts- oder Interferenzreaktion
	Mischungen mit pH-Wert-Veränderungen vermeiden. Chloramphenicol, Carbenicillin, Colistin, Novobiocin, Streptomycin, Cephalotin, Tetracycline u. a. Pharmaka		
	Probenecid	verzögerte renale Ausscheidung mit Wirkungssteigerung	Blockierung der tubulären Sekretion
Gentamycin	in Mischungen mit bestimmten pH-Wert-stabilisierten Lösungen, z. B. Ampicillin, Amphotericin B, Chloramphenicol, Carbenicillin, Cloxacillin, Flucloxacillin, Methicillin, Nafcillin, Oxacillin, Cephalotin, Sulfadiazin u. a. Pharmaka	teilweise Inaktivierung, z. B. Chelatbildung, Zersetzung und Ausfällung	physiko-chemische Inkompatibilität
	Diuretika - Ethacrynsäure, Furosemid	bei zu schneller i. v.-Gabe toxische (ototoxische) Wirkung	Störung der Ausscheidungsbilanz mit Erhöhung der Gentamycinkonzentration im Blut
Kanamycin	Injektionslösungen pH-Wert-stabilisiert (z. B. pH 4,5) - Mischungen mit pH-Wert-Veränderungen vermeiden. Amphotericin B, Ampicillin, Cephalotin, Carbenicillin, Flucloxacillin, Methicillin, Nafcillin, Oxacillin, Nitrofurantoin,	teilweise Inaktivierung, z. B. Chelatbildung, Zersetzung und Ausfällungen	physiko-chemische Inkompatibilität

Antibiotikum Chemotherapeutikum	Wirkstoff als Reaktionspartner	Mögliche Reaktion bzw. Wirkung auf den Organismus	Mechanismus der Inkompatibilitäts- oder Interferenzreaktion
	Colistin, Novobiocin, Polymyxin B, Sulfadiazin u. a. Pharmaka		
	Curare-Muskelrelaxantien	verstärkte Muskelerschlaffung, Myasthenie, Apnoe, Störung der Kreislaufregulation	Hemmung der neuromuskulären Erregungsüberleitung an der motorischen Endplatte
	schnellwirkende Diuretika	toxische (ototoxische Reaktionen)	gestörte Ausscheidungsbilanz mit überhöhten Kanamycinkonzentrationen im Blut
Lincomycin Clindamycin	Aluminiumsilikat, Zyklamat-Süßstoff	reduzierte Lincomycinwirkung (geringere Konzentrationen im Blut) nach oraler Gabe	verminderte Resorption, wahrscheinlich durch nicht resorbierbare Komplexbildung
Nalidixinsäure	Na-bikarbonat, Na-laktat u. a. harnalkalisierende Medikamente	Wirkungsreduzierung - verkürzte Halbwertszeit	beschleunigte renale Ausscheidung
	Antazida	Wirkungsreduzierung durch mangelhafte Resorption	Beeinflussung der Diffusionsverhältnisse
Neomycin	Curare-Muskelrelaxantien, bestimmte Narkotika, Anästhetika	verstärkte Muskelerschlaffung, Myasthenie, Apnoe, Störung der Kreislaufregulation	Hemmung der neuromuskulären Erregungsüberleitung an der motorischen Endplatte
	Antikoagulantien	gesteigerte Antikoagulantienwirkung (bei oraler Applikation des Neomycin)	Vitamin K-Mangelsyndrom infolge Produktionsdefizit der reduzierten Darmflora
	Penicillin V - (oral appliziert)	reduzierte Penicillinwirkung	reduzierte Penicillinresorption
Novobiocin	Injektionslösungen pH-Wert-stabilisiert (z. B. pH 7,4 - 8,5) -	teilweise Inaktivierung, Ausfällungen möglich	physiko-chemische Inkompatibilität

Antibiotikum Chemotherapeutikum	Wirkstoff als Reaktionspartner	Mögliche Reaktionen bzw. Wirkung auf den Organismus	Mechanismus der Inkompatibilitäts- oder Interferenzreaktion
	Mischungen mit pH-Wert-Veränderungen vermeiden, Chloramphenicol, Erythromycin, Streptomycin, Tetracycline, Vancomycin		
	Bilirubin	Grey-Syndrom (Neugeborene) - Kernikterus	Verdrängung des Bilirubins aus seiner Serumeiweißbindung
	Ammoniumchlorid, Azetazolamid u. a. harnsäuernde Medikamente	Erhöhung der Konzentration im Harn	gesteigerte renale Ausscheidung
Penicillin G (Benzyl-Penicillin)	Injektionslösungen pH-Wert-stabilisiert (z. B. pH 5 - 7,5) - Mischungen mit pH-Wert-Veränderungen vermeiden. Lösungen mit starker Elektrolytwirkung, mit Oxydations- und Reduktionsmitteln, Schwermetall-Schwefel-Ionen, Amphotericin B, Cephalotin, Gentamycin, Lincomycin, Novobiocin, Polymyxin B, Streptomycin, Sulfadiazin, Tetracycline, Vancomycin	Instabilität der Penicillinlösungen, die meist bei leicht alkalischem pH-Wert abgepuffert sind. Zersetzung, Inaktivierungen und Ausfällungen sind möglich.	Aufspaltung des ß-Laktamringes mit Inaktivierung. Mischungen mit anderen Medikamenten vermeiden.
	Salicylate, Aspirin, Kumarin-Derivate, Pyrazolon-Derivate, Sulfonamide	Freisetzung von Penicillin aus Bindungsvalenzen	Verdrängung aus Serumeiweißbindungen
	antazide Medikamente	reduzierte Wirkstoffkonzentrationen	verminderte Penicillinresorption
	Probenecid	Erhöhung der Penicillinkonzentrationen im Blut	Verdrängung aus Serumeiweißbindungen, Blockierung der

Antibiotikum Chemotherapeutikum	Wirkstoff als Reaktionspartner	Mögliche Reaktionen bzw. Wirkung auf den Organismus	Mechanismus der Inkompatibilitäts- oder Interferenzreaktion
		und Liquor cerebrospinalis, Reduzierung der Konzentrationen im Hirngewebe, Reduzierung der Ausscheidung im Harn und in der Galle	sekretorischen Ausscheidung im Nierentubulusapparat und im Gallefluß; reduzierte Rückresorption aus dem Liquorraum; Penetrationskonkurrenz in das Hirngewebe. Offen ist, wie weit ein vermindertes Verteilungsvolumen eine erhöhte Penicillinkonzentration im Plasma bewirkt
Polymyxin B	Injektionslösungen pH-Wert-stabilisiert - Mischungen mit pH-Wertveränderungen vermeiden. Ampicillin, Cephalotin, Chloramphenicol, Kanamycin, Methicillin, Nafcillin, Nitrofurantoin, Oxacillin, Penicillin G, Tetracycline	Ausfällungen und Zersetzungen möglich	physiko-chemische Inkompatibilität
	Curare-Muskelrelaxantien, bestimmte Narkotika, Anästhetika, Aminoglykoside	verstärkte Muskelerschlaffung, Myasthenie, Apnoe, Störung der Kreislaufregulation	Hemmung der neuromuskulären Erregungsüberleitung an der motorischen Endplatte
Rifampicin	p-Aminosalicylsäure (PAS)	verminderte Rifampicinkonzentration im Blut	Reduzierung der Resorption (Malabsorption) bei gleichzeitiger oraler Applikation
	Isoniazid	Reduktion der Rifampicin-Halbwertszeit	beschleunigte Verstoffwechselung von Rifampicin (gesteigerte Acetylierung?)
	Barbituratderivate	verminderte Rifampicinkonzentration im Blut	Enzyminduktion mit beschleunigtem Abbau in der Leber?
	Kumarin-Antikoagulantien	Quickwerte steigen unter Rifampicintherapie an:	metabolische Abbaukonkurrenz?

Antibiotikum Chemotherapeutikum	Wirkstoff als Reaktionspartner	Mögliche Reaktionen bzw. Wirkung auf den Organismus	Mechanismus der Inkompatibilitäts- oder Interferenzreaktion
		Abnahme der Prothrombinzeit; korrigierende Erhöhung der Antikoagulantiendosis erforderlich, mit Beendigung der Rifampicintherapie entsprechende Dosisreduzierung	
	Probenecid	Erhöhung der Rifampicinkonzentration im Blut	metabolische Konkurrenz beim Abbau in der Leber? Reduzierung der Rifampicinaufnahme durch die metabolisierenden Leberzellen
	orale Kontrazeptiva	Zyklusstörungen - Zwischenblutungen, Schmierblutungen, Ausbleiben der Abbruchblutung	Beeinflussung der Biogenese und/oder des Stoffwechsels von Östrogenen durch Rifampicin
Streptomycin	Injektionslösungen pH-Wert-stabilisiert - Mischungen mit pH-Wert-Veränderungen vermeiden. Carbenicillin, Erythromycin, Nitrofurantoin, Penicillin G, Sulfadiazin, Oxacillin	Inaktivierung und Ausfällungen möglich	physiko-chemische Inkompatibilität
	Curare-Muskelrelaxantien, bestimmte Narkotika, Anästhetika	verstärkte Muskelerschlaffung, Myasthenie, Apnoe, Störung der Kreislaufregulation	Hemmung der neuromuskulären Erregungsüberleitung an der motorischen Endplatte
	blutdrucksenkende Medikamente	gesteigerte Senkung des Blutdruckes	
	Histamin	Parästhesien, Unruhe, Blutdruckabfall	

Antibiotikum Chemotherapeutikum	Wirkstoff als Reaktionspartner	Mögliche Reaktionen bzw. Wirkung auf den Organismus	Mechanismus der Inkompatibilitäts- oder Interferenzreaktion
Sulfonamide	Injektionslösungen pH-Wert-stabilisiert (z. B. meist alkalische pH-Werte um pH 8) - Mischungen mit pH-Wert-Veränderungen vermeiden.	Verfärbungen, Zersetzungen, Inaktivierung, Ausfällung möglich	physiko-chemische Inkompatibilität
	Antazida	verminderte Sulfonamidkonzentration im Blut	reduzierte Resorption des Sulfonamids möglich
	Antidiabetika aus der Sulfonylharnstoffreihe, z. B. Tolbutamid	Blutzuckersenkung verstärkt, Hypoglykämie	Verdrängung aus der Serumeiweißbindung, z. B. durch Sulfaphenazol; tubuläre Ausscheidungskonkurrenz zu Lasten des Tolbutamids; Enzymkonkurrenz mit vermindertem Abbau des Tolbutamids.
	Ammoniumchlorid, Azetazolamid u. a. harnsäuernde Medikamente Methamin	Nierenschäden möglich	Bei saurem pH-Wert des Harns kann es zu Sulfonamidauskristallisation im Tubulusapparat und ableitendem Harnwegssystem kommen
	Bilirubin	Grey-Syndrom (Neugeborene) Kernikterus	Verdrängung des Bilirubins aus der Serumeiweißbindung, Ablagerung von Bilirubin an Hirnstammganglien
	Thiopental-Kurznarkotikum	gesteigerte Narkosewirkung	Freisetzung aus Eiweißbindung
	Kumarin-Antikoagulantien, Pyrazolonderivate, Salicylate	vermehrt freies Sulfonamid im Blut mit Wirkungssteigerung - teilweise mit Auftreten von Nebenwirkungen, z. B. bei Antikoagulantien Blutungsneigung	Verdrängung des Sulfonamids aus der Serumeiweißbindung, Verdrängung von Antikoagulantien aus der Serumeiweißbindung; reduzierte Vitamin K-Synthese durch den Ausfall der bakteriellen Darmflora

Antibiotikum Chemotherapeutikum	Wirkstoff als Reaktionspartner	Mögliche Reaktionen bzw. Wirkung auf den Organismus	Mechanismus der Inkompatibilitäts- oder Interferenzreaktion
	Diphenylhydantoin	verstärkte Diphenylhydantoinwirkung bis zu Intoxikationen	verzögerter Abbau von Diphenylhydantoin - metabolische Konkurrenz
	Hexamethylentetramin	Nierenschäden möglich	abgespaltener Formaldehyd bildet mit Sulfonamid unlösliche Komplexe - Ausfällen im Tubulusapparat
	Methotrexat	Methotrexatintoxikation	Verdrängung des Methotrexat aus seiner Serumeiweißbindung und reduzierte tubuläre Ausscheidung
	Na-bikarbonat, Na-laktat u. a. harnalkalisierende Pharmaka	erhöhte Konzentration im Harn	beschleunigte renale Ausscheidung durch reduzierte tubuläre Rückresorption
	Probenecid, Sulfinpyrazon	Erhöhung der Sulfonamidkonzentration im Blut	Blockierung der tubulären Sekretion
Tetracycline	Injektionslösungen pH-Wert-stabilisiert (z. B. pH 1,8 - 2,8) - keine Mischungen mit pH-Wert-Veränderungen, stark ionisierte Lösungen Ca, Mg, Mn, Fe und andere Schwermetallionen. Amphotericin B, Ampicillin, Chloramphenicol, Erythromycin, Carbenicillin, Cloxacillin, Colistin, Methicillin, Nafcillin, Nitrofurantoin, Novobiocin, Oxacillin, Penicillin G, Polymyxin B, Streptomycin, Sulfadiazin	Verfärbungen, Zersetzungen, Ausfällungen, Chelatbildung mit Inaktivierung, Photoxidation, bei zu schneller intravenöser Injektion hypokalzämische Tetanie möglich	physiko-chemische Inkompatibilität. Mischungen vermeiden, Chelatbildung mit Störung des Elektrolythaushaltes möglich

Antibiotikum Chemotherapeutikum	Wirkstoff als Reaktionspartner	Mögliche Reaktionen bzw. Wirkung auf den Organismus	Mechanismus der Inkompatibilitäts- oder Interferenzreaktion
	Antazida, Kalkpräparate u. a. Medikamente mit Kationen wie Ca, Mg, Al, Fe u. a.	reduzierte Konzentrationen im Blut	Bildung schwer löslicher Komplexe - reduzierte Resorption, z. B. bei gleichzeitiger Gabe von Fe-Sulfat bis zu 50 - 90 %
	Na-bikarbonat	reduzierte Konzentration im Blut	infolge pH-Wert-Veränderung im Serum wird die Tetracyclinresorption vermindert
	Kumarin-Antikoagulantien	verstärkte Antikoagulantienwirkung, Blutungsneigung	Vitamin K-Mangelsyndrom infolge reduzierter Darmflora; Abbau der Antikoagulantien verzögert
	Methoxyfluran-Anästhetika	gesteigerte nephrotoxische Wirkung	
Trimethoprim	Ammoniumchlorid, Azetazolamid u. a. harnsäuernde Pharmaka	Wirkungsminderung, reduzierte Konzentrationen im Blut	beschleunigte renale Ausscheidung
	Methotrexat	Blutschäden	gesteigerte Antifolatwirkung
Vancomycin	Injektionslösungen pH-Wert-stabilisiert (z. B. pH 2,4 - 4,5) - Mischungen mit pH-Wert-Veränderungen vermeiden. Chloramphenicol, Methicillin, Nitrofurantoin, Novobiocin, Penicillin G, Sulfonamide	Inaktivierungen und Ausfällungen möglich	physiko-chemische Inkompatibilität

Nebenwirkungen von Arzneimitteln (modif. nach WESTERHOLM 1974)

Schweden/Adverse Drug Reaction Committee
Anteile verschiedener Arzneimittelgruppen 1968/1972

Arzneimittelgruppe	Häufigkeit von Nebenwirkungen 1972	1968
Analgetika	6 %	3 %
Antiphlogistika	6 %	2 %
Kreislaufmittel	7 %	13 %
Sulfonamide	6 %	5 %
Antibiotika	9 %	25 %
Psychopharmaka	17 %	11 %
Kontrazeptiva	38 %	16 %
Verschiedenes	11 %	25 %

Nebenwirkungen von Chemotherapeutika (modif. nach BORDA 1974)

"Drug monitoring" seit 1966 in Boston/9 Krankenhäuser, Gesamtzahl: über 15.000 Fälle, wichtigste Substanzgruppen/Häufigkeit in %

1971 Substanzgruppe	Nebenwirkungen %	1973 Substanzgruppe	Nebenwirkungen %
Kanamycin	15,2 %	Kanamycin	14,0 %
Cephaloridin	12,0 %	Cephalotin	13,2 %
Neomycin	14,4 %	Neomycin	13,1 %
Gentamycin	7,5 %	Gentamycin	11,9 %
Ampicillin	11,0 %	Ampicillin	11,5 %
Erythromycin	-	Erythromycin	10,2 %
Chloramphenicol	9,4 %	Chloramphenicol	9,9 %
Tetracycline	5,2 %	Tetracycline	6,8 %
Oxacillin	6,9 %	Oxacillin	6,4 %
Sulfisoxazol	-	Sulfisoxazol	5,4 %
INH	-	INH	4,2 %
Streptomycin	2,8 %	Streptomycin	4,1 %
Penicillin	4,2 %	Penicillin	3,9 %
Durchschnitt ca.	7,9 %	Durchschnitt ca.	8,2 %

Klinische Anästhesiologie und Intensivtherapie

Band 1: Akute Volumen- und Substitutionstherapie
mit Blut, Blutbestandteilen, Plasmaersatz und Elektrolyten
Workshop Timmendorfer Strand, Oktober 1971
Herausgeber: F.W.Ahnefeld, C.Burri, M.Halmágyi
2.Auflage. 92 Abb. 271 Seiten. 1973
DM 26,– ISBN 3-469-00403-X

Band 2: Anästhesie im Kindesalter
Workshop Timmendorfer Strand, Oktober 1972
Herausgeber: F.W.Ahnefeld, C.Burri, W.Dick, M.Halmágyi
89 Abb. 359 Seiten. 1973
DM 42,– ISBN 3-469-00446-3

Band 3: Infusionstherapie I
Der Elektrolyt-Wasser- und Säure-Basen-Haushalt
Workshop Timmendorfer Strand, April 1973
Herausgeber: F.W.Ahnefeld, C.Burri, W.Dick, M.Halmágyi
84 Abb. 256 Seiten. 1973
DM 32,– ISBN 3-469-00450-1

Band 4: Anästhesie in der Geburtshilfe und Gynäkologie
Workshop Timmendorfer Strand, April 1974
Herausgeber: F.W.Ahnefeld, C.Burri, W.Dick, M.Halmágyi
64 Abb. 276 Seiten. 1974
DM 30,– ISBN 3-469-00492-7

Die Bände 1-4 sind im J.F.Lehmanns Verlag München erschienen

Band 5: Mikrozirkulation
Workshop April 1974
Herausgeber: F.W.Ahnefeld, C.Burri, W.Dick, M.Halmágyi
Unter Mitarbeit zahlreicher Fachwissenschaftler
126 Abb. 8 Tabellen. XI, 207 Seiten. 1974
DM 24,–; US $10.40 ISBN 3-540-06981-X

Band 6: Grundlagen der postoperativen Ernährung
Workshop Mai 1974
Herausgeber: F.W.Ahnefeld, C.Burri, W.Dick, M.Halmágyi
Unter Mitarbeit zahlreicher Fachwissenschaftler
89 Abb. IX, 128 Seiten. 1975
DM 24,–; US $10.40 ISBN 3-540-07209-8

Band 7: Infusionstherapie II: Parenterale Ernährung
Workshop Dezember 1974
Herausgeber: F.W.Ahnefeld, C.Burri, W.Dick, M.Halmágyi
Unter Mitarbeit zahlreicher Fachwissenschaftler
103 Abb. X, 214 Seiten. 1975
DM 28,–; US $12.10 ISBN 3-540-07288-8

Preisänderungen vorbehalten

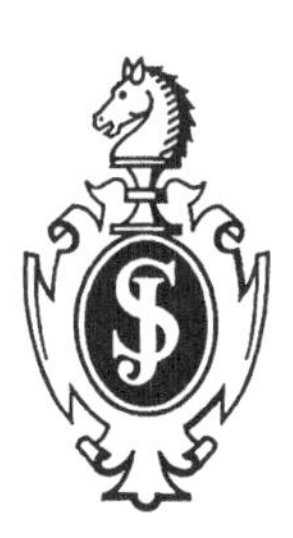

Springer-Verlag
Berlin
Heidelberg
New York

W. DICK, F. W. AHNEFELD
Primäre Neugeborenen-Reanimation
45 Abb. VIII, 113 Seiten. 1975
(Ein Kliniktaschenbuch) DM 16,80; US $7.30
ISBN 3-540-07265-9

G. WOLFF
Die künstliche Beatmung auf Intensivstationen
Unter Mitarbeit von E. Grädel und D. Gasser
67 Abb. XV, 190 Seiten. 1975
(Ein Kliniktaschenbuch) DM 19,80; US $8.60
ISBN 3-540-07085-0

Å. WÅHLIN, L. WESTERMARK, A. van der VLIET
Intensivpflege – Intensivtherapie
Deutsche Ausgabe übersetzt von H. Goerke
Bearbeitet und herausgegeben von G. A. Neuhaus
69 Abb. XV, 223 Seiten. 1972. DM 48,–; US $20.70
ISBN 3-540-05738-2

M. DAUNDERER, N. WEGER
Erste Hilfe bei Vergiftungen
Ratgeber für Laien und Ärzte
12 Abb. VII, 180 Seiten. 1975. DM 18,80; US $8.10
ISBN 3-540-07071-0

Fachschwester – Fachpfleger
Anaesthesie – Intensivmedizin
Herausgeber: F. W. Ahnefeld, W. Dick, M. Halmágyi, H. Nolte, T. Valerius

Weiterbildung 1
Richtlinien. Lehrplan. Organisation
Von F. W. Ahnefeld, W. Dick, M. Halmágyi, T. Valerius
XIII, 204 Seiten. 1975. DM 24,–; US $10.40
ISBN 3-540-07115-6

M. HALMÁGYI, T. VALERIUS
Weiterbildung 2
Praktische Unterweisung
Intensivbehandlungsstation – Intensivpflege
67 Abb. VIII, 120 Seiten. 1975. DM 24,–; US $10.40
ISBN 3-540-07213-6

Bände **Weiterbildung 3, 4, 5**: In Vorbereitung

Preisänderungen vorbehalten

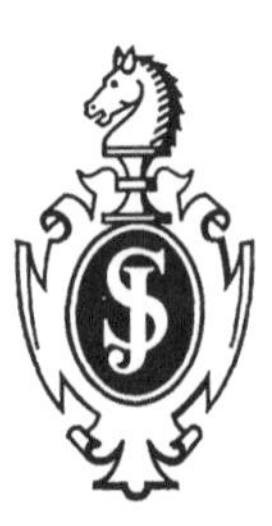

Springer-Verlag
Berlin
Heidelberg
New York